用于国家职业技能鉴定
国家职业资格培训教程

心理咨询师

(国家职业资格三级)

编审委员会

主　任　刘　康
副主任　张亚男　徐联仓　蔡焯基
委　员（按姓氏笔画排序）
　　　　王向群　王择青　许又新　过慧敏　陈　蕾　陈学儒　李鸣杲
　　　　李心天　李占江　沈德立　张建新　姜佐宁　郭念锋　鲁龙光
　　　　虞积生

编审人员

主　编　郭念锋
副主编　虞积生
编　者（按姓氏笔画排序）
　　　　马建青　史　杰　伊　丽　毕希名　李文馥　李占江　杨凤池
　　　　张建新　邱炳武　林　春　武国城　姜长青　高云鹏　郭念锋
　　　　郭　勇　崔　耀　虞积生　樊富珉
编撰助理　林　春
主　审　李心天
副主审　徐联仓　蔡焯基　沈德立
组织联络　唐永怡　韩丽瑾

中国劳动社会保障出版社

图书在版编目(CIP)数据

心理咨询师：国家职业资格三级/中国就业培训技术指导中心，中国心理卫生协会组织编写． —北京：中国劳动社会保障出版社，2017

国家职业资格培训教程

ISBN 978-7-5167-3023-2

Ⅰ.①心… Ⅱ.①中…②中… Ⅲ.①心理咨询-咨询服务-职业培训-教材 Ⅳ.①R395.6

中国版本图书馆 CIP 数据核字(2017)第 069789 号

中国劳动社会保障出版社出版发行

(北京市惠新东街 1 号　邮政编码：100029)

*

三河市华骏印务包装有限公司印刷装订　新华书店经销

787 毫米×1092 毫米　16 开本　16.5 印张　369 千字

2017 年 4 月第 1 版　2025 年 1 月第 32 次印刷

定价：49.00 元

营销中心电话：400-606-6496

出版社网址：http://www.class.com.cn

版权专有　　侵权必究

如有印装差错，请与本社联系调换：(010) 81211666

我社将与版权执法机关配合，大力打击盗印、销售和使用盗版图书活动，敬请广大读者协助举报，经查实将给予举报者奖励。

举报电话：(010) 64954652

前　言

2001年，劳动和社会保障部颁布了《国家职业标准·心理咨询师（试行）》（以下简称《标准》）。这一《标准》的颁布，对于推动心理咨询师职业培训和职业技能鉴定工作的开展起到了重要作用。为进一步完善心理咨询师职业资格证书制度，2005年，中国就业培训技术指导中心与中国心理卫生协会组织专家对试行的《标准》进行了修订，并在此基础上，修订完成了《国家职业资格培训教程·心理咨询师》（以下简称《教程》）系列教材。

《教程》紧贴《标准》，内容上，力求体现"以职业活动为导向，以职业能力为核心"的指导思想，突出职业培训特色；结构上，针对心理咨询职业的活动领域，按照模块化的方式，分为三级心理咨询师、二级心理咨询师、一级心理咨询师三个级别进行编写。《教程》的基础知识部分的内容涵盖《标准》的"基本要求"；技能部分的章对应于《标准》的"职业功能"，节对应于《标准》的"工作内容"，节中阐述的内容对应于《标准》的"技能要求"和"相关知识"内容。

《国家职业资格培训教程·心理咨询师（国家职业资格三级）》适用于三级心理咨询师的培训，是职业技能鉴定的推荐辅导用书。

由于编写人员学识有限，本《教程》一定有不尽如人意之处，请有关专家和读者不吝赐教，以便不断提高本《教程》的学术水平和实用性。

中国就业培训技术指导中心
中国心理卫生协会

目 录

CONTENTS 国家职业资格培训教程

第一章　心理诊断技能 …………………………………………………（1）

第一节　初诊接待与资料的搜集、整理 ……………………………（1）
  第一单元　如何进行初诊接待 …………………………………（1）
  第二单元　摄入性会谈 …………………………………………（5）
  第三单元　正确使用心理测验 …………………………………（13）
  第四单元　一般临床资料的整理与评估 ………………………（14）
  第五单元　了解求助者的既往史，寻找有价值的资料 ………（19）

第二节　初步诊断 ……………………………………………………（21）
  第一单元　确定造成求助者心理与行为问题的关键点 ………（21）
  第二单元　对求助者形成初步印象、对一般心理健康水平
　　　　　　进行分析 ………………………………………………（23）
  第三单元　确定求助者的问题是否属于健康心理咨询的
　　　　　　工作范围 ………………………………………………（24）
  第四单元　一般心理问题的诊断 ………………………………（33）
  第五单元　严重心理问题的诊断 ………………………………（36）
  第六单元　提出心理评估报告 …………………………………（42）

第二章　心理咨询技能 …………………………………………………（48）

第一节　建立咨询关系 ………………………………………………（48）
  第一单元　尊重 …………………………………………………（48）
  第二单元　热情 …………………………………………………（51）
  第三单元　真诚 …………………………………………………（53）
  第四单元　共情 …………………………………………………（57）
  第五单元　积极关注 ……………………………………………（61）

第二节　制定个体心理咨询方案 …………………………………………（63）
第一单元　商定咨询目标 ………………………………………（63）
第二单元　商定咨询方案 ………………………………………（76）

第三节　个体心理咨询方案的实施 ……………………………………（81）
第一单元　实施咨询方案的策略与框架 ………………………（81）
第二单元　参与性技术 …………………………………………（86）
第三单元　影响性技术 …………………………………………（101）
第四单元　放松训练 ……………………………………………（113）
第五单元　简易行为矫治——阳性强化法 ……………………（118）
第六单元　合理（理性）情绪疗法 ……………………………（124）
第七单元　克服阻碍咨询的因素 ………………………………（141）
第八单元　咨询效果评估 ………………………………………（158）

第三章　心理测验技能 ……………………………………………………（180）

第一节　智力测验 ………………………………………………………（180）
第一单元　韦氏成人智力测验（WAIS-RC） …………………（184）
第二单元　联合型瑞文测验（CRT） …………………………（193）
第三单元　中国比内测验 ………………………………………（196）

第二节　人格测验 ………………………………………………………（203）
第一单元　明尼苏达多相人格测验（MMPI） ………………（205）
第二单元　卡氏16种人格因素测验（16PF） …………………（210）
第三单元　艾森克人格问卷（EPQ） …………………………（216）

第三节　心理与行为问题评估 …………………………………………（220）
第一单元　90项症状清单（SCL-90） …………………………（221）
第二单元　抑郁自评量表（SDS） ……………………………（224）
第三单元　焦虑自评量表（SAS） ……………………………（226）

第四节　应激及相关问题评估 …………………………………………（228）
第一单元　生活事件量表（LES） ……………………………（228）
第二单元　社会支持评定量表（SSRS） ………………………（231）
第三单元　应对方式问卷（CSQ） ……………………………（234）

附录：心理咨询师的职业理念与原则要求 ………………………………（238）

第一章 心理诊断技能

第一节 初诊接待与资料的搜集、整理

初诊接待是心理咨询师与求助者的第一次会面，在心理咨询中有着重要作用。现代医学模式强调医患关系的重要性，病人找医生看病，首先是接受医生这个人，然后才接受这个人的治疗。同样，能否建立良好的咨询关系也是保证心理咨询成功的必要条件。社会心理学强调人际关系中第一印象的重要性，民间也有"好的开始是成功的一半"的说法。所以，初诊接待不但是为了搜集整理材料以进行诊断，同时也是建立良好咨询关系的开始。

恰当的初诊接待，可以使求助者觉得自在，有助于求助者减轻紧张不安与疑虑情绪，有利于建立一个可以有效工作的咨询关系。

初诊接待中，心理咨询师的工作主要不在于解决求助者的困扰，而在于提供一个让求助者释放压抑的空间，可以在心理咨询室中自由联想，可以放心地谈论任何欲望与冲突，帮助求助者有机会深层次地觉察自己，陪伴求助者一起去探索求助者的问题与困扰。

通过初诊接待，心理咨询师可以初步了解和评估求助者的问题，为形成初步诊断打下基础。

第一单元 如何进行初诊接待

一、学习目标

学会按心理咨询原则与求助者进行第一次接触。

二、工作程序

（一）做好心理咨询前的准备工作

1. 合理配置心理咨询场所

良好的心理咨询场所应该有助于心理咨询的实施。在心理咨询的过程中，不仅心理咨询师在影响求助者，心理咨询师工作的空间场所也在影响求助者，这是需要加以注意的地方。

心理咨询室应具备以下的条件：

（1）能显示专业的特点。

（2）具有保密的功能。一个心理咨询室能否满足求助者对私密性与保密性的要求，会影响到求助者对心理咨询师的信任与开放程度。影响保密性的因素很多，包括隔音是否良好、进出心理咨询室的门是否分开、等候室是否与其他求助者共享以及心理咨询室是否位于安静的地区等。

（3）能提供适当宽敞的空间。个体心理咨询时，心理咨询室的面积一般以 10 平方米左右为宜。

（4）配置舒适的座椅。心理咨询室应配备至少两三张舒适的、有靠背和扶手的椅子。舒适的座椅可以让人很快地放松。

（5）配置必需的设备。心理咨询室的设置配备原则是：一切配备都应该服从于咨询，即所有的设备都是心理咨询所必需的，而不能起干扰作用。

2．表现出心理咨询师应有的仪态

心理咨询师应该服装整齐、坐姿端正、表情平和（既不可板着面孔，也不要喜笑颜开）。

3．与求助者会谈时，保持正常社交距离，保持正常的咨询位置（见图 1—1）

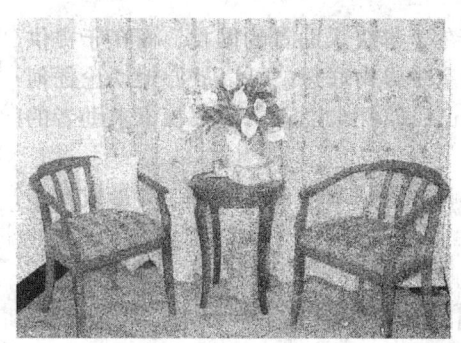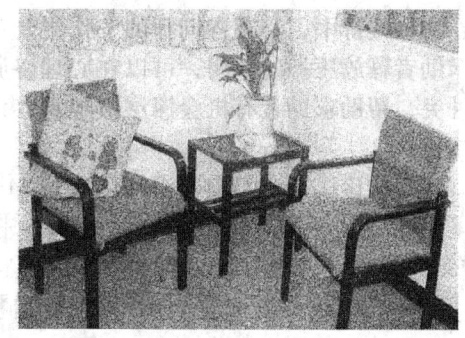

图 1—1　正常的咨询位置（图片由樊富珉提供）

4．注意言语和非言语交流技巧的使用

本部分内容详见本教材第二章"心理咨询技能"部分。

（二）使用礼貌的接待方式和礼貌的语言

第一，接待求助者时，心理咨询师的态度应当平和、诚恳。

第二，接待时使用礼貌语言，如"请进""请坐""非常欢迎您前来咨询，谢谢您的信任""我很愿意向您提供心理学帮助""如果您同意的话，请您填写这张表格（登记表或简单问卷表等）"。

（三）间接询问求助者希望得到哪方面的帮助，不可直接逼问

间接询问如"我很希望知道，我在哪方面能向您提供帮助""您希望在哪方面得到我

们的帮助",不可直接逼问,如"您有什么问题,说吧""您找我们有什么事,说吧""怎么啦?有什么问题,说吧""出什么事啦,说吧"。

(四)询问结束后,明确表明态度
向求助者说明是否能向求助者提供帮助。

(五)向求助者说明保密原则
心理咨询师应该在初诊接待及其他必要的时候,向求助者说明保密原则。遵守保密原则既是职业道德的要求,也是心理咨询本身的性质所决定的。

1. 需要心理咨询师保密的内容

需要保密的内容包括:心理咨询过程中求助者暴露的内容,心理咨询过程中与求助者的接触过程。

在没有征得求助者同意的情况下,心理咨询师不得随意透露上述信息;心理咨询师也不得随意打探求助者与咨询无关的个人隐私。

2. 保密例外

保密例外情况:求助者同意将保密信息透露给他人;司法机关要求心理咨询师提供保密信息;出现针对心理咨询师的伦理或法律诉讼;心理咨询中出现法律规定的保密问题限制,如报告虐待儿童、老人等;求助者可能对自身或他人造成即刻伤害或死亡威胁的;求助者患有危及生命的传染性疾病。当遇到以上保密例外情况时,心理咨询师应将泄密程度控制在最小范围内。

3. 遵守保密原则的重要性

尊重求助者的自主性,体现心理咨询师的诚信,避免对求助者造成伤害,使求助者获得安全感,利于建立良好的咨询关系。

(六)向求助者说明心理咨询的性质
在向求助者表明可以对他提供心理学帮助之后,应立即简要地向求助者说明心理咨询的性质。

应确保求助者了解以下内容:什么是心理咨询、心理咨询如何进行、心理咨询主要解决什么问题、心理咨询不能解决什么问题等。

应当向求助者说明,心理咨询是心理咨询师协助求助者解决心理问题的过程。"协助"二字表明心理咨询是否成功,在很大程度上取决于求助者是否有主动参与的态度和行动。

还应向求助者说明,心理咨询是一个过程,有些问题不是一次两次的交谈就能解决的,有时会有迂回曲折甚至反复,也有些问题甚至是难以完美地解决的。对此,求助者要有充分的思想准备。

(七)向求助者说明其权利与义务
例如,求助者有权选择心理咨询师以及确认他的执业资格,有权知道收费标准,有权中止咨询。

求助者有义务如实向心理咨询师说明情况,提供与自己心理问题有关的真实信息;要按共同商订的时间表进行工作,如有更改要事先通知;要按时完成家庭作业,不试图与心理咨询师建立咨询以外的任何关系;按规定缴费。

（八）与求助者进行协商，确定使用哪种咨询方式

三、相关知识

（一）社会交往中第一印象的重要性

心理咨询师与求助者之间良好咨询关系的建立对临床资料的收集和后来的咨询效果有重要影响，而心理咨询师在初诊接待时留给求助者的第一印象，对确立咨询关系又起关键作用。如果心理咨询师在初诊时留给求助者的第一印象不良，就会在收集资料时遇到困难。因为求助者绝不情愿把自己的内心世界向一个他不信任的人敞开。关于社会交往中形成第一印象的知识，请参阅本教材《基础知识》第二章社会心理学中的有关部分。

（二）危机的处理

在心理咨询过程中，一旦发现求助者有危害自身或他人的情况，必须立即采取必要措施，防止意外事件发生（必要时应通知有关部门或家属，但应将有关保密信息的暴露程度控制在最小范围内）。心理咨询师在接受卫生、司法或公安机关询问时，不得作虚假的陈述或报告。

（三）心理问题的表现形式分类

心理问题的归类有几种方法，下面介绍一种，即由表及里的逻辑分类方法（见表1—1）。

表1—1　　　　　　　　　　心理问题的表现形式分类

表现形式	恋爱婚姻家庭	心理成长发育	情绪反应	社交适应人际关系	躯体疾病	其他
问题严重程度	轻　中　重					
问题的一般原因	生物原因 认知原因 社会原因					
问题的具体原因	躯体情况 人格因素 具体压力特点					

该表格应铭记心中，因为在摄入性会谈时，未经求助者允许，不能当着求助者的面做记录、录音，所有摄入信息，一般都要在会谈后追忆，只有头脑中事先有了框架和条理，才不致漏掉信息。

四、注意事项

（一）避免紧张情绪

刚刚从事心理咨询的工作人员，由于缺乏临床经验，加之对求助者一无所知，初诊接待时难免有紧张情绪产生。紧张情绪可以扰乱思路和破坏工作程序，所以要切实避免。为了能将紧张情绪降至最低点，在出诊之前，可按初诊接待的操作步骤进行练习，直到熟练自如为止。在条件允许的情况下，可增加见习时间。

（二）语言表达

语速要适中，吐字要清楚，避免使用影响言语交流的方言，每句话必须使求助者听清楚。必要时，可将提问或解释性语句重复一遍，直到求助者表示听清楚并完全理解为止。会谈中若使用专业术语，应向求助者说明专业术语的内涵和外延。

（三）反复说明心理咨询中的保密原则

对心理咨询中的保密原则，要反复向求助者说明，承诺心理咨询师的责任，并说明一旦由心理咨询师泄密，求助者有诉诸法律的权利。

（四）说明心理测量功能的有限性

心理测量、心理咨询的功能都是有限的，心理咨询师不可为了获取求助者的信任或其他目的而随意夸大它们的功能，心理咨询工作受范围限制，心理咨询师不能在咨询范围以外向求助者提供帮助和作任何承诺。

（五）心理咨询时，在仪态方面还应该注意以下内容

不吸烟，不做多余的"下意识"动作（如玩弄铅笔、轻敲桌面、抖动身体等）。接待求助者之前，绝对不许饮酒或服用兴奋、镇静等药物。交谈中不能东张西望，应注意力集中，认真倾听或发问。

第二单元 摄入性会谈

一、学习目标

学会确定摄入性会谈法的目标、会谈内容与范围。

二、工作程序

（一）确定会谈的目标、内容与范围

确定会谈内容和范围所依据的参照点有以下几个：

1. 求助者主动提出的求助内容

例如，求助者说："我的孩子对学习没兴趣，学习成绩不好""夫妻之间感情有了裂痕，不知怎么办"等。此时，心理咨询师可以就事论事地将其确定为摄入性会谈的目标和内容。与求助者交谈中，可以围绕这些问题搜集有关资料。

2. 心理咨询师在初诊接待中观察到的疑点

例如，观察到求助者情绪低落，情绪焦虑不安；求助者在初诊接待中对某个问题欲言又止等；或者求助者初诊时情绪低落，并对心理咨询师说："其实，我找你们要谈的问题也没什么了不起，只是有时觉得生活没意思。"

这些观察到的现象和求助者的话很重要，虽然他并没有谈出任何实质性内容，但依据求助者的情绪状态和含混的表达，求助者可能有自己未意识到的深层心理问题，此时应从了解求助者一般生活状况入手，进行摄入性会谈，把探索深层心理问题作为工作的目标。

3. 心理咨询师可以依据心理测评结果的初步分析发现问题

例如，某求助者 MMPI 的测评结果显示抑郁得分很高，这时就要把摸清引发抑郁情绪

的原因定为会谈目标，去了解与此相关的各类问题。

4. 上级心理咨询师为进一步诊断而下达的会谈目标

会谈目标中有一个以上的内容，应分别处理。如求助者说："我的孩子学习上不去，他父亲也不管，为这事我经常与他吵，可是不管用，不知该怎么办。"此时，在确定会谈目标时，最少要考虑两个目标：一是孩子学习状况到底如何；二是夫妻之间的关系如何。为此，应当迅速将这两个问题区分，进而搞清两者之间的逻辑关系，是孩子自身学习不好，引发父母在教育态度上不一致，还是夫妻之间吵吵闹闹，家庭不和造成孩子心理压力，影响了学习。弄清其中的关系，把问题分清前后、主次，再依次提问，进行摄入性会谈。

（二）确定提问方式

心理咨询师根据会谈目的和想搜集的资料内容来确定提问方式。

关于提问的方式、技巧及注意事项，详见本教材第二章"心理咨询技能"部分。

（三）倾听

确定了提问方式并提出问题后，要耐心倾听求助者叙述。

倾听中不能随便打断求助者谈话，不随便插入自己的评价。

倾听过程中边听边思考求助者诉说内容的逻辑性，判断是否符合常理，及时把握关键点。

关于倾听的方式、技巧及注意事项，详见本教材第二章"心理咨询技能"部分。

（四）控制会谈内容与方向

会谈必须是在心理咨询师的控制下进行，也就是说，会谈的方向、所涉及的问题及会谈时间，都必须是有计划、有目的的。

另外，控制会谈的内容，对保证心理咨询的效果十分重要，假如把会谈搞得漫无边际，求助者很快就会因为无所收获而厌烦。

控制会谈和转换话题的技巧很多，而且可以随机应变。

常用的方法包括：

1. 释义

释义也称"内容反应"，即把求助者说的内容中重要的部分反馈给求助者，详见本教材第二章"心理咨询技能"部分。

在控制会谈和转换话题时，释义的操作方法是，重复求助者话语的主要内容，并顺便提出另一个问题。这样做，能使求助者感到很自然，会感到心理咨询师的问题提得合理。

比如，求助者说："一想起睡觉，就紧张，怕自己失眠。越怕睡不着就越不能入睡。"如果心理咨询师要了解求助者最初失眠的原因，便可以接住求助者的话茬说："越怕睡不着就越不能入睡，您愿意谈一谈最初不能入睡时的内心感受吗？"

2. 中断

中断指在会谈中暂时休止一下。在控制会谈和转换话题时，中断的操作方法是，当求助者因情绪激动或思维混乱而喋喋不休时，不能够强行迫使他停止会谈，可以替他倒一杯水，请他取一样东西过来，或者建议他换一个地方再继续谈等。如果时间有限，也可以建议暂时停止会谈，下次再来。

3. 情感反射

情感反射指心理咨询师有意识地刺激一下求助者，使他把会谈转向某类问题。

这里必须注意的是，在初次会谈时尽量不使用这种方法，因为这往往容易引起求助者的情绪紊乱，一时难以控制。因此，这种方法在治疗中也是需要慎用的。

4. 引导

引导指由目前的话题引向另一话题。引导不是直接建议转换话题，而是由原来的话题引申出新话题。

比如，当心理咨询师想了解求助者的一般社交关系，而她本人却喋喋不休地埋怨自己的丈夫时，可以把夫妻关系引申为人际关系的一种，一方面表示对她的同情，另一方面把她的思想引向更远的地方，随后再提出同事关系和朋友关系的问题，进而使她谈谈她的朋友们对她的态度，这样引导比直接发问要自然一些。

（五）对会谈内容归类（会谈之后必须对问题归类）

具体操作：在咨询中，除非得到求助者同意，一般情况下，不能做详细的笔录，非经求助者同意也不能录音和录像，只能按以下项目做简单记录：

1. 个人成长、发展中的问题（经受的挫折或不良行为等）
2. 现实生活状况
3. 婚姻状况
4. 人际关系中的问题
5. 身体方面的主观感觉（主观症状）
6. 情绪体验、生活态度
7. 其他

（六）结束会谈（结束会谈时必须申明和承诺的话）

再次重申保密原则："我可以负责地说，依据我们的道德和相关法律，今天我们的全部会谈会绝对保密，请您放心。"

如果会谈还要继续，应征求求助者的意见："今天暂时谈到这里，在今天的交谈中，我基本上对您提出的问题有所了解，但要我马上做出最后确切判断，还有一定困难。由于时间关系，今天无法继续（约定的会谈时间段已结束），如果您愿意的话，我建议我们再谈一次，您觉得如何？"

如果已做出诊断，而且没有时间讨论矫治方案，应以如下话语表达结束咨询："今天我们的讨论已经有了初步结论，对这个结论您是否能同意，希望您回去后，再认真想想，是否还有需要补充说明的，我也再想想，是否还有什么不妥之处，我们就按今天的诊断共同研究一下矫治方案，您觉得如何？"

如果经摄入性会谈后，发现求助者可能患有相关的躯体疾病，应向求助者说明："就您谈的情况看，恐怕您应该先到某某科做个检查，我将会根据某某科的检查结果，再来考虑您目前的状况是否有心理问题。"（若发现有可能是精神障碍，可建议精神科会诊）。

结束语："谢谢您的来访和对我们的信任，以后有什么问题，希望再联系。谢谢！"

三、相关知识

（一）会谈法简介

会谈法是心理咨询师必须掌握的基本方法之一。在20世纪20年代，临床心理学家就把这种方法定义为"一种有目的的交谈"。特别在初诊接待时，心理咨询师都要采用这种方法获得临床信息以及建立与求助者之间的"帮助关系"。

由于每个人在日常生活中经常与别人会谈，所以就会觉得会谈法是一件极简单的事情。实际上，熟练的会谈技术在临床上是最难掌握也是最难做好的事情。有人把这种技术称为"伟大的艺术"，意思是说，虽然人人都有会谈的能力，但并非都能谈得成功，这正像每个人都可以画图画，但不是每个人都能有杰出的作品一样。说它是一种艺术，另一层意思是说，由于每个人的修养不同，所以在会谈过程中可以表现出不同的个人风格和特征。

（二）会谈法的要点

1. 会谈中听比说更重要

会谈技术包括听和说两个方面，善于听要比善于说更重要。耐心细致地听求助者叙述自己的苦闷，本身就是对他的安慰和鼓励，只有很诚恳地全神贯注地去听，求助者才有勇气讲述自己生活中的重要事件。事实上，每个前来咨询的人，情绪上都有些问题，正是某些特殊的困扰才促使他来到心理咨询机构。他们的生活挫折或恐惧情绪使他们无法处理某些问题，很想找人谈谈并获得帮助，但又担心别人是否尊重自己，是否愿意接受自己的想法。还有一些被强迫前来咨询的人，则往往怒气冲冲，感到受了羞辱。一些儿童则充满对环境的不适应，怕见陌生人或根本拒绝进入心理咨询室等。

此时，心理咨询师对他们不能表露出漠不关心和不尊重，更不能表现出急躁和强迫，要耐心地倾听。如果心理咨询师为了取得有用的信息，而不断地打断求助者的话语，那么，求助者就会觉得被动和不安。

开始接触时，心理咨询师的自我介绍和简单寒暄是必要的，这可以缓和气氛。但是，一旦开始进入会谈，心理咨询师就只能用有效的倾听将会谈维持下去。心理咨询师要让求助者自由地谈论问题，而且随时都表现出对求助者谈的问题感兴趣，而且在注意听，能听懂。只有这种听的行为，才是打开求助者内心世界的钥匙。

2. 态度

心理咨询师在与求助者会谈时，只能持一种非评判性态度。罗杰斯利用人们观看日落的态度，来比喻心理咨询师对求助者的应有态度："当看着日落时，我们不会想去控制日落，不会命令太阳右侧的天空呈橘黄色，也不会命令云朵的粉红色更浓些。我们只能满怀敬畏地望着而已。"

非评判性态度是使求助者感到轻松的重要因素，它可以使助者无所顾忌，从而把内心世界展现出来。

心理咨询师的态度，从表情到语言都要注意，在为收集资料而进行的会谈过程中，有些话是不能讲的，如"你的做法是荒唐的""这件事不符合原则"等，这种评判性的结论，有时在心理治疗中也不能随意给出，所以在初期会谈中更不能使用。一旦说出这样的话，会谈气氛会立刻改变。

如果会谈中出现心理咨询师非表明态度不可，不表明态度会谈就无法进行的情况，心理咨询师的态度必须是中性的，可以说"你所谈的情况，从心理学角度完全可以理解"或"我十分理解你的情况（或心情）"等。

表达"理解"，是最中性化的和非评判性的态度。它可以使求助者得到知己，而并非是支持者或反对者。从心理学角度看，"理解"只说明心理咨询师对他的行为或情绪发生的规律性或必然性有了肯定的看法，而对其社会效应和其他后果仍是一种保留态度。所以，这种表态既不破坏会谈气氛，又对后来的帮助指导留有余地。

3．区分和鉴别

对求助者的会谈内容进行区分和鉴别十分重要。

要对求助者的会谈内容作程度上的区别。由于人在而对生活事件时，受情绪的干扰，所以心里想的和实际做的可能会并不完全一致。有时，求助者谈的是一种情绪体验或一种想法，在强烈程度上可能有夸张成分，而在他的行为中未必表现得那么强烈。

要区分情绪（或想法）与行为，这对制定心理咨询措施是重要的。

更主要的是对会谈内容的真伪进行鉴别，特别对神经症求助者，由于他们有一种无意识的病因否认倾向，所以不能完全按求助者谈的内容对症状归因。例如，有些求助者说自己工作太紧张常常失眠，但我们却不能简单地把失眠原因归结为工作紧张，因为一切非器质性病变引起的失眠都是情绪性的，必须继续深入了解引发求助者情绪的原因。另外，有些求助者讲述的原因与其现实症状，可能并没有必然联系，可能会有意回避引发现实症状的真实原因。这时，必须进行鉴别。

对诊断和咨询起关键作用的问题，必须让求助者说得十分具体，因为把关键问题具体化，是区别问题真、假、轻、重的关键，也是进行诊断、治疗的重要步骤。为了更好地完成这一任务，对无关紧要的问题则不必深究。

有关具体化的技术和技巧，详见本教材第二章心理咨询技能部分。

4．会谈法的种类

由于心理咨询的服务项目和工作阶段有很多，所以，为了不同目的而进行会谈的种类也很多。

（1）摄入性会谈：通过会谈了解求助者的客观背景资料，了解健康状况、工作状况和家庭状况等；通过会谈了解求助者当前的感受、状态、咨询动机和期望等。

（2）鉴别性会谈：通过交谈和观察确定使用什么测验和鉴别措施。

（3）治疗性会谈：针对心理问题和行为问题所进行的会谈，这类会谈往往是心理治疗的一种，它除了要注意会谈法的原则，还要遵循心理治疗的法则。

（4）咨询性会谈：针对健康人的某些问题，如职业选择、人员的任用和解雇、家庭关系问题、婚姻恋爱中的问题、子女教育培养问题等而进行的会谈。

（5）应急性或危机性会谈：当求助者发生意外时，如遭到强奸、想自杀、突然的精神创伤，医生和心理咨询师用会谈法给以帮助。

5．最常使用的摄入会谈方式是背景资料采集法

通过这种以问题为中心的会谈，将能获得求助者个人的背景材料、咨询目的和对咨询

的期望等。无论采用哪种咨询心理学的理论，在临床操作中都必须采集客观的背景材料。人们经常选用桑德伯格制定的一个提纲。下面是这个提纲的主要内容：

（1）人口学资料。姓名、性别、年龄、职业、收入、婚姻、住址、出生日及地点、宗教、教育、文化水平和文化背景。

（2）求助的原因和对咨询服务的期望。

（3）现在及近期的状况。居住条件、活动场所、日常活动内容、近几个月以来生活发生变动的种类和次数、最近的变化。

（4）对家庭的看法。对父母、对兄弟姐妹、对其他主要成员的看法，对自己在家庭中所起作用的描述。

（5）早年回忆。对能记清的最早发生的事情以及周围情节的回忆。

（6）出生和成长。包括会走路和会说话的时间。与其他多数儿童相比较曾出现过什么问题、对早期经验的态度。

（7）健康及身体状况。包括儿童时期和以后发生的疾病和伤残、近期服用的医生指定的药、近期服用的非医生指定的药、吸烟与饮酒的情况、与他人比较身体状况、饮食与锻炼的习惯。

（8）教育及培训。特别感兴趣的科目以及所获得的成绩、校外学习情况、感到困难的科目、值得自己骄傲的科目、其他文化上的问题。

（9）工作记录。对工作的态度，是否改变过职业，理由如何。

（10）娱乐（包括感兴趣和使你愉快的事）。如工作、阅读等，自我描述是否准确。

（11）性欲的发展。第一次意识到性问题、各种性活动、对自己近期性生活的看法。

（12）婚姻及家庭资料。家庭中发生的重要事件与原因、家庭的现状与过去的比较、道德和文化因素。

（13）社会基础。交际网和社交的兴趣所在，与自己交谈次数最多的人，能给以各种帮助的人，互相影响的程度、对他们的责任感以及参加集体活动的兴趣。

（14）自我描述。包括长处、短处、想象力、创造性、价值观、理想。

（15）生活的转折点和选择：生活中曾有过什么变化和你做出的最重要的决定如何，对它们的回忆（以一件事为例）和评价。

（16）对未来的看法。愿意看到明年发生什么事情，在五年至十年里希望发生什么事情，这些事情发生的必要条件是什么，对时间的现实感，抓重点的能力。

（17）求助者附加的任何材料。采集这样一类历史性资料，很大程度上依赖求助者的回忆，而他们的回忆过程可能较乱，所以要花较长的时间，要有耐心才能完成提纲中的项目。对于儿童以及不善于交谈的人，对上述提纲中的内容可做适当调整。对于精神不太正常的人，应适当会见其家属以补充上述提纲中的内容。根据需要，摄入性会谈可能需要进行多次。

6. 了解求助者的精神状态和行为特点

马隆（M. P. Malon）和沃德（M. P. Word）于1976年总结出12个题目，作为在会谈过程中了解求助者思想和行为的工作提纲。下面选出六条，以供参考：

（1）外表和行为涉及以下问题。求助者是如何表现自己的？他给人的一般印象如何？

外表打扮是否整齐、清洁？衣着是否符合求助者的背景和现状？有没有特别的装饰？有无明显的身体缺陷？他在过去的会谈中表现如何？有无离奇的表情和动作？有无重复性的动作？他的姿势怎样？是否避免与人对视？活动缓慢还是不停地乱动？是否机敏？是否顺从？是否态度友好？

（2）交谈过程中的语言特点涉及以下问题。求助者的语速如何？是缓慢还是快速？会谈是直爽还是小心谨慎？是否犹豫？有无言语缺陷？是否咬文嚼字？健谈还是不健谈？有无松弛的联想？哪些话题避而不谈？是否有海阔天空的闲聊？是否有自造的词汇，笑、皱眉、姿势、手势、表情与语言表达是否协调？说话内容与声调所表达的是否一致？对交谈的兴趣如何？对上述情况要做记录。

（3）思维内容涉及以下问题。求助者有无不断抱怨和纠缠不放的话题？有无观念不集中现象？有无幻想、错觉、恐惧、执着和冲动表现？

（4）认知过程及功能涉及以下问题。求助者的各种感觉有无缺陷和损伤？求助者能否集中注意于手中完成的工作？时间、人物、空间定向力如何？能否意识到自己所在的地方？年、月、日的知觉如何？能否说出自己的名字、年龄等？近期和远期记忆如何？会谈内容能否反映出他的职业和受教育程度？运算能力如何？阅读、书写能力如何？

（5）情绪涉及以下问题。在会谈期间，求助者的一般心境如何？一般情绪的表现是哪一种，痛苦、冷漠、鼓舞、气愤、易怒、变幻无常还是焦虑？求助者对心理咨询师有无献媚、冷淡、友好、反感等表现？情绪表现与会谈内容是否一致？他们的自我报告是否与心理咨询师的印象一致？

（6）灵感与自知力涉及以下问题。求助者对自己就诊的目的是否判断准确？对自己的判断是否符合实际情况？求助者对自己的精神状况有何想法？他是否能观察到、意识到自己的行为或情感已经有了问题？求助者对问题的原因有何认识？在对问题原因的分析上有无道德和文化因素的作用？求助者对于自己的工作有无准确判断？求助者如何理解生活中出现的问题？他们处理问题是一时冲动、独立进行、非常负责还是相反？对讲述自己的事情是否有兴趣？对改变自己的现状是否有要求？

7. 怎样提问题

在会谈中，无论是要了解求助者的各种情况还是想控制会谈内容，都要使用提问的方法。但是，提问本身却是一件比较复杂的事情。问题提得好，可以促进咨询关系、增进交流并使求助者感到被医生所理解；提得不好，可能伤害咨询关系、破坏信息交流、使求助者觉得处在被审问的地位。

心理咨询师在会谈中，会出现提问过多的错误。其基本原因是，心理咨询师对求助者的心理问题和他所说的内容缺乏基本理解，心理咨询师没有掌握或不善于使用语言交流的技巧。

在心理咨询师还没有真正理解求助者时，或还没有掌握语言交流技巧时，最有帮助的办法是把各种封闭性提问变为开放性提问。

提问过多可能会带来如下消极作用：

（1）造成依赖。问题提得太多时，求助者叙述自己的情况时便出现依赖性，不问就不说话。

（2）责任转移。解决心理问题的关键是求助者自己，而不是心理咨询师。问题过多就会把这一层责任转移到医生身上，减少了求助者参与解决心理障碍的机会。

（3）减少求助者的自我探索。求助者等待医生来挖掘自身的问题，而不主动动脑筋自我探索。

（4）产生不准确的信息。封闭式的问题中，包含着医生的设想，很可能通过暗示作用影响到求助者，他们回答问题时就可能只顾顺着医生的设想谈，却把真实情况掩盖了。另外，有的事情比较难以判断，而非要做出回答时，就难免加上主观臆测。

（5）求助者可因为处在被"审问"地位而产生防卫心理和行为。特别是对那些质问性的问题，如"你怎么能这样想呢""你不知道那是错的吗""你为什么不努力争取"等。这时，求助者的防御反应首先是表白自己，更有甚者就是沉默。在咨询会谈中，凡属于"为什么……""干吗要……""你怎么能……""非那样……"类的提问，在咨询关系没有建立起来之前，应当绝对避免。

（6）提问过多可以影响会谈中必要的概括与说明。除了提问题的数量和频率要注意掌握外，还应当对各类问题的性质以及可能造成的后果有所了解。在这方面，凯利（G. Kelly 1977）曾经做过如下分析：

①"为什么……"的问题。前面已经涉及这类问题。这类问题的含义对求助者是有强烈暗示性的，因为它明显地要求助者说明理由，暗示求助者的行为或情绪是错误的。这类问题可以改变形式，可以改为"怎样"和"什么"的形式。如："为什么你要和别人打架"改为"你和某人一起干什么啦"，把"你为什么失约"改为"你那里出了什么事啦"等。改变形式以后的问题，不带指责性，求助者没必要自我辩解，反而能引导他自我探索。

②多重选择性问题。比如"你有什么感觉，是沮丧还是生气""上星期日你是离开家还是在家里待着"等。这类问题并不是开放性问题，仍然是封闭性问题，使我们获得的信息仍然受到限制。改变的办法是去掉选择部分，"你有什么感觉""上星期日你都做了些什么"。

③多重问题。如"他的父亲是怎样看这个问题的呢？你本人又是怎样做这件事的"，出现这种连珠炮性质的问题，可以使求助者不知所措。对一件事从几个方面同时提出问题的做法，往往表现出心理咨询师急躁和没耐心。

④修饰性反问（rhetorical questions）。这类问题实际上并不构成问题，因为它不需要回答也无法回答。比如"您只谈学生学习不好，可当今的教师水平和学校纪律又是个什么情况呢""您知道，一个人怎么能发现真理呢"这样的问题，常常使会谈陷入僵局。即便是把会谈接下去，也会把所谈的内容引向空洞和抽象的评价，离开具体问题，对求助者毫无益处。

⑤责备性问题。这是以反问形式责备求助者。如"现在这样，当初你干什么来着""这件事你凭什么能肯定"这种问题，对求助者能产生很大的威胁感，所以会立即引起心理防卫。这对推动会谈没任何好作用，所以在咨询中应严加杜绝。

⑥解释性问题。这是心理咨询师表达自己对问题的看法和理解，而不是推动当事人去自我探索。和责备式提问一样，这类问题对求助者的自我探索作用很小，特别是与求助者

观点不一致时，更不应以疑问方式反问对方。

关于如何提问的问题，应当在临床实践中认真对待，因为它直接影响求助者和医生的关系。

8. 选择会谈内容的原则

会谈内容的选择是极重要的，特别是把会谈作为治疗手段时，会谈的内容必须认真选择。

选择会谈内容的原则可有以下几条：

（1）求助者可接受。适合求助者的接受能力。

（2）有效性。对求助者的病因有直接或间接的针对性；对求助者的个性发展或矫正起关键作用；对深入探索求助者的深层病因有意义；对求助者症状的鉴别诊断有意义；对帮助求助者改善认知和正确理解问题有帮助。

（3）积极。对改变求助者的态度有积极作用。

以上，我们介绍了会谈法的主要内容，那么，这种方法的临床诊断价值怎样呢？对于这个问题，难作一般性结论，因为会谈法是一种包含很多因素的方法，所以其结果也会因为会谈目的、种类、当时情境、不同求助者、心理咨询师的水平不同而有所差异。由于这些差异的存在，该方法在诊断方面的参考意义也就不同。

很多关于会谈法的研究也表明，这种方法确有局限性。如有的研究者表明，心理咨询师的热情不一定能使病人如实讲述自己。求助者和心理咨询师若来自不同的民族，会谈法的局限性便更明显，因为持有不同道德规范的民族，更愿意自己的心理咨询师来自本民族。还有人证实，会谈法对于预测学习成绩几乎是无效的。也有一些研究报告认为会谈法在信度和效度上是不可靠的，怀疑这种方法对诊断的意义。上述看法并不全对，若对这种方法把握得好，它仍然是一重要的临床手段。如果把会谈法与其他方法配合使用，会谈结果的诊断价值可能更大。

四、注意事项

第一，心理咨询师的态度必须保持中性。接待、提问、倾听过程中，心理咨询师的面部表情、提问的语调、动作，均不可表达出对会谈的哪类内容感兴趣，不然可能会将暗示和诱导因素带入到摄入性会谈中，从而使求助者的报告产生偏离，丢失客观信息。

第二，提问中避免失误。

第三，心理咨询师在摄入性会谈中，除提问和引导性语言之外，不能讲任何题外话。

第四，不能用指责、批判性语言阻止或扭转求助者的会谈内容。

第五，在摄入性会谈后不应给出绝对性的结论。

第六，结束语要诚恳、客气，不能用生硬的话，以免引起求助者的误解。

第三单元　正确使用心理测验

一、学习目标

学会正确使用心理测验。

二、工作程序

第一，向求助者说明选用量表对确诊的意义并征得求助者同意。求助者有权知道为什么要进行心理测量和为什么选用这种而不是别种测量手段，所以，心理咨询师必须满足求助者的要求，尊重他们的权利。只有当求助者表示同意并愿意密切配合时，才可以实施测评工作。

第二，依据求助者心理问题的性质，选择恰当的心理测验项目。在初诊接待中，心理咨询师一般先通过摄入性会谈法，对求助者的心理问题进行初步理解和判断，比如，已初步确定求助者的问题属于某一方面的问题（如情绪、思维方式、人际关系、行为习惯或人格特征等某一方面的问题）；之后，为提高理解和判断的可靠性，再选择相应的问卷或量表做进一步量化分析。

第三，测量结果如果与临床观察、会谈法的结论相左，不可轻信任何一方，必须重新进行会谈，然后再进行测评。

三、相关知识

第一，选择测评量表应有针对性。

第二，为寻找心理问题的原因而使用量表，比如，使用社会再适应量表（SRRS），以便查找两年以来是否有重大生活事件发生，或是否有应激的叠加效应发生；为了探索求助者行为的倾向性，而使用 16PF 等。

第三，为评估临床症状严重程度而使用量表，比如，SCL-90、SAS、SDS、MMPI 等。

总之，在心理诊断中使用心理测量工具，应当有一定针对性，应围绕着已形成的初步印象或求助者的某些特殊表现来选用。

四、注意事项

第一，不得乱用心理测验。所谓乱用心理测验，是指：①目的不明确、依据不充分地随意使用；②单纯依据心理测验结果，不与临床表现相对照，片面地给出诊断和制定矫治措施；③未查明某种心理测验自身可靠性（信度、效度）以及常模的时限便在临床上使用；④在诊断目的以外使用心理测验；⑤不按心理测验的程序要求和操作规定实施心理测验；⑥超出某种心理测验自身功能，主观地对数据和结果进行解释；⑦使用盗版软件实施心理测验；⑧将直接翻译而未经修订的测验工具用于临床。

第二，不得使用"地毯式轰炸"方式实施心理测验。所谓"地毯式轰炸"方式，是指：其一，在不理解各种心理测验本身独有的功能，对临床表现尚未形成印象时，便将各种测验工具一齐实施，以求从中寻求可能的临床线索，这种抛弃摄入性会谈法、调查法和观察法，依靠测验法的方式是不可取的。其二，只为了经济效益而大量地、目的性不强地使用心理测验，是职业道德所不允许的。

第四单元　一般临床资料的整理与评估

一、学习目标

学会对临床资料的整理（使用摄入性会谈法获取的临床资料，必须有条理地加以整理之后才能进行逻辑性的分析，并对各种与临床表现有关的资料加以综合，最后才可以作为诊断依据。为完成诊断任务，在工作程序中列出提纲，供整理资料时参考）。

二、工作程序

（一）按如下提纲整理归纳一般资料（可列表填写）

1. 求助者的人口学资料
（1）姓名、性别、年龄、出生地、出生日期。
（2）职业、收入、经济状况、受教育状况。
（3）宗教、民族、婚姻状况（未婚、已婚、离异）。
（4）现住址、邻里关系、社区文化状况（商业区、工业区、农村城乡接合部、文化区）、联系方式。

2. 求助者生活状况
（1）居住条件。
（2）日常活动内容、活动场所。
（3）生活方式和习惯。
（4）近期生活方式有无重大改变。

3. 婚姻家庭
（1）一般婚姻状况（自由恋爱、他人介绍、包办、买卖婚姻），婚姻关系是否满意（性生活、心理相容度）。
（2）婚姻中有无重大事件发生，事件原因中有无道德和文化因素。
（3）家庭组成成员，对家庭各成员的看法，家庭成员在日常生活中的分工，自己在家庭中所起的作用。
（4）家庭中发生的重要事件和原因，原因中有无道德、文化因素。

4. 工作记录
（1）对工作的态度、兴趣、满意程度。
（2）是否改变过职业，理由何在。

5. 社会交往
（1）社交网以及社交兴趣和社交活动的主要内容。
（2）与自己交往最多、最密切的人有几个。
（3）能给予求助者帮助的人和求助者帮助过的人有几个。
（4）举例说明社交中的相互影响。
（5）社交中互相在道德和法律方面的责任感。
（6）参加集体活动的兴趣如何。

6. 娱乐活动
（1）最令求助者感到愉快的活动。
（2）求助者对愉快情绪体验的描述是否恰当。

7. 自我描述
（1）描述自己长处、优点时的言辞、表情、语言、语调是否夸张或缩小。

（2）描述自己缺点时的言辞、表情、语言语调是否夸大或缩小。
8. 求助者个人内在世界的重要特点
（1）想象力。
（2）创造性。
（3）价值观（对生活享乐方面、社会责任方面、追求精神生活质量方面的价值取向）。
（4）理想（已经付诸行动的理想）。
（5）对未来的看法：①希望明年发生什么事；②希望5～10年内发生什么事；③对未来事件发生的理由和判断依据；④对现实状况能否捕捉住关键和重点。
9. 其他资料
在上述提纲内容之外，求助者谈及的或调查了解到的其他资料，另外列出，以供诊断时参考。

（二）按以下提纲，整理个人成长史资料（可列表填写）
1. 婴幼儿期
围产期、出生时的情况，包括母亲身体状况、服药情况、是否顺产。
2. 童年生活
（1）走路、说话的开始时间。
（2）与大多数儿童比较，有无重大特殊事件发生，现在对当时情景的回忆是否完整。
（3）童年身体情况，是否患过严重疾病。
（4）童年家庭生活、父母情感是否和谐。
（5）童年家庭教养方式、学校教育情况，有无退缩或攻击行为。
3. 少年期生活
（1）少年期家庭教育、学校教育、社会教育中有无挫折发生。
（2）少年期最值得骄傲的事和深感羞耻的事是什么。
（3）少年期性萌动时的体验和对待。
（4）少年期有无严重疾病发生。
（5）少年期在与成人的关系中，有无不愉快事件发生，有无仇视、嫉恨的事或人。
（6）少年期的兴趣何在，有无充足时间做游戏，与同伴关系如何。
4. 青年期
（1）青年期最崇拜的人是谁。
（2）爱情生活状况（有无失恋等）。
（3）最喜欢读的书籍。
（4）学习（包括升学）有无挫折。
（5）就业有无挫折。
（6）婚姻是否受过挫折。
（7）有无最要好的朋友，朋友的状况如何（包括职业、道德行为、法律意识）。
5. 个人成长中的重大转化以及现在对它的评价

(三) 按以下提纲整理求助者目前精神、身体和社会工作与社会交往状态

1. 精神状态
(1) 感知觉、注意品质、记忆、思维状态。
(2) 情绪、情感表现。
(3) 意志行为（自控能力、言行一致性等）。
(4) 人格完整性、相对稳定性。

2. 身体状态
(1) 有无躯体异常感觉。
(2) 求助者近期体检报告。

3. 社会活动状态
(1) 工作动机和考勤状态（在校学生学习动机和考勤状况）。
(2) 社会交往状况（接触是否良好）。
(3) 家庭生活（亲子关系、夫妻关系等）。

(四) 判断资料来源的可靠性，并予以说明

资料来源是指报告临床情况的人不是求助者自身，而是其亲友或转诊的中介人。由于亲友和中介人的专业知识、职业特点，使他们对问题的客观性质不能按专业要求评价，所以，心理咨询师应当去伪存真地审视这类资料。而在整理资料时，来自亲友和中介人的资料，应首先判断其真实程度并给以附加说明后，方可使用。

中介人若是心理咨询师，其提供的某些资料，很可能包括一些初步诊断性的结论，对这些结论性资料也应进一步核实，然后，在整理资料时，才能被视为可用资料。

(五) 按资料的性质进行分类整理

在收集临床资料时，各类资料可能是互相交错的，如环境条件、个人情绪、表现、个人的看法等，可能是混杂在一起的。面对相互交错和混杂的资料，往往给思考、判断带来不便，所以，应按资料性质再加以整理，这样，可能使心理咨询师更容易判断不同资料之间的纵向、横向以及逻辑关系。

为工作方便，可按下表进行分类整理，利用表1—2了解各种资料之间的纵向关系。

表1—2　　　　　　　　　不同性质临床资料的时间顺序分类

事件发生时间顺序	事件性质			
	环境生活事件	认知	情绪	行为
年　月　日				

三、相关知识

(一) 对临床资料的解释

在归类的基础上，心理咨询师可按照以下思路，对临床资料进行解释。

第一，注重行为的观察，在现象与可能的原因之间建立联系。比如，看到求助者精神抑郁、行动缓慢，这时便可能把这些表现和其性格联系起来。

第二，找出哪些东西是偏离正常标准的，然后抓住偏离标准的行为表现去考虑问题。

第三，抓住那些"显眼"和"突出"的事件，首先给以解释，并按这种解释去归纳别的事件。

（二）资料的可靠性是解释资料的先决条件

临床上时常有这样的情况，即得到的资料并不可靠，有些当事人因回避问题而说谎，也有的亲友报告情况时，用自己的想象代替事实，这种情况具有危险性，解决这一问题的办法就是验证。

验证临床资料可靠性的办法：

第一，使用补充提问验证求助者的社会交往方面的资料是否可靠。比如"这个人是怎样被你发觉的""你怎样发觉别人对你有这种印象"。

第二，使用问卷和心理测验。

第三，比较同一资料的不同来源，各种来源如果都给出类似的印象，那么这一资料的可靠性就较高。

（三）给临床资料赋予意义

资料或数据本身并不包含太多的意义，它们的意义是心理咨询师赋予的。例如：某饭店的女服务员发现一位房客服用大量镇静剂，送往医院抢救后才幸免死亡。这一资料包含了什么意义呢？

有如下三种给临床资料赋予意义的方法：

第一，就事论事，认为这个人是在一个特定环境中服用了致命性的镇静药；这个人不想活下去，而且不愿意别人救他。显然，这种就事论事的办法并不能揭示该事件的全部含义。

第二，相关分析，分析与自杀相关的因素。比如，可以推测此人可能是单身汉或离过婚的，一个人生活；他在情感上得不到别人的安慰；他可能流露过自杀的念头或曾经自杀未遂；他的 MMPI 测验结果可能呈现强抑郁倾向等。诚然，根据事件之间的相关性去分析问题的方法是可取的，但它总带有猜测性质。

第三，分析迹象，就是把事实作为一种结果，作为一种症状，而进一步去寻找原因。用分析迹象的方法，本案例可以有以下几种推断：①他把对别人的仇恨转向了自己；②他做了极坏的事而深感有罪；③他要求别人支援的希望已破灭；④他内心矛盾很大，为了解决内心冲突带来的痛苦而自杀等。

这里必须指出的是，上述种种方法得出的推论只是可能性，在没有得到更多的资料支持以前，都只能作为假设存在。

（四）影响资料可靠性的可能因素

1. 暗示

过分随意的交谈、心理咨询师的倾向性很可能对求助者形成暗示，造成求助者的自我评价和环境判断的失真，这对所获资料有重大影响。心理咨询师应该重视初诊接待和会谈方式，建立规范的咨询环境，以避免这种因素的影响。

2. 早期印象

心理咨询师对求助者的早期印象可能影响最终诊断和咨询决策。可是，如果一个人搜集资料，另一个人去做决策，又往往发生对资料的理解错误。

如果更符合客观实际的新资料与早期印象冲突时，心理咨询师必须尊重资料，不可固守自己的印象。心理咨询师应随时准备依据事实资料修正和调整自己的看法。

心理咨询机构应该完善收集资料者和治疗决策者的分工协调。会诊和小组讨论也是心理咨询师克服早期印象影响的有效措施。

3. 求助者的处境和人格特点

面对一位陌生人，在一个陌生的环境里坦白地暴露自己，那不是任何人都能做到的。因此，在心理咨询过程中，特别是摄入性会谈中，求助者经常会出现阻抗或言不由衷的情况。

心理咨询师必须把握交谈计划的灵活机动性，要根据情况，灵活地做出会谈计划，以决定在什么时候、什么地点了解求助者的生活状况和内心世界是适宜的，什么时候这样做是有害的。如果忽略了这一层，心理咨询十有八九要失败。

（五）职业倾向对理解资料的影响

非专业的观察者，他们只是依据日常生活的概念，从自然的角度看问题；从医疗的或病理学的角度看问题，他们倾向于求助者有病；从行为主义心理学或教育工作者的角度看问题，容易强调求助者是学习、行为或认知方面的障碍；生物学取向的心理学工作者，倾向于从人的发展生长角度上看问题，认为问题的关键是自我发展上受到阻碍；持生态学家或持生态学观点的人，他们觉得求助者的问题是与环境失去了平衡等。

很显然，上述不同出发点的看法不但包含着不同的目标，而且也有不同的方法以及不同的疗效标准。当把同一批临床资料拿给他们看时，他们必然会对这批资料给出不尽相同的评价。

每一种观点只是一个进入临床世界的入口。所以，问题的关键不是从哪个入口进入，而是进入后的思路如何。一个心理咨询师若不能全面理解各种观点，不能纯熟地驾驭它们时，在进入临床世界之后，往往会按一条路走下去，直至极端。这显然是不正确的。

正确的做法应是把各种资料交互比较，各种想法彼此联系，以求全面地、整体性地做出结论。

四、注意事项

第一，一定要仔细、严格地按技术要求去搜集和评价各类资料的内容。

第二，心理咨询师给出的评估有错误或把握不大时，应进行会诊，以保证意见的正确性。

第五单元　了解求助者的既往史，寻找有价值的资料

一、学习目标

学会从求助者以往的心理咨询过程中寻找有价值的资料，以利于形成正确的诊断。

二、工作程序

第一，询问求助者以往是否去过医疗机构，详细阅读就诊的病历和有关资料。

第二，询问求助者以往是否去过其他心理咨询机构，其心理咨询过程如何。

三、相关知识

第一，了解当时医生做的什么诊断，进行过何种治疗，疗效如何。例如，求助者，男性，40岁，来求助的原因是他最近一个多月来失眠、心情不好。以前在某医院看过，服用了一段时间的安眠药安定，效果不好。查看病历得知，求助者患有高血压，经过一年的治疗，现在血压已经降为正常，但却出现了早醒、心情不好的情况，感到工作压力特别大，无法应对，对前途失去信心，甚至很悲观等症状。从病历上得知，求助者服用的是含有利血平的降压药物，而这种药物就有引起早醒、情绪抑郁的副作用。如果找不到其他原因，求助者的问题可能与所服用的降压药物有关。此外，如果求助者使用激素（如为了治疗哮喘）或安定一类的药物（为了治疗失眠），都要考虑其对心理活动的影响。

第二，分析当时去医院就诊的原因哪些是躯体方面的、哪些是心理方面的，以及两者的关系如何。例如，求助者，女性，50岁，失眠，每夜只睡五六个小时，但并不影响白天的工作，其他方面也无大碍。查看她的病历得知她在一年前闭经时患了甲状腺机能亢进症，现正在治疗过程中。其实，开始时，她就有睡眠少的现象，但不如其他症状明显（吃得多反而消瘦、腹泻、怕热、心慌、烦躁等），医生对此未加注意和解释。现在其他症状好转了，唯有失眠情况不见好转，怕是心理方面出了问题，所以来咨询。但自己也没有觉得现在情绪有多大问题。她的睡眠时间少，显然与"甲亢"有关。

第三，求助者过去经历过心理咨询，很可能由于效果不好而来。而效果不好的原因之一有可能就是诊断不正确。为此，就要对以往的诊断及心理咨询过程做详细了解，即使对权威机构的诊断也不要盲从。例如，有的求助者的问题实际上是神经症，但却被某医院诊断为"精神分裂症"，按精神分裂症治疗了一段时间，效果不好，又去了第二家医院，第二家医院的医生盲目地相信了前一家医院的诊断，片面地认为是药物选择问题，所采取的措施只是更换抗精神疾病的药物，当然不会有好的效果。

第四，有的求助者原来确实患有精神疾病，但这次的问题并不是原来的精神疾病，而是另外的问题，这些都是要仔细地加以区分的。

第五，还有的求助者经过以往的心理咨询之后，问题非但没有解决，反而加重。这就必须详细了解其咨询过程，澄清问题的性质，以免对求助者继续造成伤害。例如，有位患抑郁症的中年男子，因怀疑妻子有外遇，心情不好，有时有对妻子施虐的倾向，自知不对而去某机构咨询。心理咨询师忽略了求助者只在心情不好的时候才对妻子起疑心的这一重要事实，而向其大讲特讲中年夫妻性生活和谐的重要性，以及如何提高性生活的技巧等。让求助者从原来的猜疑变成了自责，认为是因为自己性生活能力下降导致了妻子"真有外遇"，险些造成离婚。

四、注意事项

第一，对那些曾经有过心理咨询经历的求助者，要说明详细了解既往史的重要性，以免因求助者主观上认为哪些事件重要、哪些不重要而忽略有价值的细节。

第二，在心理咨询过程中，失误是难免的。正是由于以往别人失误的教训，才使后来者能避免再走弯路，建立新思路。不可在求助者面前对以往的失误进行挑剔和嘲讽，这也是良好职业道德的体现，同时也避免加大对求助者的伤害。

第二节 初步诊断

第一单元 确定造成求助者心理与行为问题的关键点

一、学习目标

学习将各种方式获取的临床资料相互对照印证和比较，确定资料的真实可靠性；将各种资料进行纵向和横向比较，抽象概括出牵动各种因素的关键点。

二、工作程序

（一）按下表分类填写搜集到的全部临床资料

		主诉 （对症状的自身体验）	主诉内容一	主诉内容二	主诉内容三	…	…	n
一、由不同途径搜集到的临床资料（与求助者临床症状相关的）		家属报告	与主诉一相关的报告内容	同左	同左	…	…	n
		摄入性会谈	与上两项相关的内容	同左	同左	…	…	n
		临床观察	与上三项相关的内容	同左	同左	…	…	n
		心理测验	与上四项相关的内容	同左	同左	…	…	n
		作品分析	与上五项相关的内容	同左	同左	…	…	n
		其他						
二、资料纵向比较，验证可靠性								
三、临床症状与相关因素之间的联系（说明是因果关系或横向影响关系）								

（二）按先后次序，列出临床表现，再列出搜集到的各类与临床有关的资料，进行对比和分析

（三）找到引起心理问题的关键点

所谓引发临床表现的关键点，其内涵有二：其一，该因素是多数临床表现的原因或者与多数临床表现有内在联系。其二，该因素在个体发展中持久地存在着并随着生活环境的变化改变自身的形式，但无论形式如何改变其本身性质不变。

三、相关知识

对临床诊断来说，找关键点或关键因素是最基本的也是最重要的技能。为了能够正确理解和学会这种技能，特举例说明如下：

【案例1—1（摘录）】

求助者，女性，34岁。

临床表现：不想上班，工作没兴趣。感到别人看不起自己，自觉不如别人。不愿交男朋友，没这方面的兴趣，因为长得丑，怕人家看不中而被拒绝。同事关系和家庭中的关系处不好，总感到受人歧视、受别人欺负。因觉得活着没意思，前来咨询。

与临床表现有关资料：

1. 主诉：乳名黑丫头，从小父母说自己又黑又丑。11岁时和母亲吵架，不愿让别人叫自己黑丫头。上小学时，有几个同学当众说自己长得黑。和同学吵嘴时，一位同学嘲笑自己，说自己又黑又丑。在学校不愿参加集体活动，怕受歧视。学习兴趣不浓，老师总爱批评自己。中学毕业后，当售货员，有一次与顾客发生口角，顾客出口伤人，说："看你那德行，丑八怪！"工作积极性差，领导总会批评自己。工作能力差，被扣罚奖金多次。家里介绍过男朋友三次，都没谈成功，对方说性格不合，谈不到一块去。

2. 心理测量：EPQ，内向不稳定型。

3. 家属和朋友报告内容均与主诉一致。

若把上述介绍的内容归类比较，可用以下方式：

临床表现：

①工作兴趣低落。

②自卑。

③丧失求爱信心。

④人际关系较差（不愿接触别人，怕被人看不起）。

⑤有受欺辱的委屈感。

⑥不想活了（生存意向下降）。

相关资料：

①乳名叫黑丫头，持续11年，直到自己提出抗议。

②小学时有几个同学评论自己长得黑，叫她的乳名，回家后与母亲吵闹，抗议叫自己的乳名。

③中学时在校不合群。

④学习兴趣不浓，老师总是批评。
⑤当售货员时，顾客骂自己是丑八怪。
⑥因工作较差，被罚奖金。
⑦恋爱失败。
⑧人格倾向：内向不稳定型。

【分析】

1. 在对6项临床表现进行比较时，可以很容易看出，自卑与其他5项均有密切相关，各项临床表现中都包含着自卑感。所以，自卑感是关键的心理问题。

2. 在8项相关资料中，前7项都会造成自尊心的伤害，但是，除①②两项资料外，其他各项资料如果对一个有充分自尊和自信、心理发育健全、心理健康的人来说，完全可以通过正确认知和社会支持系统而化解掉，不会造成心理创伤。

为此，第①②项资料应是造成自卑的关键。其逻辑关系应是这样的：歧视性乳名，在11岁进入少年期之前被充分意识到，感受到被侮辱，加之弱而不均衡的神经类型，使其在少年期蒙受了巨大精神压力，为此而与母亲争吵。当时同学的嘲笑以及她自身认识能力有限和神经类型特点，使她形成了负性经验，构成少年的心理问题。尔后的全部生活都在这种阴影下度过。所以，中学不合群，学习兴趣下降，工作时对侮辱性语言、对受罚特别敏感，并构成强大心理压力，均与早期自卑心理有关。为此，负性评价、歧视性的乳名和儿童时同伴的取笑，是这位高级神经活动类型为弱而不均衡（人格倾向为内向不稳定型）的求助者全部心理问题的关键所在。

四、注意事项

第一，必须认真对待资料来源可靠性和资料的真实性。未经验证的资料不能作为分析问题的依据。

第二，资料的分析不能有主观随意性，要符合客观逻辑。

第二单元 对求助者形成初步印象、对一般心理健康水平进行分析

心理咨询师对求助者的临床资料进行整理分析之后，必须对求助者的心理和行为问题就严重程度和归类诊断方面，形成大致的判断，这称之为初步印象。基本确定求助者心理活动的薄弱环节。尔后，对求助者心理问题的严重程度、对当前的一般心理健康水平予以评估。在进行心理诊断的同时，这类评估是十分重要的。

一、学习目标

依据观察、会谈和心理测验的结果，对求助者的心理与行为问题形成临床初步印象。

二、工作程序

第一，根据心理健康水平评估的十项指标，对求助者心理健康水平进行衡量。

第二，选择有效的测评工具对求助者的问题进行量化的系统评估。

第三，完成上述工作之后，再对某些含混的临床表现进行鉴别诊断，初步区分出一般心理问题、严重心理问题和神经症性心理问题。

三、相关知识

（一）关于心理诊断

"心理诊断"一词，最早出现在M. 罗夏的《心理诊断》一书中。当时他提出这一概念，专门是用于精神病学的。但是，这一概念很快便超出了医学范围，在临床心理学中，成人和儿童的智力测量、人格倾向的测定、能力和各类偏常行为的测定工作也都被涵盖在这一概念之中。第二次世界大战以后，人们由于社会的激变而发生种种心理障碍，这时，也把鉴定和区别各种情绪障碍的手段称为心理诊断。按以上的介绍可以看出，心理诊断一词曾经就是狭义地专指心理测量。

在本教材中，心理诊断是指心理咨询师通过观察法、会谈法、实验法、测验法、量表法，获取求助者临床资料，并通过对资料的分析，对求助者的心理状态和人格特征进行评定，最终对求助者的心理和行为状态的性质做出判断的过程。

（二）心理诊断在咨询心理学中的重要性

正像一个内科医生在决定对病人进行治疗之前必须弄清疾病的性质、种类和病情一样，一个心理咨询师要想切实解决求助者的心理问题或解除他的心理障碍，就必须对求助者的智力、情绪和人格特点有一定的了解；对他的个人生活史、目前生活状况、人际关系、工作性质有一定的了解；对他的心理问题或障碍的形成发展、严重程度以及对其他心理活动的影响有一个确切的判断。尔后，才能选择最恰当的治疗方法和制定符合求助者实际情况的治疗方案。

心理诊断不仅仅是一个结果，它应该是心理治疗之前的决策过程，并且随着求助者心理状态的变化，这个决策过程要不断地变化。因此，心理诊断实际上贯穿在心理咨询的全过程中。

四、注意事项

第一，心理诊断中，应避免"贴标签"，要以现实的临床表现为依据。

第二，对难以确定诊断的案例，力争通过会诊解决问题。

第三单元 确定求助者的问题是否属于健康心理咨询的工作范围

一、学习目标

学会判断求助者的问题是否属于健康心理咨询工作范围的原则。

二、工作程序

（一）掌握判断正常与异常的心理活动的三项原则

1. 主观世界与客观世界的统一性原则

因为心理是客观现实的反映，所以任何正常心理活动和行为，必须在形式和内容上与客观环境保持一致性。我们称它为"统一性标准"。人的精神或行为只要与外界环境失去统一，必然不能被人理解。

在精神科临床上，常把"自知力"作为是否有精神病的指标。其实，这一指标已涵盖在以上标准之中。所谓"无自知力"或"自知力不完整"，是一种求助者对自身状态的反应错误或统一性原则的丧失。

在精神科临床上，还把有无"现实检验能力"作为鉴别心理正常与异常的指标，其实，这一点也包含在上述标准之中。因为若要以客观现实来检验自己的感知和观念，必须以认知与客观现实的一致性为前提。

2. 精神活动的内在协调一致性原则

人类的精神活动虽然可以被分为知、情、意等部分，但它自身确实是一个完整的统一体，各种心理过程之间具有协调一致的关系，这种协调一致性保证人在反映客观世界过程中的高度准确和有效。

比如，一个人遇到一件令人愉快的事但却表现得非常悲伤，或是对痛苦的事做出快乐的反应，我们就可以说他的心理过程失去了协调一致性，转为异常状态。我们把心理过程之间的协调一致性作为区分正常与异常的标准之一，应该是最容易理解的。

3. 人格的相对稳定性原则

每个人在自己长期的生活道路上都会形成自己独特的人格。人格形成之后具有相对的稳定性。这就是说，我们可以把人格的相对稳定性作为区分精神活动正常与异常的标准之一。

比如，一个用钱很仔细的人突然挥金如土，或者一个待人接物很热情的人突然变得很冷淡，如果我们在他的生活环境中找不到足以促使他发生如此改变的原因时，我们就可以说他的精神活动已经偏离了正常轨道。

以下通过案例，说明"三个原则"的使用。

【案例1—2】

一位内向而又很追求完美、好胜心很强的大学生，因刚刚失恋导致近期心情不好，并因此影响睡眠和学习效率，自认为这样下去是"没出息"的表现，请求心理咨询师帮助自己早日摆脱不良情绪的困扰。

【分析】该求助者的情绪变化是主导性症状。是在客观存在的事件刺激下而导致的主观上的情绪紊乱。因为情绪是一切心理活动的背景，所以所表现的工作效率下降是可以理解的，表现了心理活动的协调一致。其表现也符合内向、追求完美、好胜心强的人格特点。本人对症状及其产生的因果关系有很好的自知和理解并主动求治。按"三原则"判断，应属于正常人的心理活动变化。

【案例1—3】

某女性，55岁，由女儿陪同前来咨询。

求助者本来是一位仓库保管员，退休已3年。近两个月来，突然在每天半夜12点至凌晨3点左右，都听见原来同事中的4男1女在自己窗外议论自己，说自己当保管员时太严格，了解他们一些违反政策的事，现在合伙商量要把自己清除掉。于是，求助者找自己在公安系统工作的女婿进行侦查，但证明并无此事，可自己不能消除这种声音和恐惧的心情。

【分析】幻听是该求助者的主导性症状。这反映了主客观不统一，显然是不正常的心理活动。

【案例1—4】

某女性，34岁，中专毕业，会计。

近一年来，把每月的工资都买成衣服，到处分送给亲朋好友，认为这是"希望工程"，当家人问及此事时，还断然否认，认为"做好事不应声张"。家中经济条件好，但个人的衣着不修边幅，家中卫生极差。给10岁女儿的信中写道："天有不测风云，月有阴晴圆缺。让我们在今后的日子里，在各自的工作岗位上，好好做人，力争去做一个21世纪继往开来的优秀的好人，一生平安。虽然我小气，但我从不伤人，让我们携手并肩，向着共同的目标奋进，好吗？"

经常给孩子的老师写信，均表明其思维逻辑的混乱。医院给开药物"氯氮平"，看过说明书后坚决不服用，因为"吃了就是精神分裂症了"。拒绝看病，拒绝治疗。由家人陪送去某医院检查身体，勉强到了医院门口，坚决不进去，并乘机溜走。

其丈夫说，谈恋爱时就发现她有时说话不着边际，因当时在部队上，接触少，未在意。4年前，复员回家在一起生活，就发现她懒，不理家、不做饭，也不管小孩，一切都是由他管理，现在越来越不像话了。

【分析】该求助者存在思维形式障碍和意志缺乏等症状，出现了主客观不统一，心理异常已非常明显。

【案例1—5】

求助者，男性，20岁。

自述从小内向、孤僻、拘谨、学习刻苦，是个"循规蹈矩"的人。两年来，不敢与人对视，回家要拉上窗帘，尽量不外出，十分痛苦。曾被某医院诊断"精神病"，服药无效而来。

自称中专毕业后参加工作不久，一次在食堂排队买饭，感到身后女同事的"胸部"碰了自己一下，后便有人笑。晚上反思，认为那是笑话自己"流氓"。此后，心中"有鬼"，不但见到那位女同事不自在，还脸红，尔后见到其他男同事也紧张不安，总认为别人能从自己的眼神里看出一些不正经的想法。他自认为作风正派，并没有不好的想法，但对那位女同事确实也有好感，由于这些想法影响自己的学习、工作和生活，并出现失眠、头痛、心慌，去医院检查，诊断为"神经衰弱"。服用过安眠药安定，曾一度好转，但仍不能根除。又去某医院精神科，因有白天拉窗帘和不敢外出的异常行为，按"精神分裂症"治疗，也无效。

【分析】该求助者虽然认为别人笑话自己"流氓"，但由于有前因，有一定的事实依据，因此，不是妄想，该求助者的问题不是精神病性的。

该求助者在青年时期有追求异性的要求，但内向，不善表达，又怕外人评论，故形成冲突，并感到痛苦。这种内心冲突最初是由现实刺激引发，并有道德色彩，但是，由于持续时间长，出现了泛化，后来见到男同事也紧张，主客观存在一定的脱节，内心冲突发生了变形，但是该求助者对这种冲突有一定的认识和分析能力，自知力相对完整，属于神经症性问题。

（二）对求助者具有典型意义的某些特异行为表现进行定性

有些异常心理行为很典型，因而具有诊断和鉴别诊断意义。例如，周期性发作的抑郁或抑郁与躁狂的交替发作，有助于"躁郁症"的诊断。患有神经症的求助者常常表现为强烈的求治愿望而主动求医，而出现精神病性问题的人很少主动求医。患有神经症的求助者对自己的症状是有自知力；相反出现精神病性问题的人对自己的症状没有"自知力"。

（三）确定工作范围

第一，明确自己的胜任力。心理咨询师对自身胜任力的正确认识，是心理咨询师基本伦理原则的要求。明确自己的胜任力，并取得相应资质，即是对求助者负责，也是对自己的保护。没有自知之明的心理咨询师会成为自己和求助者的"杀手"。详细内容，详见本教材第二章心理咨询技能部分。

第二，理论上，健康心理咨询的主要对象是一般心理问题、严重心理问题和部分神经症性问题。

第三，对精神病性问题，心理咨询师只能进行有条件的辅助性工作。出现精神病性问题的人很少主动求助，但是他们也会经常来到心理咨询机构，以下是一些常见情况：其一，大多由家属强行陪同而来；有的可能是遭受精神重创后的反应性精神障碍；其二，有的是精神分裂症的早期，症状不典型，在其他机构也曾求治过，诊断意见不一致，希望再听听心理咨询师的意见；其三，有的是其家属不相信"精神分裂症"的诊断，一厢情愿地希望只是一般的"心理障碍"，或虽然承认是精神分裂症，但希望不用抗精神病的药物，认为副作用大，会把脑子"吃坏""越吃越傻"，留下后遗症等，希望心理咨询师通过咨询方式劝说病人改变那些荒诞的妄想，回到社会现实中来；其四，有的家属考虑到升学、就业、婚姻等方面问题，认为找心理医生治疗，可以缩小社会的影响面，因为"心理问题"总比"精神病"容易接受些。

第四，慎重对待出现神经症性问题的求助者和能够确诊为神经症的求助者。由于国际上对神经症尚未形成统一的解释和明确的临床分工，神经症一直就是心理咨询师必须面对的难题。特别是在我国内地，由于心理健康知识普及不够，民众对心理健康认识水平的限制和传统文化的影响，许多人到心理咨询机构求助时，内心冲突已经变形，而且大多持续时间较长，影响了日常生活和社会功能，并伴有一定程度的躯体症状。

虽然，在理论上，健康心理咨询的主要对象是一般心理问题、严重心理问题和部分神经症性问题，但心理咨询师不可避免地要为某些神经症求助者提供帮助。

心理咨询师在临床上会遇到以下情况：

其一，能够确诊为神经症的求助者，对自己的症状也很了解，能非常详尽地诉说自己的"痛苦"和"不幸"，有时能找出问题发生的原因并推论其与症状之间的逻辑关系，甚至夸大其症状的严重程度,特别害怕会不会转成"精神病"。简单地说,就是"承认自己有病"。

对于此类求助者,有经验并具备相应资质的心理咨询师,可根据自己的胜任力制定相应的干预方案,并随时注意其病情发展,在必要时及时寻求会诊或转诊;不具备相应资质和处于实习期的心理咨询师,应该及时寻求上一级心理咨询师的帮助,或采取转诊措施。

其二,一些精神病性问题的早期症状可能不典型,而一些神经症性问题也会出现某些思维和行为的异常,心理咨询师要全面综合地分析所获得的各项资料,透过现象看本质,力求做出早期诊断。如有困难,应及时采取会诊或转诊措施。

第五,综合分析和鉴别精神病性问题和神经症性问题。心理咨询师应该随时按照精神病症状学和神经症的评定方法,对求助者的心理或行为异常的症状反复地进行分析、比较和判断,发现求助者所具症状的实质部分。也就是说,当心理咨询师倾向于把求助者的症状归属于神经症时,要再进一步按精神病性的症状学再进行一下核实;当心理咨询师倾向于把求助者的症状归属于精神病性问题时,也要注意到有些神经症的病人也会出现某些思维障碍和行为异常。

三、相关知识

为使读者正确理解以上工作程序,特用案例分析的方式提醒注意。
（一）典型症状的诊断价值

【案例1—6】

求助者,男性,12岁。

自小受循规蹈矩和"很传统"的父亲的教育,要求自己当一个好孩子。上课时遵照老师的要求将双手放到课桌上,自己克制尽量不变换姿势;见到姐姐穿的衣服"露脐",批评她"这样不文明,会污染环境";控制自己"不看女孩子的胳膊",怕学成"坏孩子"。自去年开始每次洗手都要反复数十遍,晚上入睡前还要下床反复检查煤气阀和自来水阀是否关闭。自己虽然知道没有必要,但就是控制不住地要反复做,并因此感到痛苦。去医院检查没有发现躯体疾病,转来咨询。

【分析】 该求助者同时存在自我强迫和自我反强迫的心理冲突,具备强迫症的症状,还需要进一步评估病程、痛苦程度、社会功能受损程度,并进行必要的鉴别诊断。

【案例1—7】

求助者,男性,42岁。

因近一月来心情不好,整日长吁短叹,对于妻子催促他去上班感到愤怒。其妻陈述他年轻时是足球运动员,前些日子还热衷于组织本市各单位的足球比赛,东奔西跑,精力充沛,声称要为我国的足球事业做出贡献,但不知为什么热度突然下降。其妻回忆到这种忽冷忽热的情况以前也有过,但不像这次这么严重,脾气特别暴躁,并且有时想寻死。医院查不出病来,建议心理咨询。咨询时不断用双手捶打自己的头部,并说自己也不理解为什么会变成这个样子。

【分析】 这是一例双相心境障碍的抑郁发作,应该转诊。

（二）辨识求医行为

【案例1—8】

某男性，成年，未婚，某工厂的技师。

由其父亲陪同前来。进门先问："凭什么带我到这个地方来？"又指着他的父亲说："我看他脑子有问题了。"问他父亲有什么问题，他开始不回答。其父说他工作干得不错，但近年来脾气有些怪，常疑神疑鬼对谁都不信任，谈了几个对象都未成。反复询问他才回答道："说了你们也不相信。"最后，他父亲出示了他写给公安部的信，内容是控告他所在市的公安局在他所到之处都安装有高科技的监控设备，对其进行监控迫害。他说："这些高科技的设备太先进，一般人不懂，也不会相信，心理专家有什么用？"说完不顾父亲的劝说，扬长而去。

【分析】 这是一例被动求医，且出现了被害妄想。

【案例1—9】

某女性，52岁，大学教师。

咨询时先提出条件说："你要完全相信我说的都是事实，我才和你谈。"又说道："我要看看你的水平怎么样。"自述她在8年前一次科研成果鉴定会上认识了一位男记者，自认为该记者钟情于她，回来之后就与丈夫离了婚。虽然鉴定会之后并无那位记者的半点音信，不过她能感到他开始暗中保护她，之后又变成了派人暗中监视她。这些人有的扮成卖报的或收垃圾的在她周围活动，无法摆脱。她说，自己为此离了婚，对方至今态度暧昧，既不告知自己是否离婚，也不来找她……还没等到答复，又接着说："我猜你不相信我说的话，算了，和你说也没有用。"遂离去。

【分析】 该女性先后出现了"钟情妄想"和"被害妄想"，但本人对于自己的症状毫无"自知力"，属于精神病性问题。其求医行为只不过是为了想证实自己的妄想内容。

【案例1—10】

求助者，男性，21岁，在校理科二年级大学生。

其父母由于不敢保证儿子是否能来咨询，在儿子放假前就先来向心理咨询师介绍情况。儿子在本学期的英语考试中作弊被发现，怕受处分，向老师下跪求饶。在高中时就开始暗恋一位高年级的女同学，得知女方上大学后已有男朋友，为此曾痛苦得有"自残行为"（割腕后又自行包扎）。入大学以后和一位男同学非常要好，对方病时，可以背他去医院，但又对其有暴力行为。去年暑假带这位男同学到自己家中小住，一天中午母亲发现他们"在一张床上"，父亲认为这些都很不正常。父亲自称从小就不"欣赏"这个孩子，认为儿子远不如自己当年那么优秀，经常训斥，甚至打骂。有一次英语老师让儿子在黑板上写出三句话时，他用英语写"我什么也没有学会""最难忘的是爸爸打我""最亲的家人是毛毛狗"。母亲插话说，儿子对父亲的训斥不满又不敢反抗，经常咬自己的胳膊来发泄。父亲认识到自己教育方式的不对，但认为儿子现在可能有精神病，母亲则怀疑其同性恋。

暑假中求助者去北京补习英语，回家后，次日晚由父母陪同来咨询。第一次见面时，求助者的嘴里嚼着口香糖，脚穿拖鞋，表现出傲慢和不屑一顾的神态，父亲以介绍他到朋友这儿来"谈谈英语学习问题"为由而陪同前来。

交谈是从"逆向英语"学习法切入的，求助者逐渐发生兴趣。心理咨询师不失时机地说明自己心理咨询师的身份，并表示虽然是心理学工作者，但很喜欢英语。求助者说实际上早就应该给他父亲咨询，之后说明自己愿意上外地的大学，是想离家远一点，摆脱对父母的依赖。他在大学是校学生会的公关部长，被评为优秀干部，还是戏剧社的组创者和社长。自己现在仍在追求一位女生，对方态度不明朗，大为苦恼。

在谈到他所施"暴力"的那位男同学时，称对方出身于高级知识分子家庭，有修养，性格比较内向，依赖性强，除了英语，其他科目都不如自己学得好。心理咨询师指出，求助者是看该同学软弱柔顺而"欺负"他，而这种"欺负"就是自己从小受到自己父亲"欺负"的一种投射。对此分析，心理咨询师请他先不要表示同意与否，回家进一步思考。

次日家长打电话来说，求助者认为所见到的心理专家很有水平，很佩服，并主动要求在返校之前再交谈一次。

第二次会谈，是求助者自己来的，衣着整齐，彬彬有礼，表示同意上次对欺负那位同学的分析。并说自己早就有这种感觉，但未加控制，因为对方总是逆来顺受的样子。然后又讨论了关于恋爱、选择第二门外语、如何处理学习与社会工作的矛盾等方面的问题，表示很有收获。当心理咨询师建议求助者回校后可以找本校的心理工作者咨询时，求助者认为他们没有经过正规学习，都只会说教，不信服。

【分析】该求助者虽然开始时也有拒绝咨询的"不求医行为"，但通过分析可以看出，开始的不主动求医是因为不信服心理咨询能解决问题所致。

(三) 甄别求助者对症状是否"自知"

【案例1—11】

求助者，女性，38岁，银行会计。

怀疑丈夫有外遇，采取查电话、盯梢等手段获得"证据"后与丈夫大吵大闹，语无伦次并昏过去。被家人送往某精神病医院，按"精神病"治疗一个月，因用药副作用大，要求出院。因为有报复丈夫的念头而接受一个年轻司机的邀请，与他共同进餐一次，虽然没有发生什么事，但感到很后悔，觉得不应该那样做。以后再见到他时有些紧张，脸发热，后来逐渐发展到不敢看异性客户，因此感到痛苦，害怕这样下去肯定会发展成"精神病"。

【分析】该求助者开始的吵闹、语无伦次等行为都是有因而发，是可以理解的。其后的表现显然不正常，但有"自知力"，为此感到痛苦并积极求助。根据对典型症状的分析不难看出，这是一例恐惧神经症。

【案例1—12】

求助者，女性，50岁，医生。

20年前搬迁至新居不久家中的煤气炉爆炸，丈夫回家先问房屋、财产有无损失。当时自己心里很难过，认为他应当先问自己的妻子有无受伤才对。当时，自己也给自己宽心，勉强做出了"他可能见我还正常，所以没有问"的解释。此后，只要她丈夫在家，都必须由他来开关煤气阀门，自己"不敢动"，实际上也知道没什么可怕的，丈夫不在家时自己也能操作，并无大碍，并且也知道这样会影响夫妻感情，让丈夫感到可笑，但就是要这么做。自认为是得了"强迫症"。

【分析】该求助者对自己的问题是有"自知力"的。

【案例1—13】

某女性，56岁。

自述自从丈夫去世后，有一个30多岁的男性骚扰自己（只听到他说话，见不到人），不断给自己下指令，要自己打扮入时，佩戴首饰，为此自己已做了两条超短裙。以后感到这是要破坏自己的名誉，不再听他指挥。现在"那人"又变换手法要手持钢刀杀害自己和家人。为此报了警，也亲自到外地告诉自己的儿子要多加小心。在描述这些情节时十分谨慎，常用耳语，唯恐"那人"听见。

【分析】该女性已完全失去对自己症状的"自知力"，任何解释和劝说都不能消除和动摇她的这些想法，出现幻听和被害妄想，属于精神病性问题。

【案例1—14】

求助者，女性，36岁，未婚，中专毕业，银行职员，父母均是高干。

自述因精神不正常，已经有8年没上班。要求咨询师帮助她解决婚姻问题。

自述自小聪明伶俐。上初中时，父母调动工作，由于舍不得原来的学校和同学，而未随父母同时迁居。曾和一位男同学"好过一段时间"，很快就因为性格不合而"散"了，但此后学习成绩下降，不敢到父母所在大城市读书，继续在原来县城上学，并考上当地的财会中专。毕业后到父母所在城市的一家银行工作，业务能力强，表现出色，逐渐由原来"自卑"转为"自大"，认为"城市人也不过如此"。但是傲视一切的态度并未给自己的恋爱带来好处，谈了几个对象，都是谈不长时间，对方就以性格不合为由而主动终止交往。她逐渐变得暴躁，睡眠不好，对同事不礼貌，学会吸烟，工作效率差，时常出差错而被扣发奖金，以至于请"病假"不能上班。在家里找事，开始与父母顶嘴，但发火都是冲着母亲（母亲认为当年没有带她一起迁居是自己的失误，常采取容忍的态度）。认为父亲严厉，不敢朝他发火。为了解决自己的"烦恼"，也曾按"精神分裂症"治疗过，并且住过院，服用过"奋乃静""维思通"等药物，不能彻底解决问题。认为信教也许能有好处，但一想到自己恋爱的屡屡失败，什么都没有用。

父母称她有时认为自己有病，有时又把责任推给别人，自己有时明白，有时糊涂，虽然对自己的症状有"自知"，但却是"明知故犯""屡教不改"。

【分析】本案例最后经北京、上海等专家看过，有的诊断"边缘性精神障碍"，有的诊断为"人格障碍"。人格障碍尚属一个明确的诊断，而做出"边缘性精神障碍"实在是不得已而为之的"权宜之计"。

陈述本案例的目的是说明，确有一部分求助者，不但在开始，甚至经过相当长一段时间都很难给出一个明确的诊断。在这种情况下，根据典型症状、对症状的自知力及求医行为等，进行综合分析，先给出一个或两个带有倾向性的初步诊断（或称初步印象）也是允许的。有些问题的性质随着咨询的不断深入进行，也许就会显现出来。

因此，心理诊断可能是一个动态连续的过程。要求咨询工作者要以锲而不舍的精神去完善这一过程。在错综复杂的症状中，心理咨询师必须能够抓住重点，主要从病人的特异性心理与行为表现中寻找那些具有典型意义的症状，并结合其"求医行为"及对症状的"自知力"的水平这两个方面做深入的分析。

（四）不属于心理咨询范围问题的处理

心理咨询师必须明确自己的工作范围，因为有些问题即使和心理有关，也不是心理咨询所能解决的，有些问题心理咨询可能只是部分地起作用。对此，心理咨询师要有自知之明，不能包揽一切。例如：夫妻俩已经决定要离婚，想问一下孩子由谁来抚养比较好，心理咨询师可以提供参考意见；股民们要选择什么股票，应该找股评家咨询，但因炒股票失利引起的焦虑情绪可找心理咨询师。此外，老年痴呆、儿童智残、器质性病变、精神病性问题等都应及时地转到有关科室。

【案例1—15】

求助者，女性，50岁，离异。

前来为她在美国求学的女儿咨询，得知女儿有改变性别的要求十分吃惊、愤怒。认为简直就是世界末日，一切都完了。苦苦哀求心理咨询师帮助她，让她的女儿"改邪归正"。要保证心理咨询成功，马上让其女儿回来求治。该妇女也看了有关书籍，要求心理咨询师不要说"不可能"。因为如果没有希望，她就会和女儿"同归于尽"，不留在世上被人耻笑。

【分析】 该女士的痛苦是令人同情的，但心理咨询师不能做出保证心理咨询成功的许诺，显然，帮助她面对现实可能更为可行。

【案例1—16】

求助者，男性，38岁，大学毕业。

自称是医生，并且是坚定的同性恋者，从外省专程来咨询，目的是要求心理咨询师给他找个性伴（当然是同性）。

【分析】 心理咨询师应建议他去咨询专门研究同性恋问题的专家。

四、注意事项

第一，心理咨询师只有获得相关资质后才能对确诊为神经症的求助者进行心理治疗。由于某些植物神经系统功能紊乱是神经症的伴发症状，必要时应及时寻求相关医学机构的会诊或转诊。

第二，发展心理咨询也是心理咨询的一个重要领域，心理咨询师在遇到因此类问题前来咨询的求助者时，应该尽力而为，必要时寻求相关专家会诊或转诊。

第四单元 一般心理问题的诊断

一、学习目标

通过案例分析，掌握一般心理问题的诊断方法。

二、工作程序

（一）分析求助者问题是否有器质性病变作基础。

（二）根据区分正常与异常的心理学原则，分析求助者自知力及有无精神病性症状，与精神病性问题相鉴别。

有关精神病性症状，详见本教材《基础知识》第四章"变态心理学与健康心理学知识"部分。

（三）分析求助者的内心冲突类型，与神经症性问题相鉴别。

有关内心冲突类型和神经症性问题特点，详见本教材《基础知识》第四章"变态心理学与健康心理学知识"部分。

（四）分析求助者情绪是否泛化，与严重心理问题相鉴别。

有关泛化和严重心理学问题的特点，详见本教材《基础知识》第四章"变态心理学与健康心理学知识"部分。

（五）确定求助者心理问题持续时间、心理、生理及社会功能影响程度。

有关一般心理问题的特点，详见本教材《基础知识》第四章"变态心理学与健康心理学知识"部分。

（六）形成初步诊断。

【案例 1—17】

求助者，男性，22 岁，由父母陪同前来，系独生子。

父母以儿子上网、不读书，有时与家长顶嘴、脾气暴躁求助。

该青年仪容及服饰均正常，入座后说自己主要是情绪不好，后悔以往学习不努力，现在只是个专科生。回忆自己小学及初中学习成绩都很优秀，升入高中后，由于不适应寄宿生活，也未及时调整学习方法，学习成绩不理想，高中毕业考入一所大专。由于不是自己的理想大学，学习无动力，三年的时间忙于社会活动和谈恋爱。毕业后发现没有学到什么东西，女友也因分配异地而分手。一个月前，经人介绍一位正在读研究生的女友，对方愿意和自己建立恋爱关系，但考虑到自己只是个专科学历，有自卑感，十分犹豫，不敢继续发展。后悔当初不努力，造成现在的被动。着急，又不知从何处下手，心烦意乱，只好上网打发日子。近半月来，上床迟迟不能入睡。家长虽然自小宠爱自己，但并不知道自己的内心感受，说不到自己心里去，因此常向他们发脾气。医生检查后认为其应该看心理医生，自己开始不愿意来，是因为自卑，不好意思，见到心理咨询师后，觉得也很愿意请咨询师帮助走出困境。

　　心理测验　　EPQ：E45；P55；N70；L40

　　　　　　　　SCL-90：焦虑因子分2.5，其余各因子分均小于1

　　　　　　　　SAS：57（标准分）SDS：47（标准分）

【分析】该案例诊断过程如下：

　　1. 该求助者有睡眠不好的症状，需进一步了解既往医学史，以排除器质性病变。

　　2. 根据区分心理正常与异常的心理学原则，该求助者产生情绪困扰有明显的原因，情绪性质和强度与现实处境相符合，有良好的自知力，也有求治愿望；心理活动协调一致；人格没有发生明显变化，心理状态正常；没有出现精神病性症状，可排除精神病性问题。

　　3. 该求助者的内心冲突是趋避式冲突，与现实处境相符，属常形冲突，可排除神经症性问题。

　　4. 该求助者的焦虑情绪仅局限于与现女友的关系上，没有泛化，可排除严重心理问题。

　　5. 该求助者的主导症状是焦虑情绪，情绪反应在正常范围内，持续时间一个月，没有严重影响社会功能。

　　6. 根据以上分析，初步诊断为一般心理问题。

【案例1—18】

　　求助者，男性，32岁，已婚，初中毕业。

　　求助者在某县城做化妆品生意。由妻子陪同前来，自述近来生意亏本，难以为继，有穷途末路之感，一个月来睡眠不好，心烦，有时发脾气。夫妻二人经营化妆品已十余年，从厂家现款购得化妆品，转由乡镇经营点代销，售后付款。由于利润空间较大，原来生意不错，赚了些钱。去年购置了一辆面包车，送货取款都很方便，无须代理商再来提货。夫妻感情好，妻子无论在事业上还是家庭方面都是自己的贤内助。7岁的儿子刚上学，也很可爱。不想原来幸福美满的生活被几个浙江人给打乱了。他自述，他们来到这个县城推销他们的化妆品，拼命压价，两个月的价格战，已经让我有些承受不了。每当我去代销点看到货架上竞争对手的产品十分畅销，而我的产品都成为滞销产品时，心里很不是滋味。特别看到代销人员不像从前那样热情，就联想到我的产品滞销不只是价格问题，也与他们促销不力有关。特别当看到从他们那里退回的产品已近失效期时，想到不能向厂家退货，损失只能由我承担，内心怨恨、气愤，脸色也不好看，常常是弄得双方都不愉快。事后也感到后悔，但是觉得路越走越窄，真不知如何是好。妻子比我乐观，说困难是暂时的，要沉得住气。但我总觉得被这几个浙江人逼得快破产了。去医院检查又查不出什么病来，真不知该怎么办……

【分析】该求助者的情绪问题是有因而发，强度并不太重，时间也并不太长，理智可以控制，主观认识与客观现实是统一的。有自知力，感到痛苦，希望得到帮助解决问题，有求治愿望，属于一般心理问题，具体原因是经商失利。

　　以下再举出几例，请读者自己分析其问题的性质和产生的原因：

【案例1—19】

求助者，女性，34岁，未婚。

大学毕业后，在某家私企工作，现任副总，与大自己4岁的老总有染已8年。他妻子也是一个女强人，整天在外奔波，并不在意丈夫的作为。老总说与妻子没有感情，长时间没有性生活，只是为了女儿才凑合着过。答应自己等女儿大学毕业出国留学后会和妻子离婚。他女儿现在17岁，上高二，还得等好几年，不敢预料将来会有什么变化，因此也曾谈过2个男友，但都被老总找人给打跑了。他说这是爱的表现，我自己也糊涂了，很迷茫，不知该怎么办。上个月过生日，想想已经34岁了，眼角已现皱纹，自感快到了"人老珠黄"之时，很有危机感。

【案例1—20】

求助者，男性，30岁，未婚，某大学化学系毕业，在某家私企上班。

求助者工资收入中等，每天工作就是和试管、试剂打交道，做化验、出报告，单调枯燥，全是重复性劳动，没有什么创新性，也没有什么"外快"。看看自己的同学做生意很赚钱，房子、车子都买上了，相比之下，感到自己很寒酸，至今连对象都没有。想改变一下工作，又觉得起步很难；想考研究生，自己英语水平又不行，专业课也放下几年了。现在，又想搞直销，也许能迅速致富，甚至想去买彩票，也许会碰上好运。左右徘徊，很苦恼。

【案例1—21】

求助者，女性，32岁，已婚，大学教师。

求助者看到新来的年轻教师都是研究生，怕自己落伍，经过一番努力，考取了在本校脱产学习的硕士研究生。当时觉得脱产学习可以专心学习，但自己有一个8岁的女儿，在家不能不管，还要做家务，学习效率并不高。现在要撰写论文，匆忙之中选了一个课题，导师和自己都不满意，但又选不出更好的题目，只得硬着头皮做下去，结果是越做越困难。后悔当时如果读在职研究生就好了。想想还有一年就要毕业了，感到压力很大，最近一个月来焦虑不安、睡眠不好。去校医院检查，医生建议做心理咨询。

【案例1—22】

求助者，女性，24岁。

求助者已经与未婚夫登记，定于下月结婚，但现在有悔婚之意，痛苦不安并有失眠、心慌等症状。经过咨询得知是最近见到了当年上大学时心目中的白马王子，当时未敢表露心意，此时相遇后对方向自己表露爱意，问能否挽回。

【案例1—23】

求助者，女性，37岁。

求助者因为择偶谨慎，一误再误，两个月前勉强与一位男同事结婚。婚后丈夫大男子主义暴露无遗，性生活不尊重自己，劝说无效，悔恨不已，想离婚又怕家人反对，同事耻笑。痛苦、焦虑、不安。

三、注意事项

由于重大生活事件对求助者的刺激都是比较强烈的，对于求助者的影响比较大。处于实习期的心理咨询师应该提高警惕，不能因为其情绪问题持续时间短而简单地当作一般心理问题处理，应该根据求助者心理状态的发展，随时做好会诊甚至转诊的准备。

【案例 1—24】
求助者，女性，54岁，某单位领导，丈夫于两月前因车祸去世。现在痛苦、悔恨。因当时家中有事，就打电话要他提前赶回来，因此遭遇不幸。现在不能上班，并有失眠、头晕等症状，但能打理自己的生活，也能正常接待同事来访，其下属劝其接受心理咨询。本人认为，这一突然发生的事故实在不能让人接受，何况还与自己有关，如果是劝别人，自己也能讲出一番大道理，但事情发生在自己身上，要说服自己就不那么容易了。感谢同事们的好意。自述总要经过一段时间才能缓过来。
【分析】 该求助者处于重大生活事件后的适应期，属于适应障碍。

第五单元　严重心理问题的诊断

一、学习目标

学会对严重心理问题做出诊断。

二、工作程序

（一）分析求助者问题是否有器质性病变作基础

（二）根据区分正常与异常的心理学原则，分析求助者自知力及有无精神病性症状，与精神病性问题相鉴别

有关精神病性症状，详见本教材《基础知识》第四章"变态心理学与健康心理学知识"部分。

（三）分析求助者的内心冲突类型，与神经症性问题相鉴别

有关内心冲突类型和神经症性问题特点，详见本教材《基础知识》第四章"变态心理学与健康心理学知识"部分。

（四）分析求助者情绪是否泛化，若已泛化，需分析泛化的具体表现

有关泛化的内容，详见本教材《基础知识》第四章"变态心理学与健康心理学知识"部分。

（五）确定求助者心理问题持续时间、心理、生理及社会功能影响程度

有关严重心理问题的特点，详见本教材《基础知识》第四章"变态心理学与健康心理学知识"部分。

（六）形成初步诊断

三、相关知识

（一）通过以下案例来学习诊断的知识

【案例1—25】

求助者，男性，18岁，艺术学校三年级学生。

自述：从小喜欢绘画，想报考中央美术学院。认为上文化课纯粹是浪费时间，故从一年级就经常借故逃避上文化课。自认为应该用这些时间来练习自己的绘画技巧，但家长认为，文化课必须要有一定的分数才能被学院录取，不让他放松文化课。求助者当时认为，只要稍微看看文化课就能通过，用不着花费那么多时间，为此经常与父母冲突，很是心烦，即使在家作画，也没有好心情。进入高三后，发现文化课不如自己想得那么简单，恐怕考中央美术学院的理想要落空，很是焦急，睡眠不好（主要是入睡困难）。父母更是经常责备自己不听其意见，自己心中有些后悔，但表面上还要装出理直气壮的样子，不肯承认。还有几个月就要参加考试了，一家人都着急，自己更感到希望渺茫，对生活中的一些事情也打不起精神。拿起画笔，觉得很沉重。听课时注意力不集中，记忆力下降。求助者母亲证实儿子所说的内容属实。有位医学专家建议他进行心理咨询。

【分析】对该案例，诊断过程如下：

1. 该求助者有睡眠不好的症状，需进一步了解既往医学史，以排除器质性病变。

2. 根据区分心理正常与异常的心理学原则，该求助者产生情绪困扰有明显的原因，情绪性质和强度与现实处境相符合，有良好的自知力，也有求治愿望；心理活动协调，人格没有发生明显变化，心理状态正常；没有出现精神病性症状，可排除精神病性问题。

3. 该求助者的内心冲突来自三个方面：第一，自一年级开始就存在学习文化课与绘画的内心冲突；第二，与父母意见不一致形成的内心冲突；第三，高考临近。这些冲突，都是具有现实意义的心理冲突，属于常形冲突，可排除神经症性问题。

4. 该求助者的不良情绪已经泛化。

5. 该求助者的主导症状是焦虑和抑郁情绪，情绪反应尚在正常范围内；但从高三开始一直持续到高考前几个月（推算下来，至少4个月）；社会功能受到较大影响。

6. 根据以上分析，初步诊断为严重心理问题。

以下案例可以诊断为严重心理问题，请分析其依据：

【案例1—26】

求助者，女性，38岁，大学本科，中学英语教师。

自称心情不愉快，没有幸福感，看什么都不顺眼而来求助。

自述丈夫为潜艇军官，恋爱结婚后随军。原在北方部队驻地附近的一所中学教书，丈夫住家，生一儿子。各方面都很顺心。

半年前部队调防，随军来到南方，条件不便，工作安排在距部队驻地较远的一所中学，仍教英语。丈夫只能节假日回家，为了儿子上学方便，租赁一栋较旧的居民楼房居住，住三楼，单元没有防盗门。

居民成分混杂，楼中住有三四十名民工，感到不安全。自己虽安装防盗报警系统，但晚上睡觉仍不放心。丈夫不在家时，要求10岁的儿子到自己房间来睡。儿子不情愿，自己也怕不利于儿子的性心理发展，但无可奈何。睡眠质量也很差，工作受影响。

刚来时觉得语言不通不是大问题，工作时师生及同事交流一般都是用普通话，有时听他们说当地话，也不难听，觉得他们说得挺有节奏感，而且自己学外语都能行，这点困难算什么。但自从一次吃饭后自己发生了改变。

一次加班较晚，大家说很累，不回家做饭了，就和同事去了饭店。饭后结账他们说AA制，当时就觉得南方人真小气，就抢去把单买了，他们也没推辞。于是晚上睡不着觉，觉得这事不大对，自己初来乍到，怎么反倒让自己花钱？是不是看自己好欺负？越想越睡不着。

此后，见到这些同事就觉得别扭，又过了些日子听他们说当地方言，也觉得非常难听，想堵着耳朵。

【案例1—27】

求助者，男性，24岁，独子。

半年前电大国际金融专业应届毕业，为择业而苦恼。

父母均为公务员，且有一定权力，社会地位及经济条件均比较优越。姥姥年轻守寡后即与自己的独生女生活在一起，从小把自己带大。一家人与姥姥感情深厚，都非常敬重她。

主诉：自己是"三个一般"，即智力一般，努力程度一般，因此成绩也一般。总认为凭自己的家庭条件，将来衣食无忧应该没有多大问题。家长也认为自己是个善良的孩子，对人讲礼貌，很懂事，不惹祸，只是有些散漫，时间抓得不够紧。

但最近几个月来发现自己有点反常，经常为一点小事发脾气，甚至在别人看来就是没事找事，无理取闹。脾气发过后，自己知道不对，甚至会主动道歉。自己觉得，发脾气那阵子往往想到高中一年级的不愉快经历。

昨天下午，姥姥问我晚饭想吃鱼还是想吃肉，我一听就火了，说："你们总拿这些破事让我做决定，烦不烦人。"这时又想到高一的事，越发生气，闹得一家人都没吃晚饭。出去转了一圈，心情逐渐平静，感到自己不对，特别听到姥姥说没有功劳也有苦劳时，更觉得羞愧难当，赶忙回来向姥姥道歉，请她原谅。

当心理咨询师问及高一那件事时，求助者表情痛苦，给人不堪回首往事之感。求助者自述：从小身体较胖，刻意锻炼身体。自己喜欢乒乓球，爸爸说他有个战友是位篮球教练，所以就按爸爸的意见学打篮球。高一时参加篮球比赛，扭伤踝骨。中医大夫说用小夹板治疗效果很好，而且不用住院，可以上学。但爸爸的一位战友说伤筋动骨一百天，一定要打石膏，住院治疗。自己没有主见，听从家长安排。出院后发现功课落得太多跟不上，只好休学一年。有位好同学也是同样骨伤，人家就是用的中医治疗，没有耽误功课。自己后悔莫及。这一年在家无聊，成天上网打发日子，白白耽误了一年的时间，还学了一些不好的习惯。真恨自己没有主见，什么都听家长的。

高考成绩不理想，不过也是意料之中的事。自己当时有两个选择，一个是学计算机，一个是学国际金融。因为自己的英语学得还不错，爸爸说这一年上网打游戏把眼睛都弄坏了，不能再学计算机了，于是就学了国际金融。没想到一毕业就碰上经济危机，真倒霉。想想爸爸当时的专业选择理由也不充分，现在哪个工作不用计算机啊？计算机学好了就业门路会宽些，想想又是不会选择，真后悔。

毕业后面临的就是应聘上岗。父母通过关系给自己找到两份工作，但说这是大事，为了不落埋怨，让自己拿主意。一个工作是要经常出差，虽可以游山玩水，但学不到什么本事。另一个和财务有关，很忙，工资高一点。我又拿不定主意了。在网上查来查去，经常到深夜，也没有个明确的答案，烦死了。怨恨父母管得太多，没有给自己机会锻炼自己的决策能力。自己经常问的一个问题是：父母给自己创造的这些条件对自己来说是利还是弊？

现在只要一遇到让自己做决定的事就头皮发麻，上无名火，控制不住……想想真对不住姥姥……

求助者父亲的叙述：当年在部队上顾不上家，总觉得亏欠孩子很多，现在条件好了，总想多补偿一些，没想到事与愿违，现在成了这个样子。孩子自己不好意思说，发起脾气来失去理智会砸东西，事后总是后悔，但又悔而不改。什么法子都用了，都不管用。

（二）关于精神病性问题和神经症性问题的案例分析

【案例1—28】

求助者，男性，41岁，大学文化，工程技术人员。

因感到妻子身上有放射线发射而不敢与之见面而就诊。

单位陪诊人员介绍：该同志业务水平很高，工作努力，承担重大的科研项目，只是长期不敢回家，觉得妻子身上有射线发出，使自己浑身难受、紧张出汗。开始时，不能与妻子同在一室，后来不能见面，再往后听到妻子的脚步声就浑身发抖，这样一来，工作也受影响。

以下是心理咨询师和求助者的一段对话：

心理咨询师：你真的感到妻子身上有射线吗？

求助者：真有。但别人感觉不到。

心理咨询师：可是你妻子经过有关单位进行过检查，没有发现身上能放出射线。

求助者：可能仪器本身灵敏度不够。我是真的感觉到射线的伤害，我不会说谎。

以下是心理咨询师和求助者妻子的一段对话：

心理咨询师：您是否愿意把你丈夫的情况详细地介绍一下。如果您愿意的话，也可以把夫妻关系的情况谈谈。

求助者的妻子：我们结婚16年了。在他害病之前，夫妻关系一直很好。记得是三年前，有一次他在朋友家喝酒，醉了。当晚有一次性生活，出了许多汗，有点像虚脱。第二天他觉得不舒服，我和他一起看病。是在某中医院，一位中医问过病情和病前情况，诊断说大汗亡阴，虚症，要好好治疗，要节制房事，服用的多是补药。过一段时间分居了。我觉得他仍然有性生活的要求，但却努力克制住自己。开始虽然分居但还是在一起吃饭、看电视。后来，他说有我在旁边时浑身不舒服，所以就不能在一起看电视或聊天，但见面说话还是可以的。再往后连见面他也怕，所以只好他先回家做饭吃饭，他吃完饭走后我才能回家，有事只能让孩子传达信息。这样生活了一年多。最近，更严重了，如果他在家，即使我在另外房间里也不敢大声说话，每当他听到我讲话也害怕，甚至听到我的脚步也害怕。理由是觉得我身上有放射线能伤害他。他能感觉到，我自己和孩子都感觉不到。我去有关单位做过检测，什么放射物质都没有。

当心理咨询师向求助者说明与射线相关的道理时，该求助者说可以接受心理咨询师的意见，但坚持说自己的感觉是存在的。后来请有关专家进行暗示治疗，两次暗示均已成功，症状消失。

【分析】该求助者已产生了类似妄想的思维活动，感觉的异常也近乎躯体幻觉。但就其发病原因来看，心理因素似乎是主要因素，而不单纯是诱发因素，所以仍可以试用心理疗法。

被射线刺伤感和认为妻子身上发放射线等与精神分裂症的幻觉、妄想在形式上近似。但如果全面理解求助者的精神状态，就可以排除精神分裂症，求助者在工作、生活的其他方面均是正常的，甚至在外地出差时一切都是很正常的，躯体也无任何异常感觉，社会交往中除了不能见到妻子外，多年来人际关系都很好。

另外，仔细分析现有症状时可以发现，这些症状都不是无中生有的，躯体感觉是在酒后行房而产生的虚弱感，再加上中医师给的信息是危及生命的，这更增加和强化了这种感觉。在服用大量补药和身体康复后，性要求肯定会产生，但原遭受折磨的痛苦经验很强，必然形成压抑因素，为使这种压抑理由化，就必然寻找另外的原因。理由化过程中的逻辑推理显然是错误的，因为有一个前提是以假设为根据的（即妻子身上有放射线）。

之所以说求助者认为妻子身上有射线这种观念与精神分裂症的妄想有区别，其理由是用说理的方法可以动摇这种观念，而在使用清醒状态下的暗示疗法之后，求助者立刻能承认自己思维的反逻辑性。这种情况在精神分裂症求助者身上是极少见的，分裂症的急性期几乎无法用心理治疗解除妄想和幻觉。

当然，在进行心理治疗时必须保持高度警惕，如治疗无效或症状加重时，必须立即转送精神病科。

【案例1—29】

求助者，女性，22岁，初中文化，待业。

求助者5岁时，父亲因有外遇和母亲离婚。母亲再次结婚后，跟母亲和继父一起生活，家庭基本和睦。自幼学习很好，老师也很喜欢。初中时，老师很喜欢她，做社会工作也很积极。有一次打扫卫生，有一堆土没有人收，老师错怪是她的责任，批评了她，当时觉得很委屈，哭了一场，但此事没和任何人讲，只是闷在心里。不久，和老师的关系不太好了，觉得班里的同学也躲着自己。后来突然闻到自己的脚有一种怪味。心想，可能是别人觉到我的脚有怪味而不愿意与自己接近。去医院治疗，医生说是心理作用，脚没有任何病。自己不甘心，上街买各种药洗脚，但自己还是能闻到脚的怪味。现在待业，几次别人介绍工作也不敢去。因为怕自己的脚有气味影响别人，招致别人的讨厌。

【分析】该求助者的感觉肯定是异常的，而且持续了好多年。如果属于精神分裂症的感觉异常，在经过若干年的发展之后，其他症状也会充分表现出来，但事实上多年来并未出现其他症状。同样，在进行心理治疗的同时应警惕转化为精神病的可能。

我们也不能否认这样的事实，凡具有精神症状的求助者，即便是目前无充分根据诊断为"精神分裂症"或其他精神障碍，但这类人是精神病的易感者，在人群的精神健康水平的分布中，他们的确处在正常与异常的边缘状态。这一点必须在心理咨询治疗时，对其本人或家属讲清楚，以便使他们更加注意心理卫生，提高适应能力，逐步认识到自己问题的性质，只有这样才可以防止疾病发生。

【案例1—30】

求助者，女性，50岁，初中文化水平，干部。

求助者走路时总想重复地多走几遍，接触水时怕水里有死人。

既往史：1969年曾做人工流产，当时心里不太同意，手术后感到身体不适，休息近两个月。心情总是不好，总想自己可能落下了后遗症。1973年机关人员下放，求助者当时正给孩子做棉衣，为了下放的事与领导吵架，边哭边赶制孩子的衣服。衣服做好后，觉得衣服里可能有虫子或硬东西，怕伤着孩子，又把衣服拆了重做。事情过去后，有几年时间比较平静，没有任何精神刺激，类似情况均未发生。1979年因为和同事闹意见，哭了一场，哭后洗脸时总觉得没洗干净，反复洗几次，后来每天洗脸都要反复洗，又过了一段时间，症状自行缓解。后来，凡遇精神不愉快的情况都有这类动作出现，持续一段时间自行缓解。

【分析】该求助者的强迫症状是明显的，但持续一段时间后自行缓解。这又与强迫症略有差异，在没有精神刺激或精神活动不进入高度紧张的状态时，不会出现症状。看来症状的出现的确是反应性的。如果将求助者归入反应精神性精神障碍和强迫性神经症也是可以的，但问题是又没有那样严重。然而，该例如果遇到更强的精神刺激是否会发展成精神病性障碍？我们说这种可能性要比别人大得多。因为这类人对精神病性障碍是易感的，他们虽然在日常生活和工作中所表现出的精神活动与行为都是正常的，但当前的症状却一样预示着在他们身上存在潜在精神病性障碍发作的可能性。

四、注意事项

第一，严重心理问题的诊断，要力求与神经症性心理问题相鉴别。

第二，心理冲突的性质，对鉴别诊断有重要意义。

第三，通常情况下，对青年人来说，关系到个人发展前途的事件，大致都属于高强度刺激。

第四，在分析情绪是否泛化时，要注意区分泛化与心境对人的影响的区别。两者根本的区别在于，心境是某种情绪持续，以至于对主体从事其他活动产生影响，比如，挨了批评，迁怒于他人；而泛化是与最初引起情绪具有类似性质的事物也能诱发同样的情绪。显然，心境的关键在于持续，而泛化的关键在于诱发。还需要注意的是，如果每天大多数时间都处于抑郁情绪中，并持续两周以上，就应该与心境障碍的抑郁发作相鉴别了。

第六单元　提出心理评估报告

一、学习目标

综合初诊材料，对求助者的问题性质、程度及可能的原因做出评估。

二、工作程序

（一）临床资料的核实

一般使用调查法（访问求助者的父母、朋友、同事等）。

（二）评估求助者的心理、生理及社会功能状态

当心理咨询师向求助者询问"您希望在哪些方面得到我们的帮助"时，求助者常会对其心理、生理及社会功能状态做出回答，但回答的内容可能只是心理、生理或社会功能的某一方面。例如：求助者可能回答说"我很心烦。"心烦是一种心理状态，但说得比较笼统，咨询师必须就"心烦"这一话题展开询问。比如它从什么时候开始，是经常的还是断续的；除了心烦以外还有哪些心理感受。此外，还要了解有关的生理及社会功能状态。

无论采取有结构式的会谈或无结构式的会谈，为了不遗漏信息，其所询问的内容都应满足本章第一节第四单元中所列提纲中第（三）项，关于"求助者目前精神、身体和社会工作与社会交往状态"的要求。

所谓评估实际上是要求咨询师确定求助者心理、生理及社会功能的哪方面出了问题，其表现程度如何，引发问题的关键点和原因是什么。

（三）导致心理问题的原因的分析

仅仅对求助者心理、生理及社会功能状态做出评估，只是一种现象学的诊断（或如医学上所说的"症状诊断"），为了解决问题，心理咨询师还必须探明引发心理问题的原因，即要做原因诊断。引发心理问题的原因也可能不止一个，要分别对其在求助者心理问题的发生中所起的作用大小做出评估。

在对求助者心理问题产生原因进行分析时，不同学派有不同的观点。例如：精神分析学派强调潜意识中的冲突、童年时期的情结；行为主义学派强调条件反射的形成；认知理论则强调不恰当的认知评价方式等。我们主张，在融会贯通的基础上，因人而异，灵活运用。

综合以上三项的内容，确定求助者心理问题的性质及产生的原因。写出分析评估报告。

三、相关知识

举出以下案例，说明心理评估过程及其结果。

【案例1—31】

（一）案例简介

1．求助者情况简介

求助者，女性，14岁，初中三年级学生。

求助者因对母亲有一种不好的想法和行为，感到痛苦来求助，由母亲陪同。该女生长相清秀、身材修长、衣着得体、表情自如、举止大方、懂礼貌。

2．咨询对话摘录

心理咨询师：什么想法和行为让你感到痛苦？

求助者：每当我母亲碰我一下的时候，不论是有意的或无意的，我都会感到不舒服而必须碰她一下还回来，否则心里就会感到很难受。为此我感到很痛苦。

心理咨询师：你认为碰你一下是对你的一种伤害吗？

求助者：那肯定不是。

心理咨询师：就是说，你知道母亲碰你并非是有意识地要伤害你，但你都感到被碰了很不舒服，是这样吗？

求助者：是的。

心理咨询师：怎么会感到难受呢？

求助者：必须要还回来，否则就会很难受。

心理咨询师：还回来就不难受了。

求助者：是的。

心理咨询师：那为什么还会感到痛苦呢？

求助者：那是我母亲啊，她是我最亲的人，我都对她有这样的报复心理，我能不痛苦吗？

心理咨询师：这种痛苦的心情会影响到你的学习吗？

求助者：到学校后还好，一回到家见到母亲就不好，影响晚上复习功课。

心理咨询师：睡眠和食欲受影响吗？

求助者：还好。

心理咨询师：请问你母亲做什么工作？

求助者：我母亲是中学教师，她非常优秀，我很为她骄傲。

心理咨询师：你父亲呢？

求助者：我父亲在一家外企工作，他经常出差。

心理咨询师：和父亲沟通的机会会少一些吧。

求助者：虽然少，但父亲也很爱我，很理解我。

心理咨询师：对父亲也有那种想法和行为吗？

求助者：没有。真的，我也挺奇怪，我怎么只对妈妈有这种想法呢？（困惑、茫然的神情）

心理咨询师：（转移一下话题）你这个年龄，应该是独生女吧。

求助者：那当然是。

心理咨询师：你们班的同学也应该都是。顺便问一下，你对班里的同学有没有这种想法和行为呢？

求助者：原先好像没有……嗯，有一点，但不重。

心理咨询师：原先好像没有，那就是说现在有了。从什么时候开始的？请谈一下这方面的情况好吗？越详细越好。我再重申一遍，你对我所说的一切都会保密的。

求助者：暑假里和开学第一周，我心情挺好的。但自从我同桌搬到我家附近后，情况有了变化。我同桌也是个女生，有一次放学路上她和我闹，胳肢我，我突然有种被触动了潜藏在内心深处思想的感觉。从那以后，我就对她的行踪特别注意，不愿让她靠近我。上课、下课都觉得不自在，晚上睡觉时手脚不知放在什么地方。

心理咨询师：那时就出现了她碰你一下你就要还回来一下的感觉吗？

求助者：开始没有，直到有一天在马路上见到我小学同学的父亲之后。

心理咨询师：请谈谈这次见面的情况好吗？

求助者：不是什么见面，只是偶尔碰上。因为从前到他家去过一次，认识他就是了。当时并没说话，他也可能没看到我，只是在他过去之后，很习惯地回头看了他一下。当时，我想多想想小学那个同学的事，也许会转移一下我对现在同桌的这种注意，分散一下精力，没想到这竟勾起了那极为可怕的往事。

心理咨询师：是什么往事会这么可怕呢？

求助者：在小学五年级时，那个同学从别的学校转到我们班，住的离我家很近，又都弹钢琴，逐渐好起来。有时打闹，我很争强好胜，逐渐在心里产生了一种很强烈的念头，在打闹中必须占上风，每天必须赢了。这个同学在我的心目中变得越来越丑，我对她还产生了一种莫名的恐惧。两年多的时间，我几乎每天都要计算赢了几下。小学毕业时，我认为总的来说赢了1/4下。当时我发誓，到中学后不论碰到谁，都不会再把这种输赢放在心上了。

心理咨询师：一直到现在的同桌。

求助者：也不是。刚上初一时，我对当时的同桌开始也有点那种想法，但庆幸的是，她长得不像小学的那个同学，这种想法就渐渐地消失了。以后，又换过两个同桌，都是这种情况。

心理咨询师：有些地方长得像小学同学，就会有那种想法。那么，你现在的同桌长得像小学同学吗？

求助者：有些地方像。真的，细想起来，只要某个同学有那么一点点像那个小学同学，我就会产生那种想法。

心理咨询师：但从什么时候变成对妈妈也有这种想法呢？

求助者：就在碰到小学同学父亲后的那个星期天，我碰到了这个小学同学。

心理咨询师：小学毕业之后一直没有见面？

求助者：一直没有。没想到"冤家路窄"，又碰上了。

心理咨询师：看来这次见面很不愉快，请谈谈这次见面的情况好吗？

求助者：也不是见面。我和妈妈在麦当劳，她和另外一个女孩也来了。开始我没有看到她，是妈妈告诉我的。她并没发现我，可我一见到她，就感到心脏立即紧缩起来了，两腿发软，有点透不过气来，三口两口吃完拉着妈妈赶快离开，回到家中埋怨妈妈为什么让我看到她。想到又是这个同学让我不舒服，我非还回来不可。第二天就以借书为理由到她家，碰了她一下，但回来还觉得不够，当晚又以还书为由再到她家，又碰了她一下，心里有种"胜利"的满足感。心想，这回可以安心学习了，没想到这种状态也就持续了2周左右，在我父亲上个月出差之后，竟然不知不觉地把这种想法转移到了妈妈身上。我觉得不对头，就向妈妈说了，妈妈说想还就还吧，不怪我，让我好好学习。可我只要想安心学习时，就想去找妈妈还一下，这多影响学习呀。爸爸知道了，从外地打电话安慰我，还开玩笑说等他回来后，让我碰个够。听了后，我虽然暂时好一些，但总觉得是心理上出了问题，要求妈妈找个好的心理医生看看。

心理咨询师：现在还想找那个小学同学去碰她一下吗？

求助者：我总不能老找理由去找她吧！再说，我们现在不在一个学校，没有见面的机会。

心理咨询师：说到这位小学同学，我想问一下，当时她的功课比你好吗？

求助者：不如我。

心理咨询师：长相呢？

求助者：好像也不如我。

心理咨询师：你们都弹钢琴，是吧？

求助者：是。可我会画画，我的画在全国得过奖，她不会。

心理咨询师：她琴弹得比你好吗？

求助者：没比过。

心理咨询师：你考过几级？

求助者：8级。她也是。

心理咨询师：一起考的吗？

求助者：不是，她比我早一期。

心理咨询师：有没有老师让她参加表演而没有让你去的时候？

求助者：没有。

心理咨询师：你曾经去过她家，是吧？

求助者：就去过一次。

心理咨询师：在她家弹琴了吗？

求助者：没有。

心理咨询师：她到过你家没有？

求助者：来过。

心理咨询师：弹过琴吗？

求助者：弹过。

心理咨询师：是你让她弹的吗？

求助者：不是，是我妈妈让她弹的。

心理咨询师：你妈妈说她弹得怎么样？

求助者：当她面的时候当然说她弹得很好了，不过她走了以后，又说她弹得有点慢。

心理咨询师：你当时怎么想的？

求助者：因为我平时弹琴有点快，钢琴老师经常批评我控制不住节奏，所以当时认为妈妈说的并不是批评她。

……

3. 社会调查资料

为了进一步搜集资料，也是为了核对以上资料的真实性，咨询师又与求助者的母亲进行了交谈。

求助者的母亲说：女儿从小争强好胜。在幼儿园里，如果老师表扬了别的小朋友，不表扬她，她会生气，不吃饭。6岁开始学弹琴，小学4年级时考过8级。为了表现自己弹得好，经常弹得比较快。钢琴老师说太快了会破坏节奏，要我们经常提醒她。那天，她小学的同学是我让她弹的。这小姑娘弹得确实不错，我赞扬了她几句，就看到女儿在旁边噘着小嘴不高兴，等她同学走了之后，我就安慰她说，她同学弹得有点慢。没想到她听了之后反而抹眼泪，转身不理我了。以后有一天，我们母女俩在马路上碰到了那个小姑娘和她妈妈，自然又谈到学钢琴的事，我还是夸了那个孩子几句，我女儿好像是生气了，自己跑回了家。

12岁月经初潮，现在很正常。饮食睡眠还可以，很注意打扮，并不多花钱，学习成绩在班里前5名，老师很喜欢她。已经有两年多没弹琴了，说是功课太忙，没时间。

(二) 对该案例的心理评估

(因为本例年龄14岁，未做心理测验，资料主要来自会谈法及观察法)

从上述摄入性会谈中获得如下的资料：

1. 求助者提出需要解决问题：因对母亲有一种想报复的心理而感到痛苦。
2. 自我体验、行为表现（自述与观察）：
(1) 母亲无意中碰了自己一下就要还回来。
(2) 有一次放学路上，小学同学和我闹、胳肢我，我突然有种被触动了的感觉。从那以后，我就对她的行踪特别注意，不愿让她靠近我。上课、下课都觉得不自在，晚上睡觉时手脚不知放在什么地方。
(3) 如果有谁长得像那位小学同学，也会有这种想法和行为。
(4) 对父亲没有这种想法和行为。
(5) 能正常上学，但影响晚上复习功课。
(6) 主动求治。
(7) 行为举止正常。
(8) 最近一个月症状明显。
3. 问题的严重程度（参照许又新标准）：中等程度。
4. 相关资料（自我回忆）：
(1) 自小有争强好胜的特点。
(2) 症状开始于小学五六年级。
(3) 症状开始是针对和自己一样会弹钢琴的女同学。
(4) 这位同学在其他方面都不如自己。
(5) 见到这位同学的爸爸后，勾起了对小学"可怕往事"的回想。
(6) 是妈妈提醒自己才看到那位小学同学的。
(7) 当年妈妈曾表扬过那位小学同学弹得好。
5. 上述资料的可靠性：可靠。求助者自知力很完整，求治欲强，态度诚实；与母亲提供的资料一致。

6. 心理问题的关键点：症状的表层是与两个人物（一个是求助者的小学同学，一个是求助者的母亲）的冲突。其背后的实质是，幼时自尊心曾经受到伤害，并形成了情结。

7. 求助者问题的性质：

按三项原则来分析，求助者的问题不属于精神疾病。理由是：求助者的主观世界与客观世界是一致的，表现在出现问题时都有一定的诱因，自己对症状有很好的自知力，并因内心冲突感到痛苦；主动要求解决问题。其情绪表现与其想采取报复行为，与其认知过程是一致的。认为自己报复成功了，情绪就好；认为报复不成功，情绪就不好。并且会想方设法地去采取报复行为。其认知、情绪、意志三个方面的心理活动是协调统一的。其人格特征很稳定，这主要表现为一贯地争强好胜，从幼儿园、小学到来访时说的"我会画画，她不会"都可以看得出。

本例也不属于神经症。理由是虽然求助者有痛苦感，但其时间短，仅是一个月左右，对社会功能尚未造成明显影响，其生理功能也基本正常，故本例初步诊断为一般心理问题。

8. 原因分析：

求助者有争强好胜的人格特点，又会弹琴，又会画画，在小学里也是很出色的。五年级转来的这位同学，各方面都不如自己，唯一的是她也会弹琴，而母亲两次赞扬了她，这让求助者感到自尊心受到了伤害，而产生了心理不平衡。自己显然改变不了对方钢琴弹得好的这一事实，就通过碰一下还回来和多碰一下赢回来的心理和行为来补偿自己的心理不平衡。之所以最近对母亲也产生了这种想法，是因为：一方面，当初母亲赞扬了那位同学；另一方面，现在又是母亲提醒自己看见了那位同学。在对那位同学的报复心理和行为不可能实施的情况下，就转移到了自己母亲身上。

（郭念锋、毕希名、崔耀）

主要参考文献

［1］许又新著. 神经症. 北京：人民卫生出版社，1993.

［2］钟友彬著. 中国心理分析——认识领悟疗法. 沈阳：辽宁人民出版社，1988.

［3］钟友彬著. 现代心理咨询：理论与应用. 北京：科学出版社，1992.

［4］郭念锋著. 临床心理学. 北京：科学出版社，1995.

［5］曾文星，徐静著. 心理治疗. 北京：人民卫生出版社，1987.

［6］［美］Rita Sommers - Flanagan，［美］John Sommers - Flanagan 著，陈祉妍等译. 心理咨询面谈技术. 北京：中国轻工业出版社，2001.

第二章
心理咨询技能

第一节 建立咨询关系

咨询关系是指心理咨询师与求助者之间的相互关系，咨询关系在咨询中具有非常重要的意义。第一，良好的咨询关系是开展心理咨询的前提条件。心理咨询师和求助者是两个不同的人，双方的人生观、价值观、生活态度、生活方式等都可能存在巨大的差异，双方关系如何，是否能够相互接纳、理解和信任等，决定了咨询关系是否能够存在。很难想象，在双方互相排斥、敌对的情况下，咨询关系还能存在。第二，良好的咨询关系是咨询达到理想咨询效果的先决条件。心理咨询要帮助求助者解决心理问题，但任何心理咨询学派的理论和方法，都必须建立在良好咨询关系的基础上进行，才能体现出助人的效果。因此，建立良好的咨询关系是心理咨询的核心内容之一。

咨询关系的建立与维护受心理咨询师和求助者的双重影响。首先，心理咨询师的咨询理念、咨询态度、个性特征等对咨询关系的建立与维护有至关重要的影响，咨询态度不仅仅是单纯的方法，而是心理咨询师职业理念和人性的表达。其次，求助者的咨询动机、合作的态度、期望程度、悟性水平、自我觉察水平、行为方式以及对心理咨询师的反应等也会在一定程度上影响咨询关系及咨询效果。因此，建立与维护良好的咨询关系是心理咨询师与求助者双方共同的责任与任务。

第一单元 尊 重

一、学习目标

理解和掌握尊重的含义以及在心理咨询中的意义，掌握如何对求助者表达尊重以及在表达尊重时的注意事项。

二、工作程序与相关知识

尊重就是心理咨询师在价值、尊严、人格等方面与求助者平等，把求助者作为有思想感情、内心体验、生活追求和独特性与自主性的活生生的人去看待。尊重既是建立良好咨询关系的基础，也是建立良好咨询关系的重要内容。要做到尊重，首先应该理解尊重的意义。罗杰斯非常强调尊重对心理咨询的重要意义，他提出心理咨询师应该"无条件尊重"求助者，并将其列为使求助者人格产生建设性改变的关键条件之一。他认为求助者为了得到更好的帮助，迫切需要知道咨询师是否能够很好地理解他们的内心感受和想法，如何看待他们的过去和现状，而咨询师的尊重恰好能打消求助者的顾虑。心理咨询师尊重求助者，求助者能体验和感受到，咨询师的尊重给求助者创造了一个安全、温暖的氛围，使其敞开心扉，最大限度地表达自己，也使咨询师可以完整把握、体验求助者的内心世界。尊重可以使求助者感到自己是受尊重的、被理解的、被接纳的，从而获得自我价值感。特别是对那些急需得到尊重、接纳、信任的求助者，尊重本身就会产生明显的助人效果。尊重还可以使求助者对咨询师产生信任感，强化咨询动机，端正合作态度，增加咨询的主动性、自觉性等。尊重也可以激发求助者的自尊心和自信心，开发求助者的潜能，使之具有改变自我的力量。这些都是咨询取得效果的基础，具有非常重要的意义。

为了理解和掌握尊重的意义，恰当地对求助者表达尊重，应着重理解和掌握：

（一）尊重意味着咨询师对求助者无条件的接纳

在心理咨询中"尊重"一词所有的中文含义都是成立的，尊重是平等，是礼貌，是信任，是真诚，是保护求助者的隐私等。尊重的心理学核心和本质含义是心理咨询师对求助者的接纳，既接纳求助者积极、光明、正确的一面，也要接纳其消极、灰暗、错误的一面；既接纳和咨询师自己相同的一面，也要接纳和自己完全不同的一面；既接纳咨询师喜欢、赞同的一面，也要接纳咨询师厌恶、反对的一面；既接纳求助者的价值观、生活方式，也要接纳其认知、行为、情绪、个性等。总之，尊重就是接纳求助者的一切，无条件地接纳求助者的全部。

从态度上讲接纳是中性的，所谓"接纳"，不是咨询师欣赏或喜欢求助者的某些内容，也不是咨询师讨厌或仇恨求助者的某些内容，而是中性的接纳，即咨询师知道了求助者的某些内容。这就像一个电影院，只要有票，什么人都可以去看电影，允许持票人进入影院就是对有票人的接纳，而不管他道德品质如何、财富如何、婚姻如何、年龄如何、文化程度如何等。没有喜欢、厌恶等情感内容，没有欣赏、仇恨等态度差别，这就是接纳。同理，心理咨询师对求助者的接纳应该体现在接纳求助者的一切上。

理解接纳或做好接纳对某些心理咨询师来说是困难的，原因在于心理咨询师与求助者可能是完全不同的，其人生观、价值观，生活态度、生活方式等都可能存在极大的差异。一个持传统道德观，非常痛恨婚外感情的咨询师面对一个因婚外感情痛苦的求助者时，可能压抑不住内心的痛恨、反感，从而难以接纳求助者的言行。一个非常乐观、开朗的咨询师面对一个消极、悲观的求助者时可能会流露出不满和指责。一个爱学习的咨询师在面对某个不愿意下功夫学习的中学生时，可能对他提出批评。这些都不是接纳，更不是无条件的接纳，而是都存在着先决条件。心理咨询师应该把自己的价值观抛开，不按自己的生活态度、生活方式要求求助者，应该无条件地接纳求助者，无论求助者是一个什么样的人，有着何种信仰、怎样的价值观，也无论存在多么扭曲的认知、偏激的行为、偏执的个性、消极的负性情绪等。总之，就是要接纳求助者的一切。

在咨询理念上，心理咨询师务必理解，接纳求助者，这是心理咨询师职业道德的基本要求，也是心理咨询职业活动的基本条件。咨询师应该把求助者视为有人权、有价值、有情感、有独立人格的人。咨询师应该尊重求助者的价值观，不能把自己的价值观强加给求助者，不能按照自己的好恶接纳或拒绝求助者，更不能要求求助者按照心理咨询师的生活态度、生活方式去生活。对求助者而言，心理咨询师的价值是中立的，态度是非评判性的。以上这些是咨询师与求助者互相接纳与平等的基础。

（二）尊重意味着平等

心理咨询师对求助者的尊重也表明咨询师与求助者之间是平等的。平等，体现在心理咨询师与求助者在价值、尊严、人格等方面的平等。现实生活中，人与人之间的关系在很多方面是不平等的，老师教育学生，教练指导运动员，警察改造犯人，这些都是不平等的关系。而咨询师与求助者之间的关系是平等的，心理咨询师应该主动忽略双方在价值观、信仰、民族、职业、地位、文化程度、金钱、个性及心理健康程度等方面的差异，不因差异批评、指责求助者，或接纳、奉承求助者，或排斥、贬低求助者，更不因相貌美丑、年龄大小、身体情况等歧视求助者，不以自己的好恶厚此薄彼。

（三）尊重意味着礼貌

心理咨询师的工作是帮助求助者解决心理问题，因此双方建立起平等、信任的关系是非常重要的，而礼貌则有助于建立这种关系。礼貌是一种态度，中华民族是非常强调礼仪文明的，咨询师对求助者热情、礼貌，必然会使求助者感受到尊重。如求助者进入咨询室，咨询师礼貌相待："你好，请坐！"礼貌也是一种姿态，无论面对怎样的求助者，即使是无礼或失礼的求助者，咨询师始终应该以礼相待。面对一个喋喋不休、不停抱怨他人的求助者，咨询师不粗暴地打断求助者，这也是礼貌。对求助者的礼貌应该体现在不批评指责、不歧视嘲笑、不冷漠无情等方面。

（四）尊重意味着信任

心理咨询师与求助者之间建立信任的关系是非常重要的，信任是尊重的基础与前提。咨询师只有对求助者信任，才能尊重求助者，才能全身心地帮助其解决心理问题。求助者既然前来求助，心理咨询师就应该充分信任求助者的求助动机。

首先应该相信求助者有解决心理问题、改变自我的主观愿望。在咨询开始阶段，良好的咨询关系还没有完全建立，求助者在某些敏感、隐私问题上可能会有所顾忌，表现出犹豫或有意地掩饰等。咨询师应理解求助者的表现，通过理解、温暖等解除求助者的顾虑，促使双方建立信任感。

其次应该相信求助者需要解决自身的心理问题，但由于其心理能力等原因，可能会出现各种矛盾或不一致，也可能会出现阻碍咨询的一些因素，咨询师不能简单地否认求助者解决心理问题的动机，应该帮助求助者澄清。另外，还应该相信求助者可以通过自身的努力，进行自我调节、自我发展，最终解决自身的心理问题。

（五）尊重意味着保护隐私

在心理咨询中可能会涉及求助者某些方面的秘密或隐私，咨询师对求助者的尊重就是要对这些内容给予接纳和保护，不去赞赏或批评，也不随意传播。对求助者暂时不愿透露的隐私，咨询师可通过承诺保密，打消求助者的顾虑，而不应强行逼问，除非涉及危害公共安全等问题。对于求助者主动诉说的秘密或隐私，咨询师不必进行评价，也不应进行干预，更不能因为好奇而询问。

（六）尊重意味着真诚

心理咨询的过程中，心理咨询师的尊重表现之一是真诚。尊重不代表咨询师没有原则、没有是非观念、没有自己的主见，或是无原则地迁就求助者。尊重应体现在对求助者的真诚上，应该怀着真诚的心、真诚的情感、真诚的态度对待求助者。真诚体现在咨询中咨询师根据咨询关系的建立情况，表明自己的观点、态度、意见等。咨询师与求助者有不同的观点、意见等时，不是不尊重求助者，更不是否定求助者。在良好的咨询关系已经建立起来的前提下，适度地表明对求助者的看法，不但不会损害咨询关系，还会对咨询有积极的促进作用。

三、对求助者表达尊重的注意事项

第一，心理咨询师在咨询中应接纳求助者，尤其接纳求助者与咨询师自己不同的方面，如自己所反对、否定、反感的内容，也应接纳其消极、阴暗、错误等内容。

第二，心理咨询师在价值、尊严、人格等方面与求助者是平等的，不能因双方地位、知识、金钱、文化等差异奉承或歧视求助者。

第三，心理咨询师应遵循礼仪，礼貌待人。

第四，心理咨询师应该信任求助者。

第五，心理咨询师不主动探问求助者的秘密、隐私，对求助者主动诉说的秘密及隐私应该进行保护，不随意传播。

第六，心理咨询师应该对求助者真诚。

第七，当心理咨询师难以接纳求助者时，可以转介，这本身也是对求助者的一种尊重。

第二单元　热　　情

一、学习目标

理解和掌握热情的含义以及在心理咨询中的意义，掌握如何对求助者表达热情，如何营造热情、温暖的气氛，了解在表达热情中的注意事项。

二、工作程序与相关知识

在心理咨询中，心理咨询师既要表现出接纳求助者、平等交流、帮助求助者解决心理问题的理性部分，也应该表现出热情助人的浓厚的感情色彩。热情应该是心理咨询师助人愿望的真诚流露，尊重而不热情，咨询师与求助者之间显得公事公办，将两者结合，才能情理交融，感人至深。热情应该体现在咨询的整个过程，心理咨询师热情、耐心、周到、细致的态度能使求助者感受到咨询师的关心、温暖，感到自己得到最友好的接待。这些对建立良好的咨询关系是非常重要的。

要理解热情的意义，对求助者表达热情，应着重理解和掌握。

（一）在初诊接待阶段打好热情的基础

求助者在初诊接待阶段可能抱有非常复杂的心态，大多数求助者可能对心理咨询似懂非懂，既迫切希望得到帮助，希望咨询是有效的，咨询师是出色的；担心咨询师的态度，担心咨询师是否会批评、指责自己，还怀疑其帮助自己的能力等。因此，求助者可能表现出不安、疑惑、紧张、犹豫等。心理咨询师的热情、友好、温暖等可以有效地消除求助者的不安与紧张，可以使求助者感到自己是被接纳，受欢迎的。

在初诊接待阶段，咨询师可以关切而简单地询问求助者以前是否进行过心理咨询，是否了解心理咨询、是否需要介绍心理咨询是怎么回事等，这些充满热情、关切的询问会使求助者感到咨询师的热情、温暖和可亲，有利于良好咨询的开始。但开场白一般应以几分钟为宜，时间久了，可能会使求助者觉得咨询师并不关心他（她）来咨询室的目的，也可能会使一些急于解决问题的求助者认为咨询师故意耽误时间，产生紧张感。

（二）通过倾听和非言语行为，表达热情

在心理咨询过程中，咨询师应适度地运用倾听技巧，对求助者表现出最大限度的倾听，这本身就是对求助者的热情。同时也要关注求助者非言语行为的表达，目光关注求助者，面部表情、身体姿势等都表达出对求助者的关心和热情。咨询师的热情可以大大激发求助者的合作愿望，而对有些求助者而言，咨询师的热情本身就具有助人的效果。咨询过程中，咨询师应非常认真，一旦漫不经心或随意打断求助者的话语可能使求助者感到咨询师对自己缺乏热情，可能因此失望和不满。

（三）咨询中认真、耐心、不厌其烦，是热情的最好表达

咨询中有些求助者可能与咨询师存在明显的价值冲突，或在生活方式、态度上明显不同，甚至引起咨询师的厌烦等情绪；有些求助者可能缺乏逻辑性，在表达上思路不清，语无伦次；有些可能文化水平较低，让咨询师不知所云；有些可能过于紧张，前言不搭后语；有些可能心存顾虑，顾左右而言他。凡此种种都让咨询师难以清楚地理解求助者。面对求助者的种种情况，咨询师都应该表达出对求助者的热情、耐心、不厌其烦。不把自己的价值观、生活方式和生活态度强加给求助者。具体表现是咨询师应根据求助者难以表达的原因，循循善诱，耐心细致地梳理。如果求助者缺乏逻辑性，咨询师应善于整理归纳，帮助求助者建立理性逻辑。如果求助者文化水平低，咨询师可以帮助求助者叙述，主动澄清心理问题的表现、原因过程等。如果求助者过于紧张，咨询师可以重新阐述保密原则，说明心理咨询是帮助求助者的，来安定求助者的情绪，促使求助者进行表达。如果求助者摸不着头绪，不知该讲什么或不该讲什么，先讲什么或后讲什么，咨询师可以多启发，适当多提一些问题，指出明确的谈话方向和范围。如果求助者主次不清，表达杂乱，咨询师应耐心倾听，从中归纳总结出问题重点和一般问题，帮助发现关键所在。

对求助者任何的表达内容，咨询师都应接纳，对求助者诉说的符合咨询目标的内容，咨询师应予以肯定或鼓励，对没有实际意义的内容不能漫不经心，也不能厌烦，尤其应该注意不能批评求助者。在对求助者进行心理帮助的过程中，求助者可能出现反复，有些原本已经改变的认知、行为或情绪等也可能会回到原来的样子。此时，咨询师不应批评指责求助者，尤其应该热情、耐心，不厌其烦地帮助求助者。在对求助者进行启发、引导，并进行指导、解释和训练时，求助者可能似懂非懂，也可能接受、改变的较慢，甚至反复，咨询师更应表现出热情和耐心。

咨询中为促进求助者的有效表达，咨询师要正确使用参与性技巧。

（四）咨询结束时，使求助者感到温暖

在每次咨询结束时，咨询师应该感谢求助者的密切配合，可以通过咨询小结、布置作业、告之注意事项、对求助者适当鼓励，促使求助者回去后继续进行自我探索和改变，以巩固咨询效果。咨询师可以热情地询问何时进行下次咨询，使求助者感受到他（她）是受欢迎的，从而促成对咨询的期待。

热情是建立良好咨询关系的重要内容，也是心理咨询师的必备素质，热情是咨询师真情实感的表达。只有对求助者充满热情、爱心和关切，才能在咨询中体现出最大的热情和温暖，才能推动咨询向前发展，实现帮助求助者解决心理问题的目的。缺乏热情的咨询，必然使心理咨询工作变成模式化的公事公办，既无法帮助求助者解决心理问题，也无从体现咨询的效果，甚至还会给求助者造成伤害。

三、对求助者表达热情的注意事项

第一，心理咨询师在咨询的始终都应对求助者充满热情、耐心，不厌其烦地帮助求助者，而不是对求助者漠不关心。

第二，心理咨询师应该认真、热情地帮助求助者表达。

第三，心理咨询师在求助者叙述时应该做好倾听，耐心、细致地循循善诱，不因求助者表达的内容而批评指责求助者。

第四，当遇到阻碍咨询的因素时，更应对求助者表现出热情和耐心。

第五，心理咨询师在求助者出现反复时应耐心，不急躁，应不厌其烦、热情地帮助求助者。

第三单元　真　　诚

一、学习目标

理解和掌握真诚的含义以及在心理咨询中的意义，掌握如何对求助者表达真诚以及在表达真诚中的注意事项。

二、工作程序与相关知识

心理咨询师在与求助者构建良好咨询关系中，真诚是一个非常重要的因素。真诚，是指咨询师对求助者的态度真诚，咨询师以"真实的我""真诚的我"的角色帮助求助者，没有防御式伪装，不把自己隐藏在专业角色下，不带着"咨询专家"的假面具，表里如一、真实可信地置身于与求助者的关系中。

咨询师的真诚具有如下重要的意义：

第一，真诚可以为咨询营造安全、自由的氛围，使求助者感到可以向咨询师敞开心扉，袒露自己的内心世界，坦陈自己的心理问题所在，包括软弱、失败、过错、隐私等而无须顾虑，同时感受到自己是被接纳、被信任、被爱护的。

第二，咨询师的真诚为求助者提供了一个良好的榜样，通过榜样学习，求助者学会真实地与咨询师交流，坦然地表露或宣泄自己的喜怒哀乐等情绪，并可能发现和认识真正的自我，在咨询师的帮助下，促进自我探索和改变，而这种改变会减少会谈过程中的模糊不清和误解，使双方的沟通清晰和准确。

咨询师在对求助者表达真诚时，重要的是真实和诚恳，但真诚不是简单的不掩饰、不虚伪、不说假话，把握真诚应该理解和掌握以下问题。

（一）真诚不等于实话实说

有些咨询师认为真诚就是实话实说，在咨询中想怎么说就怎么说，而不应该去刻意修饰。其实这是对真诚的误解，是对真诚僵化、绝对化的理解。真诚与实话实说之间既有联系，又不能等同。对真诚正确的理解，恰恰不是实话实说。咨询过程中双方通过语言进行交流，话应该如何说既是理念的问题，又是技巧的问题。咨询师表达真诚应该遵循既对求助者负责，又有利于求助者成长的原则，这一原则还应该贯穿于咨询始终。因此，咨询师的真诚不等于想说什么就说什么的实话实说，那些可能伤害求助者或破坏咨询关系的话，虽不能实话实说，但应该以真诚表达。例如，某位三十多岁的女性求助者，因没有男朋友无法结婚而苦恼，谈到原因时，该求助者自己总结出其中一条是自己的外貌，她认为自己不漂亮，此时她很真诚地问咨询师："我很少和异性探讨我的长相问题，您能否坦诚地告诉我，您对我的长相如何评价？要是打分，您给我打多少分？"某咨询师很真诚地端详了一下求助者，告诉她："我不知该如何评价你的长相，但我可以告诉你我的感觉，我要是没有结婚，打死我都不会娶你！"咨询师很可能是这么想的，也是这么说的，但这样的实话实说可能使求助者想到："常言道，两害相遇取其轻，在娶我和被打死的问题上，你选择了后者，那我在异性眼中得是多么丑啊！"求助者可能因此而受到伤害。其实对这个问题，咨询师可以不直接回答，如"我对你的长相如何评价其实意义不大，关键是你的男友如何评价"，也可以非常真诚地回答"我自己和其他男人在择偶上都喜欢漂亮的女孩子，但漂亮不是唯一的因素，我承认你是全市最漂亮的，但你好吃懒做、无事生非，我不会娶你；我承认你是全省最漂亮的，但你胡搅蛮缠、道德败坏，我也不会娶你"。前面一种是实话实说，后面一种是真诚的表达。

咨询中面对求助者的种种问题和表现，咨询师应更多地表现出真诚，一个存在不良人际关系但把原因都归结于他人的求助者问咨询师："您说，这能怪我吗？"咨询师说："你把原因都归结于他人，我看不到你在自己身上找原因，实际上别人都看不起你为人处世的方式，尤其是你得理不饶人的做法。"这可能是事实，但实话实说很可能使求助者感觉咨询师和其他人一样在批评、指责他，因而产生破坏良好的咨询关系的作用。真诚的说法是:"你更多的寻找了他人的原因,也许你忽略了在自己身上找原因,实际上别人可能只是对你为人处世的方式有些不同的意见而已,你可以思考在你有理时你是怎样做的。"咨询师真诚的描述比实话实说更准确,避免了贴标签或过分概括化、绝对化的印象。咨询师这种真诚的态度能够被求助者感觉到,也容易被求助者所接受,从而促进其认真地思考,自然就会促进咨询关系的发展。当良好的咨询关系已经建立,有时也可以使用较为激烈的语言或在口气上重一些,但这样做的目的是刺激求助者,促使其对自己问题的严重性有所认识,即使如此,态度上也要真诚,而且一般不宜多用。

(二) 真诚应该实事求是

咨询师的真诚体现在咨询态度上,但应该建立在实事求是的基础上,不能脱离事实基础。一位身高1.62米的男性,为自己的身高自卑,咨询师不能置事实于不顾,对求助者说:"别听别人的,你哪里矮了,我看你比我还高。"这样的话只能让求助者感到咨询师的虚伪并引起气愤,将损害咨询关系。真诚的表达是:"按照国人的标准,你的身高确实矮了一些,我能理解你因为自己的身高而自卑。"这是非常真诚的,求助者能感受到他被咨询师理解了。

在咨询中,咨询师可能会遇到各种各样的求助者,面对求助者五花八门的问题,咨询师可能不具备有效帮助求助者的经验,甚至可能对某些问题无从下手。有些咨询初学者很注意树立个人威信,希望求助者对自己产生敬佩。有些咨询师为了维护自信或尊严,会掩饰自己在知识、经验等方面的欠缺,或者为了炫耀自己的知识、能力等,可能置事实于不顾,过分注意个人威信,不懂装懂,装腔作势。一旦求助者察觉到,很容易使求助者失去信任,拉大了两者之间的距离,给沟通带来困难,而且不懂装懂还可能误导求助者,更加严重地破坏咨询关系。因此,咨询师应真诚地承认自己的不足,这样更容易被求助者接受,因为求助者更愿意接受真诚的咨询师。

一位求助者看了一本有关催眠的书,似懂非懂,要求咨询师使用催眠疗法帮助自己解决某方面的问题,该咨询师恰好不擅长催眠疗法,真诚的回答可以是:"我对催眠疗法知道的很少,恐怕难以对你有实质性的帮助,我在认知行为疗法上有很多成功的经验,不知你是否愿意让我用它来帮助你解决问题?"咨询师坦诚地承认自己不擅长催眠疗法,这种实事求是的回答,既体现出咨询师的真诚,又容易被求助者所接纳。咨询师不应该不懂装懂地说:"催眠疗法太玄乎,某些无意识的东西很难确定,不如认知行为疗法直接、实在,我就用认知行为疗法来帮助你吧。"一旦求助者知道实情,反而使求助者对咨询师产生不信任感。

(三) 真诚不是自我发泄

在咨询过程中求助者的某些问题或情感可能与咨询师的相同或相似,求助者的话可能对咨询师有所触发,咨询师可能有感而发。这种有感而发,属于自我发泄,是真诚的禁忌,在咨询中应该尽量避免。如一位求助者,经过努力拼搏,但仍然为还有几十万的购房贷款没有还完苦恼。咨询师恰好也买了房子,也还有贷款没有还完,有与求助者相同的经历和感受。这位咨询师有感而发,从国家的政策,到房地产商的利润;从咨询师的收入,到房子的地理位置等,滔滔不绝,把咨询变成了自己的发泄。这样,一方面占用了大量的时间,另一方面置求助者于不顾,很可能喧宾夺主,让求助者怀疑咨询师连自己的问题都没有解决是否还有能力帮助自己，也使求助者对咨询师的形象产生疑问。

（四）表达真诚应该适度

有些咨询师对真诚的理解有限，以为真诚既然是建立良好咨询关系的关键，就应该表达得越多越好，其实不然。咨询师过多的表达，会适得其反。如同对求助者热情一样，过度的热情或真诚可能让求助者怀疑咨询师的动机，会损害咨询关系。

（五）真诚还体现在非言语交流上

咨询师的真诚不仅仅体现在语言上，还应该体现在非言语交流上，咨询师在咨询中采用的非言语的身体语言更是表达真诚的最好方法。咨询师关注的目光流露的是真诚；前倾、谦和的姿势表达的是真诚；倾听时平和的表情显示的是真诚；无条件地接纳求助者表述的任何内容，点头就是真诚；无论求助者的认知多么扭曲，行为多么怪异，情绪多么低落，咨询师平和的声音就是真诚；不管求助者如何阻抗咨询或移情，咨询师热情助人的真情流露就是真诚。

（六）表达真诚应考虑时间因素

在真诚的表达上，可能会因时间的不同而有所不同。在咨询的早期，良好的咨询关系还没有建立起来，真诚的表达应体现在"不虚伪"上，咨询师可以更多地倾听而不急于表达自己的观点或评价等。随时间的延长，如果良好的咨询关系已经建立，咨询师可以真诚地表达求助者自身的不足或缺点，也可以表达自己的观点或评价等，但以不损害咨询关系为原则。

（七）真诚体现在咨询师的坦诚上

咨询师是否真诚会在咨询中表现出来，例如介绍自己时，有些咨询师可能摆出一副大师的样子，觉得自己无所不能，这不是真诚。真诚应该如实相告自己的教育背景、从事咨询的时间、擅长与不擅长的咨询内容等。

真诚是咨询师内心的真情流露，不是靠技巧获得的。真诚应该建立在正确的职业理念下、建立在对求助者乐观的看法、信任的态度、充满关切和爱护的基础上，同时也建立在咨询师接纳自己、充满自信的基础上。真诚是咨询师的基本素质要求，是咨询师潜心修养、不断实践的结果。

三、对求助者表达真诚的注意事项

第一，心理咨询师必须理解真诚不等于实话实说，说实话不完全是真诚。

第二，真诚不能脱离事实，应该实事求是，不能不懂装懂。

第三，心理咨询师不能有感而发，忘情发泄自己的内心世界。

第四，表达真诚应适可而止，过度的真诚反而适得其反。

第五，表达真诚还体现在非言语上，身体姿势、目光、声音、语调等都可以表达真诚。

第六，表达真诚应根据咨询的进程而有所变化。

第四单元 共 情

一、学习目标

理解和掌握共情的含义以及共情在心理咨询中的意义,掌握如何与求助者共情以及在共情中的注意事项。

二、工作程序与相关知识

咨询师对求助者内心世界的理解及体验就是共情。"共情"一词在心理咨询各理论流派中有不同称谓或译法,如"共情""投情""神入""同感心""同理心""通情达理""设身处地"等。

在咨询过程中,如何理解求助者是一个非常重要的问题。有些咨询师可能只是站在自己的角度上,去体验求助者的内心世界,这样做的结果往往是求助者感到自己不被咨询师所理解,不但难以建立良好的咨询关系,也往往打击了求助者继续咨询的动机。某求助者因不知该如何选择女友而苦恼,他说:"我已经到了谈婚论嫁的年龄,我姑姑给我介绍了一个女孩,非常贤惠、温柔,但不漂亮,我有些不满意。我姨知道了又给我介绍了另一个女孩,人长得非常漂亮,属于人见人爱的那种,但既不温柔也不贤惠,而且脾气很大。两个女孩都同意与我交往,可我犯愁了,该同哪个女孩发展感情,到底该娶哪一个呢?"某咨询师从自己内心的感受出发,说:"你这算什么难事?既然各有优缺点,娶哪一个都行,你就随便娶吧,犯什么难啊,实在选不出来,就扔个硬币,漂亮的是字,温柔的是徽,哪面朝上就娶哪一个!"这时求助者可能会说:"你说得很轻巧,如果真能这样我也就不来找你了,看来你理解不了我,我不和你讲了。"的确,咨询师确实没有很好地理解求助者的内心世界,从求助者角度看其存在的问题,如何把漂亮和贤惠集中到一个人身上,这简直比登天都难,对求助者来说的确是一个非常难的难题。咨询师不能理解并体验求助者的内心世界,不但良好的咨询关系没法建立,咨询也不能继续下去。

从上面例子很容易看出,心理咨询中,咨询师需要也必须体验求助者的内心世界。

(一) 共情的含义

按照罗杰斯的观点,共情是指体验求助者内心世界的能力。共情的具体含义包括:第一,咨询师通过求助者的言行,深入对方内心去体验他的情感与思维。第二,咨询师借助于知识和经验,把握求助者的体验与其经历和人格之间的联系,更深刻理解求助者的心理和具体问题的实质。第三,咨询师运用咨询技巧,把自己的共情传达给对方,表达对求助者内心世界的体验和所面临问题的理解,影响对方并取得反馈。

(二) 共情在心理咨询中的意义

共情在心理咨询中具有如下非常重要的意义:

第一,咨询师通过共情,能够设身处地、准确理解求助者,把握求助者的内心世界。

第二,咨询师通过共情,使求助者感到自己是被理解、接纳的,从而促进良好咨询关系的建立。

第三，咨询师的共情，鼓励并促进了求助者进行深入的自我探索，促进了自我表达，促成了求助者深入、全面、准确地认识自我，也促进了咨询双方彼此的理解和更深入的交流。

第四，咨询中某些求助者迫切需要理解、关怀，迫切需要情感倾诉，咨询师的共情可以直接起到明显的助人效果。

(三) 缺乏共情的表现或后果

咨询中，某些咨询师，尤其是心理咨询的初学者，可能对求助者缺乏共情，缺乏共情的咨询可能会导致咨询受阻或失败。缺乏共情的表现或后果主要表现为：

第一，求助者可能感到失望，由于感到自己不被咨询师所理解而较少甚至停止自我表达，也因此减少或丧失了继续咨询的信心。

第二，求助者可能觉得受到伤害，因为缺乏共情，咨询师可能对求助者不理解，或理解的不深入、不准确，或轻视求助者所面临的问题，进而表现出冷淡、反感、不耐烦，甚至对求助者批评指责，从而使求助者受到伤害。

第三，影响求助者进行自我探索，自我探索是求助者心理成长的重要过程，但由于咨询师缺乏共情，忽视求助者的自我探索，不对其自我探索进行鼓励，则可能影响求助者的自我探索和对自身的深刻了解。

第四，影响咨询师对求助者的反应：由于缺乏共情，咨询师可能不能真正体验求助者的内心，因而做出的反应可能偏离了求助者的问题或缺乏针对性。

例如：一位发现丈夫有婚外感情的妻子，自己内心很苦恼，她对咨询师说："我发现丈夫有婚外情后，很想离婚，但想到孩子还小，一旦离婚，孩子缺爹少娘的，就下不了离婚的决心，我为此非常苦恼。"如果咨询师回答："现在社会风气江河日下，出现这种情况在所难免。"求助者会觉得咨询师完全忽视了自己的问题，根本不理解自己内心的感受。如果咨询师回答："这种事你赶上了，苦恼也没有办法。"求助者可能觉得咨询师无法理解自己，可能动摇求助者继续咨询的决心。如果咨询师回答："这种事让你赶上了，只能选择其中之一了，哪里还有什么两全其美的事？"这显然是没有体验求助者的内心冲突所在，明显缺乏共情，也可能使求助者感受到咨询师根本没有理解自己，甚至怀疑咨询师是否愿意帮助自己。如果咨询师回答："你就是离婚了，自己也能过好日子的。"表面看是鼓励求助者，但显然还是没能理解求助者的苦恼所在，这种鼓励是苍白无力的。如果咨询师回答："无论谁遇到这种情况，都得经历痛苦的抉择，这是难免的。"这是空洞的判断，完全否认了求助者的情绪。如果咨询师回答："要做出选择确实是困难的，但你总得选择其中之一吧。"咨询师虽然在一定程度上理解了求助者的内心体验，但理解的并不深刻。如果咨询师回答："每一位妻子遇到这种情况都可能会在如何解决上苦恼，就像人们在遇到需要选择的时候不知如何抉择一样，你在得到的时候可能要失去，而你想很圆满地解决这个问题又不失去，但实在找不出好的办法，因此非常苦恼，我非常理解你此时此刻的心情。"咨询师完全从求助者的内心去体验，求助者会觉得咨询师完全理解了自己的内心世界，自己是被理解、尊重和接纳的，她也因此愿意向咨询师敞开自己的心扉表达自己，从而与咨询师建立了良好的咨询关系，并推动咨询向前发展。这时咨询师就做到了真正意义上的共情。

（四）咨询师正确理解、使用共情，需在咨询中理解和掌握的要点

1. 咨询师应从求助者而不是自己的角度来看待求助者及其存在的问题

咨询师与求助者很可能是两个完全不同的人，其价值观、生活方式、生活态度等可能完全不同，其认知能力、行为模式、个性特征等也不尽相同。如果咨询师只从自己的角度看待求助者，则很难理解求助者，根本无法实现共情。只站在自己的角度上，个性豁达的咨询师无从理解求助者为何因别人借走200元钱未还而痛苦了半年。自信心很强的咨询师无法理解知名大学毕业的研究生且已经是担负一定领导职务的求助者为何总认为自己无能。咨询师务必理解，要理解求助者，达到共情，一定不能只站在自己的角度上，而应该站到求助者的角度上看待求助者，这样才能理解并体验到他的内心世界，才能做到、做好共情。咨询师应该置身于求助者的处境，体验他的内心世界。越是如此，就越能深刻、准确地理解求助者，共情的层次也就越高。为此，咨询师应该不断提醒审视自己，是否站在了求助者的角度上看求助者的问题，是否设身处地地理解了求助者，是否真正做到了共情。

2. 咨询师的共情不是要求必须有与求助者相似的经历感受，而是能设身处地地理解

有些初学者知道应该去理解求助者，做好共情，但却常常担心自己的生活经历中不曾有与求助者相似的经历，觉得很难从内心深处设身处地地理解求助者。其实这是初学者的误区，咨询师共情的基础不是要求必须具有和求助者相似的经历才能做到共情，而是要求站在求助者的角度去看待求助者及其问题。生活得很幸福，没有离婚经历的咨询师如果站在求助者的角度去体验其因丈夫婚外情，她难以下定决心到底离不离婚而产生的苦恼，是完全可以深入、准确体验求助者的内心世界的。同理，没有因为与人打赌一次吃了30个包子的咨询师，照样可以理解求助者一次吃下30个包子后的内心体验与感受。

3. 表达共情应因人而异

咨询师的共情，其目的就是为了深入、准确地理解求助者及其存在的问题。但求助者是各种各样的，也会带来不同的表现与问题。因此咨询师对不同的求助者，在不同的咨询阶段表达共情时应有所区别。咨询中那些迫切希望得到理解，迫切需要抒发自己内心感受的求助者更需要共情。一位到咨询室宣泄情感，把诉说作为主要咨询目标的求助者与一位把诉说当作交流形式的求助者相比，前者更需要共情。一般地说，情绪反映强烈的比情绪稳定的，表达混乱的比表达清楚的，需要理解愿望强的比理解愿望一般的，应给予前者更多的共情。

4. 表达共情应把握时机，共情应适度

共情不是不分时机地一味强调理解求助者的内心，当求助者表达出其内心世界时，咨询师不必急于表达共情，不能在求助者表达中随意插入，这样反而可能使求助者对咨询师急于表达产生误解，也容易破坏求助者的情绪。一般应该在求助者对某一问题及其对应的情绪完整表达后再进行共情为宜。此外，表达共情应该适度，共情反应的程度应该与求助者的问题的严重程度、感受程度等相匹配。过度表达共情，容易使求助者感到咨询师小题大做，从而对咨询师产生误解。但共情表达不足，也容易使求助者感觉咨询师不理解自己，或理解得不深入、不准确，从而影响求助者继续咨询的愿望。

5. 表达共情要善于把握角色

咨询师表达共情，要站在求助者的角度来看待求助者，在角色上可以把自己当作求助者，但要善于把握咨询师—求助者角色的转换。咨询师应能进能出，角色转换自如，恰到好处，才能达到最佳境界。初学的咨询师可能容易进入求助者的角色，也确实体验到了求助者的内心世界，与求助者同喜同悲，但完全忘记了咨询师的角色。这样做虽然共情了，但可能失去了客观性，也难以实施对求助者的心理帮助。咨询师在共情的同时，应该保持客观公正的态度，防止完全受求助者的影响。咨询师的共情在角色转换上的理解是指：咨询师体验求助者的内心"如同"体验自己的内心，但永远不要变成"就是"，这就是共情的真谛。有一个例子也许有人忌讳，但可能是恰当的：火葬场是火化死人的地方，那里有工作人员，相当于咨询师；有来给亲人送别的，相当于求助者。作为火葬场的工作人员，应该理解失去亲人是多么痛苦的事情，也理解他们因何痛哭流涕，悲痛欲绝，这是共情。但咨询师也应该实现角色转换，咨询师自己没有失去亲人，没有必要整日里哭泣，这就是需要咨询师理解他人而"不是"他人，这就是不要变成"就是"，这是对共情真谛的正确理解。

6. 表达共情要善于使用躯体语言

咨询师表达共情，除言语表达外，咨询师还应学会非言语表达，如目光传递、面部表情、身体姿势和动作等。咨询师关注的目光，前倾的身体姿势，理解时点头的动作，细微的面部表情变化等，都能表达出咨询师对求助者的共情。有时使用非言语表达共情比言语表达更简便有效，咨询师应善于把两者结合起来，恰到好处地应用。

7. 表达共情要考虑求助者的特点与文化特征

咨询师表达共情需要考虑求助者的性别、年龄、受教育程度及文化特征等，这一点在非言语表达上尤其应该注意。国外的咨询师可能用拥抱、抚摸、亲吻等表达自己的共情，但在中国特有的传统文化下，这样未必是恰当的。一般同性之间也许可以存在某些身体接触，一位女咨询师抚摸处在悲痛情绪中的女性求助者头部，握住她的手，轻拍其背部等行为，表达的是咨询师的关切、理解，是共情的非言语表达，是能被双方接受的。但这样的行为若发生在异性间，尤其是对年轻异性而言，往往是不合时宜的，可能达不到表达共情的目的，相反，会引起不必要的误解。

8. 咨询师应验证自己是否与求助者产生共情

咨询中往往会出现咨询师以为自己已经深刻、准确地理解了求助者，但实际情况却可能存在误差，这在初学者身上可能表现得更为明显。咨询师应适时了解或验证自己是否与求助者达到了共情，在不确定时更应如此。咨询师可以主动采用尝试性、探索性的语气进行询问，从求助者说出的感受中，得到求助者的反馈，并根据反馈意见及时做出修正。

三、对求助者表达共情，需要理解和掌握以下几点

第一，咨询师视角需要转变，务必要从求助者的角度而不是自己的角度看待求助者及其存在的问题。

第二，共情的基础不是有与求助者相似的经历和感受，而是要设身处地地理解求助者及其问题。

第三，表达共情不能一视同仁，而是因人、因事而异，视情而定。
第四，表达共情应把握时机，共情应该适度，才能恰到好处。
第五，表达共情要善于实现咨询师—求助者之间的角色转换。
第六，表达共情还应善于使用躯体语言，注重姿势、目光、声音、语调等表达。
第七，表达共情应考虑求助者性别、年龄、文化习俗等特征。
第八，咨询师应不断验证是否共情，得到反馈后要及时修正。

第五单元　积 极 关 注

一、学习目标

理解并掌握积极关注的含义以及在心理咨询中的意义，掌握积极关注的方法以及在积极关注中的注意事项。

二、工作程序与相关知识

如何看待求助者是咨询师咨询理念的展现，也涉及咨询师对求助者的基本认识和基本情感。心理咨询师从事的是助人工作，咨询师首先必须抱有一种信念，即求助者尽管表现出各种问题和症状，但其自身仍会有这样那样的长处和优点，每个人的身上都有一定的潜力、潜能存在，都存在着积极向上的成长动力，通过自己的努力和外界的帮助，求助者是可以改变的，可以拥有健康快乐的生活，可以生活得比现在更美好。这一观点对于心理咨询师来说非常重要，所有有效的咨询都被认为可以使求助者发生积极、正向的改变。

（一）积极关注的含义及其意义

所谓积极关注，就是咨询师对求助者言语和行为的积极、光明、正性的方面予以关注，从而使求助者拥有积极的价值观，拥有改变自己的内在动力，通俗地说，积极关注就是辩证、客观地看待求助者。积极关注不仅有助于建立良好的咨询关系，促进沟通，而且本身就具有咨询效果。尤其是对那些自卑感强或因面临挫折而"一叶障目不见泰山"者，咨询师的积极关注往往能帮助他们深化自我认识，全面、客观、准确地认识自己的内部和外部世界，并看到自己的长处、光明面和对未来的希望，从而树立起信心，激发其前进的内在动力，帮助求助者挖掘自身的潜能，促进其向咨询目标前进。

（二）咨询师在对求助者积极关注上，应当注意的要点

1. 积极关注就是辩证、客观地看待求助者

求助者往往带着自己扭曲的认知、消极的行为模式、负性的情绪等前来咨询，咨询师也许不需要做额外的工作就很容易观察体验到求助者消极、阴暗、负性的一面；而求助者积极、光明、正性的一面往往需要咨询师挖掘。一位因为丈夫出现婚外感情的女性求助者坐在咨询室中呜呜地哭，认为自己非常不幸，不停地抱怨自己倒霉，情绪非常低落。哭，是负性情绪的宣泄；抱怨，是消极行为模式的表现。这些消极、阴暗、负性的一面显而易见。但即使如此，毋庸置疑的是求助者还有积极、光明、正性的一面。求助者不是被咨询

师请来的，表明求助者有察觉自己问题的能力，有改变自己现状的愿望，想解决自身存在的问题，这些都是积极、光明、正性的。初学者可能难以觉察这些，需要在咨询中去实践，学会辩证、客观地看待求助者及其存在的问题。

2. 积极关注就是帮助求助者辩证、客观地看待自己

有些求助者因受认知能力的制约，缺乏对自我的深刻认识；有些求助者因为生活态度消极，忽略了对自我的积极认识；有些求助者由于选择性注意，影响了对自我的全面认识；这些都造成了求助者只看到自己存在的问题、失败、缺点和不足等，并把它们放大，深陷其中而难以自拔，而看不见自己的优点和长处。积极关注就是咨询师帮助求助者深化对自我的认识，从只注意失败、缺点和不足转移到客观、全面、准确地认识自己，帮助求助者挖掘自身积极、光明、正性的内容，发现自己的优点、长处，和所拥有的资源。

3. 避免盲目乐观

咨询师对求助者的基本态度应该是乐观的，应该积极关注求助者。但有些咨询师片面理解积极关注的含义，表现出对求助者的盲目乐观，一位咨询师对一位两年都没有考上理想大学而苦恼的求助者说："我从你身上看到你爱学习，学习动机很强，很有毅力，这些都是你的长处，你有了这些资源，一定能实现自己的理想。"咨询师准确地看到了求助者积极、光明的一面，但对求助者实现自己人生的理想即考入某名牌大学可能过于乐观了。因为求助者身上积极、光明的方面还不足以促使其实现这样的理想，因为高考成绩还受智力、努力程度等因素的影响。这样盲目地乐观可能使咨询变成了一种形式的、教条化的反应，淡化了求助者的问题，同时也缺乏对求助者的共情。做好积极关注，咨询师不应泛泛而谈，而应针对求助者的实际问题，客观地引导求助者认识、分析其现有的不足，同时帮助求助者深化认识，认识到其拥有的资源。

4. 反对过分消极

与盲目乐观相反，有些咨询师则是走向另一个极端，如咨询师对一位与婆婆存在矛盾、婆媳关系紧张而双方都不主动改善关系的求助者说："你所面临的困难确实很大，你的处境也不乐观，这样下去你会越来越糟糕的。"这句话可能确实反映了求助者问题的实质，也对求助者今后的处境做出了较为准确的判断。但若整个咨询过程中咨询师不断地表达这种态度，求助者可能就会越来越消极，她可能会更沮丧、困惑或绝望。咨询的本质是给求助者以支持、鼓励和帮助，促使求助者从困境中崛起，走出迷茫的泥潭，减轻或消除痛苦。因此，咨询师应始终立足于给求助者以光明、希望与力量，这就是积极关注的实质。面对求助者的问题、失败、缺点与不足等，咨询师的反应不能是纯自然的、纯客观的，应符合咨询的原则，应对求助者负责，应促进咨询有效地进行。

5. 立足实事求是

积极关注应建立在求助者客观实际的基础上，不能无中生有，否则求助者会觉得咨询师是在用虚言安慰自己，是咨询师无能的表现，这样的积极关注可能会适得其反。例如，一位身高只有一米六几的男性求助者在谈恋爱时因身高问题屡受挫折，咨询师说："没事，身高只是一方面，更重要的是你是重点大学的博士，你有很好的工作，而且你善良、勤奋，一定会找到自己满意的女朋友的。"咨询师的确对求助者积极关注，看到了求助者身

上的优点和长处，但会让求助者感觉咨询师回避事实，因为毕竟有很多女孩子很在意男孩子的身高，身高的确是一个非常重要的问题。因此咨询师在积极关注时应该实事求是，不能回避或淡化求助者的失败、缺点与不足等。

咨询中无论遇到哪类求助者，无论求助者有什么样的心理问题，咨询师都应善于发掘求助者身上的闪光点，咨询师不但要关注求助者的潜力和价值，还应该帮助求助者多关注自己的积极、光明、正性的方面，这些正是建立求助者乐观态度的基础。促进求助者自我发现与潜能开发，达到心理健康的全面发展，也是咨询的最高目标。咨询师应把积极关注贯穿于整个咨询过程。

三、对求助者积极关注时的注意事项

第一，心理咨询师必须辩证、客观地看待求助者，既要看到求助者的消极、灰暗、负性的失败、缺点与不足，还应看到其长处、优点等积极、光明、正性的一面。

第二，积极关注不仅仅是咨询师积极关注，还应帮助求助者积极关注自己，看到自己的长处和优点等，自己发掘自己内在的潜能与资源。

第三，积极关注时应该避免盲目乐观。

第四，积极关注时尤其应该避免消极。

第五，积极关注也应该尊重现实，实事求是。

第六，积极关注的目的是促进求助者自我发现与潜能开发，达到心理健康地全面发展，这也是咨询的最高目标。

第二节 制定个体心理咨询方案

第一单元 商定咨询目标

一、学习目标

理解和掌握心理咨询目标的内容，通过与求助者共同协商，学会如何商定双方共同接受的有效的咨询目标并加以整合。

二、工作程序与相关知识

（一）商定咨询目标的前期工作

1. 全面深入地了解求助者

咨询中双方商定咨询目标，应该建立在心理诊断阶段已经完成的基础上进行，是咨询师在全面、准确地了解了求助者的具体问题和心理问题、问题性质、严重程度、持续时间以及求助者认知、行为、情绪和个性特征等的前提下进行。

心理咨询师在进行摄入性谈话时听取了求助者自述和他人介绍的情况后，应进一步询问

和观察，尽量全面地收集求助者的有关资料。咨询师收集资料应围绕以下七个问题进行：

"who"。求助者是谁？希波克拉底说过，了解一个什么样的人生病比了解一个人生了什么样的病更重要。为此，咨询师要尽可能详细地了解求助者，如年龄、职业、文化程度、健康状况等，还要了解求助者的认知特点、行为模式、情绪变化等内容。尤其是要掌握求助者的基本性格特征，是内向还是外向、是乐观还是消极、是平和还是易怒、是进取还是退缩、是自制还是冲动等及其表现程度。因为不同的性格与发生心理问题的种类、原因、过程和解决问题的策略等有关，也影响到咨询师所采取的咨询策略。

应了解求助者的成长过程、兴趣爱好、能力等，了解求助者通常对自己、对别人和对现实生活所持的态度及相应的习惯做法，因为这些因素有可能成为求助者心理问题的内在原因。

根据咨询的实际需要，还应了解求助者成长环境、家庭背景以及目前的生活状况，如现有家庭关系、工作、学习、婚恋、经济收入、人际关系状况等，因为它们往往是求助者发生心理问题的背景因素。

"what"。发生了什么事？要了解在求助者身上或身边发生了哪些具体事情和心理问题以及相关的具体细节。

"when"。什么时候发生的？咨询中需要了解事情发生的具体时间，是过去的某个时间，比如儿童的某个时期还是现在。这样的事情以前是否发生过，次数有多少？情况如何？

"where"。在哪里发生的？要了解事情发生的地点，或者是在什么样的环境下发生的。

"why"。事情发生的原因是什么？有怎样的直接原因和间接原因？表层原因有哪些，深层原因有哪些？

"which"。事情与哪些人相关？在求助者身上发生的事情肯定与求助者自己有关，但往往也与他人相关，或父母家人，或朋友，或同事领导等，他们与求助者的关系如何？

"how"。事情是怎样演变的？事情发生后，求助者是如何认识的，他的情绪、反应行为如何？有无得到外界的支持与帮助？事情发生至今，有了怎样的变化？

上述资料是非常重要的，但由于咨询时间有限，咨询师要在较短的时间内掌握较多的信息，就要注意如何询问，提高问话的技巧。咨询师如能把这个过程变成求助者自己倾诉的过程，就会减少一问一答、求助者被动叙述的现象，同时使这一过程变成有助人效果的活动。

在与求助者会谈时，应采用热情、诚恳、平等、负责的态度，同时，还要针对不同的对象、不同的心理问题采取相应的会谈方式。例如：

年龄特征。由于儿童不善于描述心理感受，不会像成人那样来谈论心理问题，他们喜欢游戏，较适于边玩边谈；与青少年交谈应注意与他们建立平等友好关系，态度应友善温和，交谈过程中应掌握交谈的方向，要注重青少年的现实生活；与老年人的会谈应充分尊重他们，交流的重心在现在和过去，因为老人喜欢谈论过去，回忆美好的往事。老年人的心理问题多与丧偶、孤独、寂寞及缺少关心、照顾、乐趣等有关，要多给予相应的心理支持。老年人的个性已定型，故不要试图去改变他们的个性，在咨询师的帮助下，老年人能依靠丰富的经验来了解和解决问题。

性格特征。求助者是具有不同个性的人，为此，交谈的方式方法应有所不同。在语言上有时需提高声音，有时需缓和，有时需重复；对富有暗示性者，语言要明确坚定；对抑郁个性者，语气要温和，充满同情关切；对强迫个性者，论述要严密，推理要合乎逻辑；对于内向拘谨者，要多给予理解、鼓励；对敏感多疑者，交谈应诚实恳切；对依赖过重者，不宜过分迁就或提供较多的支持；对被动个性者，应多让对方发表看法。总之，应充分考虑到求助者个性特征的特殊性。

问题特征。不同的心理问题需要采用不同的交谈方式，比如，受委屈、受压抑的人，要尽可能让他们宣泄；因为自卑而求助的，交谈时要多给予鼓励；对处于危急状态的人，态度要沉着，语言要肯定，方法要果断等。

文化特征。人的心理行为受到文化因素的制约，因此，充分考虑到社会文化环境和个体价值观念是必要的。这样，咨询师的言语、观念能适合求助者的教育、文化背景，采取的方式方法兼顾到对方的文化特点、可接受程度，再从医疗、社会、文化多个角度探讨、决定所采取的策略，这样会产生更好的效果。

如何选择合适的会谈内容很重要，会谈中既不能让求助者感到唐突、尴尬，又不能让求助者感到会谈不到位。这就要求咨询师把握好度，如果太快地进入主题特别是敏感主题，求助者或许会适应不了，就可能回避、否认，甚至会产生阻抗或厌恶情绪。为此，咨询师不可操之过急，应循序渐进。比如，对于第一次接触的求助者，咨询师若发现问题十分复杂，就可以先谈感觉到容易、把握得住的内容，再逐渐深入。如果问题比较隐秘，可以先谈一般的问题，让求助者有适应的过程。

这样做的目的，一方面，如果求助者初次接触咨询师，可能会心里不踏实，特别是心理问题比较严重或内容涉及隐私的时候，此时咨询师可以先谈一些相关的、边缘性的问题，使之有适应的过程；另一方面，咨询师当前对求助者问题的判断并不一定是正确的，先谈点感受到的问题，以此来获得求助者的反馈，进而调整自己的判断，如果直奔咨询师自认为的问题，错了会降低自己在求助者心目中的地位，即使对了，也可能使求助者感到突然。再者，有些求助者对自己的深层次问题不清楚，咨询师太快地把问题实质点出来，求助者难以充分理解，咨询效果就会大受影响。

2．深入了解求助者时，可以参照的思路

（1）明确求助者想要解决的问题。咨询中，咨询师首先需要明确求助者想要解决的问题，这对咨询的顺利进行是非常重要的。有些求助者会直接地告诉咨询师自己的问题所在，希望得到什么样的帮助。但有些求助者因为种种原因，或沉默寡言、或东拉西扯、或闪烁其辞。咨询师应及时把握会谈的内容，明确求助者想要解决的问题，从而使咨询顺利进行。对于沉默寡言的人，咨询师可以这样引导："为了使咨询顺利进行，请告诉我你希望我在哪方面向你提供帮助？""你能告诉我，你想解决什么问题吗？"对于讲话缺乏中心、东拉西扯的求助者，咨询师可以这样询问："你现在最想解决哪一方面的问题？""你能把刚才讲的问题用几句话归纳一下吗？"对于把问题说得含糊不清的求助者，咨询师不妨这样说："你能把意思说得更明白些吗？""你刚才的意思是……""你是想解决夫妻之间的纠纷，还是想离婚，或者说你自己也不知道想干什么？"通过询问，最终明确求助者想要解决的问题。

（2）进一步了解问题的来龙去脉。只有明确求助者的心理问题以及发生的原因、背景、发展过程及影响因素等，咨询师才能提出针对性的咨询方案。咨询师可以询问事情的来龙去脉，比如，"你能告诉我事情是怎么发生的吗"（起因）"你能谈谈你们分手的原因吗"（原因）"事情是怎么一步一步发展到今天的"（过程）"在这期间，你采取过哪些调整方法，比如去医院看病，去心理咨询或找朋友倾诉"（了解已采取了哪些途径）"你说进行过心理咨询，咨询师认为是什么问题""服用过什么药物，效果如何"等。这里需要注意的是，一个问句中不宜出现几个问题，否则求助者可能不知道如何回答。可以一个一个循序渐进地问。同时，咨询师要明确自己究竟想了解什么，要避免东一句西一句，使求助者摸不着头脑，或使问题很分散。这就需要咨询师边倾听边思考，掌握求助者问题的核心。咨询师也可以通过询问来明确某些事情，比如，"你刚才的意思是说恋爱失败了，所以导致精神恍惚，是这样吗""你说在小学的时候就开始害怕黑夜""你对教育自己的儿子感到无能为力了"。

（3）通过对求助者言行的反应，澄清求助者的真实想法。咨询师可以进一步澄清求助者的真实思想和情感，从而帮助求助者更加了解自己。比如，"你说你的上级很不公平，对你有偏见，你感到很生气，可又敢怒不敢言。你想离开这个单位，又怕找不到好的工作，所以很矛盾，不知道怎么办才好，是这样吗"咨询师点出求助者所遇问题的关键和现在最矛盾的心理，可以使求助者模糊不清、杂乱无章的思路变得清晰、简洁起来。咨询师知晓了求助者问题的核心在于难以取舍去留的利弊得失，这为以后商定咨询目标奠定了基础，也使咨询目标集中而明确了。

（4）深入探讨求助者具体和心理问题的深层原因。求助者的问题，尤其是心理问题的产生是生理、心理、社会等因素交互作用的结果。可能一因多果或一果多因，互为因果，错综复杂。原因不仅有横向的交叉，还有纵向的联系。也可以说，影响原因是一个立方体结构，既有横向诸因素的作用即共时态原因，又有纵向诸因素的作用即历时态原因，并且这两者是互相交叠在一起的。在一个原因的背后可能还有一层又一层的原因，形成原因层。有些表面上看起来不相干的人和事，却是问题的关键。有时以往是组成困扰的原因，细细探究，不过是一种表现。某人有自杀企图，情绪十分低落，经了解是与女友分手，便容易以为是失恋所致。进一步了解失恋的原因，却发现是因为女友无法忍受他相当一段时间来无精打采、悲观消极的态度，相处时毫无乐趣，女友不得不提出分手。由此可见，抑郁在前，失恋在后，故自杀念头的关键是抑郁障碍，失恋也是抑郁情绪的结果。这就要求咨询师能透过现象看本质，辨别真假，透过表面原因看到深层原因。咨询师重要而且非常关键的一步是找到求助者问题的核心原因。所以咨询师要善于思考、判断："这是最主要的问题吗？还有没有更深层的原因？"虽然有些咨询学派并不看重原因分析，但心理咨询的实践证明，只有找到根源，从根源上帮助求助者，求助者的改变才会彻底。否则，解决了一个问题，类似的问题还会表现出来。

此外，人的某种心理活动往往是与整个心理活动联系在一起的，思维、情感、行为三者互相联系，牵一发动全身，很难把三者完全割裂开来。一般来说，一者有问题，另两者或多或少、或迟或早也会出现问题。因此求助者的问题往往不是单一的。比如求助者存在人际关系障碍，但也会同时表现为情绪抑郁、暴躁、烦闷，或注意力不集中，或对生活感到厌烦、失望等。咨询师应善于分析，抓住主要矛盾和根本原因，寻找最合适的突破口，才能收到良好效果。

咨询师在倾听求助者叙述、分析心理问题的原因时，要避免先入为主。以离婚案例为例，一桩跨国婚姻破裂了，有的咨询师会想当然地以为是文化背景的差异，而事实可能是丈夫的暴力行为；一对文化程度差异较大的年轻夫妇离婚了，有些咨询师会习惯性地认为是文化程度差异导致缺乏共同语言，而事实可能是性生活不和谐；一段双方年龄差距较大的婚姻结束了，有的咨询师会猜想是年龄带来的代沟问题，而事实可能是性格难以磨合，彼此感到痛苦所致。尽管咨询实践中，咨询师有一定的经验积累，但不见得适用于每一个具体求助者。因此不可凭经验下结论，否则可能会偏离事实的轨道，使咨询难以进行。为此，咨询师不应带有偏见或刻板印象，而应多倾听，在没有明确事实之前，不要轻易下结论。

3．判断求助者心理问题的类型和严重程度

具体内容详见本教程第一章"心理诊断技能"部分。

（二）咨询目标的定义、来源、商定时机与特征

1．对咨询目标的理解

心理咨询的定义已经明确了，心理咨询就是要帮助求助者解决心理问题。但在具体的咨询案例中，咨询师到底要给求助者什么帮助，需要首先把咨询目标明确下来。这时的工作就是与求助者商定咨询目标。咨询目标就是求助者通过自我探索和改变，努力去实现的目标；咨询目标也是咨询师通过心理咨询的理论、方法和技巧，对求助者帮助，最终促使其实现的目标。从这个角度上讲，咨询目标既是求助者的目标，也是咨询师的目标。是求助者、咨询师双方共同要实现的目标。

2．咨询目标的来源

咨询时要按照咨询目标进行，咨询目标既不能由求助者提出后再请咨询师帮助实现，也不能由咨询师提出让求助者去执行。咨询目标是双方共同的目标，应该由咨询师与求助者共同商定，"商定"一词生动地解释了咨询目标的来源。有些求助者可能会主动提出咨询目标，但能否成为真正意义的咨询目标，还要看咨询师是否同意，求助者单方面提出的目标可能不是真正的咨询目标。同理，咨询师制定的咨询目标也可能不是真正的咨询目标。有些咨询师的初学者不理解咨询目标是双方商定的，从自己的角度出发为求助者制定了目标，由于没有与求助者协商，这样的目标可能不是求助者想要的或是愿意去实践的，因此在实际咨询中必然影响到咨询效果。至于其他人，更不能成为制定咨询目标的人。看到自己的孩子存在心理问题，父母迫切地希望咨询师帮助孩子改变，他们可能提出目标，希望孩子能够改变成什么样，但这不能成为咨询目标，因为这可能不是求助者愿意做的。同理，通过案例讨论，来自于咨询师的上级、同行或下级也可能知晓了求助者的问题所在，但不能提出咨询目标让咨询师去执行。

3．商定咨询目标的时机

经过心理诊断阶段，咨询师已经对求助者的具体问题、心理问题有了较为全面、深刻的了解，也知晓了求助者问题的原因、严重程度及持续的时间等，也掌握了求助者的认

知、行为、情绪及个性等。在这种前提下，根据心理咨询的流程，就可以与求助者协商，其中咨询方案是什么，咨询目标是什么。

有些初学者很容易在此出现失误，即心理诊断阶段没有完成，就急于与求助者商定咨询目标，更为严重的是没有咨询目标就已经开始咨询了。如某位求助者因为人际关系矛盾前来咨询，求助者陈述了其在人际关系方面的困惑后，某咨询师没有与求助者商定咨询目标是什么，就开始了咨询。这样的咨询必定是咨询师按照自己的理解，教导求助者如何建立良好的人际关系，大讲特讲建立良好人际关系的方法与技巧。这样的咨询恐怕难以起到心理咨询应有的效果，因为求助者的心理问题也许不是不知道如何与他人建立良好的人际关系，而是以自我为中心，在人际交往中过于敏感所致。因此，必须要先商定咨询目标，再进行咨询，有明确咨询目标的咨询才能是有效的咨询。一般来说，咨询师应该避免没有咨询目标或咨询目标不明确的咨询。

4. 咨询目标的特征

有效的咨询目标应该具备如下特征：

（1）属于心理学范畴。咨询师需要理解，咨询的任务是帮助求助者解决心理问题，因此咨询目标应该是属于心理学的范畴。对于不属于心理问题的求助，一般不属于心理咨询的范围。心理咨询主要涉及心理障碍、心理适应、心理发展等方面的问题。例如，某位连续两年没有考上理想大学的求助者提出的目标可能是，希望咨询师能够帮助自己，来年考入某名牌大学，这是明确的目标，但因其不属于心理学范畴，因此不能成为心理咨询的目标。某位求助者的婚姻出现了危机，她希望咨询师能够帮助其做出选择，到底离不离婚，这是具体问题，但也不属于心理学范畴，因此也不能成为心理咨询的目标。同样道理，选什么样的异性朋友，到底读不读研究生，是不是买房等因为都是具体问题，不属于心理学范畴，都不能成为咨询目标。只有属于心理学范畴的认知、行为、情绪、个性等方面的内容才有可能成为咨询目标。

对于某些既存在躯体疾病同时又存在心理问题的求助者，心理咨询的目标不是解决躯体疾病而是应该针对躯体疾病引起的心理不适，或者针对引起躯体疾病的心理因素。此时心理咨询的目标可能和医学的目标有联系，但两者有明显本质的差异。在医疗部门虽然也会涉及心理咨询的思想和方法，但本质上是医学模式的。在心理咨询中，虽然有时也需要药物或其他医疗手段的辅助，但主要的或首要的是心理学的理论和方法。某些医师改行做咨询师，可能在实际从事心理咨询工作时，容易将心理问题药物化，如对存在失眠症状的求助者，或存在焦虑症状的求助者，不是致力于帮助其解决心理问题，而是给求助者以安眠药、抗焦虑药等，这种情况从严格意义上讲已经不属于心理咨询。区别这一点对于目前我国心理咨询的发展具有重要意义。

（2）积极的。从心理咨询的性质来看，心理咨询的目标应该是积极的。一般来说，面对问题、解决问题是积极的，而回避问题则往往是消极的。如某位大学生因控制不住上网玩游戏，学习成绩不理想，虽然自己也认为不应该这样做，但并没有通过自己的努力去改变学习现状。认可、接受学习成绩不理想，换专业、退学等，都是消极地解决问题，都不应该成为咨询的目标。咨询目标应该是积极的这一特征容易被某些咨询师所忽视，但其意义很大，咨询目标的有效性，在于咨询目标是积极的，是符合人们发展需要的。有些目标虽能解决求助者的问题，但如果是消极的，就不适合当作心理咨询的目标。

（3）具体或量化的。咨询目标是咨询师、求助者共同努力实现的目标。咨询目标若不具体，或没有量化，咨询中双方就难以执行也难以对咨询效果进行评估。例如，某位三十多岁的女士，认为"男人都不是好东西"，因而不去主动接近异性，并拒绝了来自异性的主动联系，所以至今没有找到男朋友。改变认知仅仅是明确了方向，还远远没有达到具体或量化。某位缺乏自信的求助者，要求咨询师帮助自己提升自信，这也只是有了一个方向，咨询师如果不去将其具体或量化，则双方可能都不知道应该将自信提升到什么程度，也不知道达到什么样的程度就是实现了咨询目标，这样的咨询，其效果可想而知。某位因失恋而痛苦的求助者要求咨询师帮助自己摆脱痛苦，若不将之具体或量化，摆脱痛苦的目标是模糊的，双方都难以清楚地知道应该努力到什么程度，自然也谈不上满意的咨询效果。咨询目标越具体，越量化，就越容易执行，也方便进行咨询效果评估。如针对求助者强迫洗手的行为，双方商定的目标是从目前每天洗手 300 次左右，减少到每天洗手 100 次左右。针对求助者的人际交往较少，双方商定的目标是从目前人际交往的 20 分钟/日左右，增加到 60 分钟/日左右。这样的目标具体且量化，今后求助者做到了哪一步，双方都一清二楚，是否实现了咨询目标，咨询效果如何一目了然。

将对咨询目标具体或量化是商定咨询目标中一项非常重要的内容。求助者提出的目标可能比较模糊或抽象，有的仅仅是提出了方向，比如，希望自己更有能力。这时，咨询师就应该和求助者共同讨论希望更有能力具体是指什么，现在哪些方面存在不足，有哪些因素阻碍能力发展，又需要发展哪些能力等。经过双方讨论，使求助者模糊的目标逐渐清晰，具体起来，并能量化出来。通过一个个具体的步骤来实施，这也是大目标与小目标的关系，大目标要分解成几个不同层次的小目标，通过达成小目标而累积成大目标。具体目标是受终极目标指引的具体目标，而不是孤立的具体目标。

（4）可行的。咨询目标是需要双方在咨询中去实现的，因此应该商定在可行的范围内，而不要让咨询目标超出了求助者可能的水平，如没有音乐天赋的人想成为歌唱明星；或超出了现有的水平，不及格者想一下子达到优秀水平；或超出了咨询师所能提供的条件等，咨询目标就没有可行性，双方也就很难去实现咨询目标。例如，某位强迫洗手的求助者，目前每天洗手 300 次左右，他痛下决心，要将洗手的次数减少到每天 5 次左右。根据知识和经验而知，一般人每天洗手的次数也远远不止 5 次。求助者的个性中存在追求完美的一面，要达到每天洗手 5 次，是不可行的。因此将咨询目标定为每天洗手 5 次不可行。此外，时间因素、经济条件等也会成为影响咨询目标可行性的因素。对于不可行的目标，咨询师要根据实际情况与求助者协商，争取将目标限定在可行的范围内。比如调整目标或把目标分解为一个个具体可行的小目标。对于由于咨询师的原因而难以达到目标的，咨询师也要同求助者讲清原因，重新制定目标或中止咨询或转介给合适的咨询师。

（5）可以评估的。咨询目标是双方要实现的目标，应该至少有一种评估手段或方法可以对目标的进展情况或是否实现进行评估。如果咨询目标无法评估，也不称其为咨询目标。咨询中双方可随时对目标实现情况进行及时的评估，这样有助于双方都看到变化，尤其是求助者能看到进步，鼓舞双方信心。通过评估，也可发现存在的不足及问题，及时调整目标或采取措施促进咨询目标的实现。当然，咨询目标的实现有些直接表现为行动改变，有些则可能是观念的转变、情绪的调节等，既可以用求助者的主观体验、观察，也可用心理测验量表来进行评定。

（6）双方接受的。一般来说，咨询目标是双方要实现的目标，应该由双方共同商定。但无论是求助者主动提出的还是咨询师提出的咨询目标，都应该是双方接受的。若双方的目标有差异，则应通过双方交流来修正，最终双方都接受为止。若无法协调，应以求助者的要求为主。如某位强迫洗手的求助者提出将咨询目标定在每天洗手5次，咨询师认为这不可行，因而没有接受，并引导求助者将咨询目标定在每天洗手100次左右。而求助者对每天洗手100次左右的目标无法接受，认为既然5次不可行，提出每天洗手10次左右。咨询师依然没有接受，但根据求助者的意愿，引导求助者定在90次左右。就这样一来二去，双方不断讨论、协商，最终在每天洗手50次左右时，双方都接受了，于是每天洗手50次成了咨询目标。尽管咨询师认为求助者提出的目标依然较高，但本着以求助者为主的思想，咨询师接受了。若咨询师实在无法认可求助者提出的咨询目标，经过讨论协商依然无法改变的，也可中止咨询关系或转介给其他的咨询师。

（7）多层次统一的。咨询目标多层次的统一含有三方面的含义，第一，如果仅有一个目标，则咨询目标的特征应该是统一的。即使某次咨询中商定的咨询目标是属于心理学范畴的、积极的但不具体，则不是统一的。第二，如果咨询目标不是单一而是多个的，则目标与目标间应该是协调统一的。如某阶段咨询中商定的咨询目标是改变"别人都看不起我"的错误认知，使自己痛苦的情绪减少到自我感觉的一半左右，那认知、情绪等咨询目标应该是协调统一的。第三，近期目标与远期目标，具体目标与长远目标应该是统一的。双方商定的咨询目标，既有眼前目标，又有长远目标；既有特殊目标，又有一般目标；既有局部目标，又有整体目标。有效的咨询目标应该是多层次目标的协调统一。若只重视眼前局部的目标，虽然也可促进求助者的变化，但其改变可能是个别的、局部的、表面的，甚至是暂时的。只有把这些变化纳入到一个更庞大的发展系统中去，才能促进求助者发生本质的变化。所以说咨询目标是多层次统一的。

（三）如何与求助者商定咨询目标

咨询目标是咨询师与求助者共同的目标，是双方都要实现的目标，因此要由双方商定。但双方如何商定，先商定哪些目标，可参照以下思路。

1. 找出求助者的主要问题

所谓求助者的"主要问题"，就是求助者最关心、最困扰、最迫切需要解决的问题。虽然有些求助者在第一次会谈开始时，就会说明最困扰的问题是什么。但有些求助者却需要经过多次会谈，慢慢摸索、探讨，才能明确。其中主要的原因是，有些求助者因为认知能力的局限，不能认识到自己的问题所在。而有些求助者虽然清楚自己的问题所在，但可能不好意思开门见山地诉说自己的问题，例如，"我有同性恋的倾向""我跟某某人发生了暧昧关系，不知道怎么办"等。因而先海阔天空地兜圈子，说些无关紧要或不着边际的问题，比如"我担心我的头发是否留得太长了一点，有点像女孩子"，或者说"我爱人最近对我不太热情"等，此时只能是咨询师帮助其寻找真正困扰求助者的主要问题。有时求助者不知道自己问题的核心是什么，需要通过谈论生活背景、行为模式等，才能渐渐推出其真相来。比如，一直怀疑妻子不贞的丈夫，其问题的核心可能是自己对做丈夫没有信心，一向不与异性来往，认为谈论"性"是很肮脏的，但其主要问题可能是内心有许多对性的奇异幻想，而以某种态度来掩饰和控制自己对性的欲望等。总之，在咨询初期，咨询师要想办法弄清求助者的主要问题是什么。这样有助于有针对性地商定咨询目标，也有助于帮助求助者解决主要的心理问题。

2. 确定从哪个问题入手

有时求助者急于解决的问题不止一个，例如，学习问题、焦虑问题、失眠问题等。咨询师发现其中有一个问题是最重要的，即求助者学习兴趣不大，没有付出应该付出的努力，由此引起学习成绩下降，并进而引起焦虑和失眠。那么，咨询的目标就应集中在如何增强学习兴趣上。

有时求助者的问题并无直接的内在联系，比如，既有学习、焦虑问题，又有恋爱矛盾问题，还有择业困扰等。咨询师经过分析发现，求助者的问题彼此各自独立。此时，咨询目标的确立就要分轻重缓急。咨询师可以与求助者商量："你认为这些问题中，哪一个对你的影响最大？""你认为这几个问题中，你现在最想解决哪一个问题？"从中确定一个，一般不宜同时展开多个目标的咨询。同时，咨询师要通过对其中一个问题的分析，来促使求助者举一反三，学会自己解决其他问题。

有时求助者的问题有主次难易之分。这就有两种解决办法：一种方法是先解决主要的，再解决次要的，这样就可以提高咨询效率，甚至解决了主要问题，次要问题也就迎刃而解了。问题是一旦不成功或没有实质性的进展，就容易影响求助者和咨询师的信心。另一种方法是先解决次要的、容易的，再解决主要的、困难的。这样做的好处是难度小，双方容易见到咨询效果，有助于提高求助者和咨询师的信心和积极性，对初学咨询者也是一种很好的鼓舞。

有时求助者提出的首先要解决的问题可能与咨询师考虑的有差距。这种差距有时是用词的不同，本质上是一样的；而有时则可能是求助者局限于现实问题，而咨询师则是希望更深层的转变；有时也可能是咨询师未了解清楚具体情况或把握不准，致使目标偏离。这些都需要咨询双方共同交流，达成一致。

3. 双方商定咨询目标

商定咨询目标需要求助者与咨询师的共同参与、共同配合。在商定咨询目标时既要考虑到求助者的问题和需要，又要参考合适的咨询理论。既要有具体的小目标，又要有立足于发展和完善的大目标。咨询目标的商定有时会是个过程，会随着咨询的不断深入而有所改变。

咨询实践中，可能咨询师与求助者的目标不太一致，虽经双方讨论，但还是难以统一。在这种情况下，应以求助者的目标为主。这样做的原因是，求助者还不能理解咨询师提出的目标，或者是求助者更清楚自己的问题，而咨询师还没有发现。无论哪一种情况，咨询师都不能要求求助者接受咨询师的目标，否则求助者理解不了、接受不了、不配合，咨询效果就大受影响。双方最初在咨询目标上出现差异是正常的，也是允许存在的，可以随着咨询的深入，双方逐渐调整目标。

（四）咨询目标的整合

咨询目标商定后，还没完成商定目标的全过程，还需要整合。咨询目标的整合是咨询师一项非常重要的工作。首先咨询师应该把不同的咨询目标视为从一般、普遍、宏观、远期的目标到特殊、具体、微观、近期的目标这样一个连续体，这样就可以把两者有机地统一起来。实现这两种有典型意义的目标统一，是咨询目标整合的重要内容之一，也是心理咨询卓有成效的基础之一。如果只确立一种目标，或咨询目标没有经过整合，那么就会使咨询效果受到影响。从大目标着眼，从小目标着手，是辩证处理这两种目标关系的准则。

所谓咨询目标中的大目标即终极目标，是促进求助者的心理健康和发展，充分实现人的潜能，达到人格完善，最终拥有健康、快乐的生活。明确咨询的终极目标，具有重要的意义。现实中，相当多的咨询师不重视或者意识不到长远目标、终极目标的重要性，往往局限于求助者明显的问题，头痛医头，脚痛医脚，甚至只作表面处理。他们没有探讨求助者的问题是怎样产生的、怎样发展的、因何会如此、背后的机制是什么、如何才能避免发生类似的问题等。这种以问题为取向的咨询，往往只能治标，不能治本。虽然解决了求助者一时的困扰，但对求助者深层次问题的解决和自我成长却收效甚微。反过来，咨询师若能把促进求助者的心理发展作为咨询的终极目标，在此基础上，再根据每个求助者的特殊情况，来确定具体的目标，这时所确定的具体目标已经不是单一、孤立的目标了，而是连接着终极目标的具体目标，它的指向是明确的，并且在具体实施时，始终是以终极目标为指导思想的。

以上所谈不只是概念问题、形式问题，而是对咨询产生深刻影响的大问题。实施一个在长期目标、终极目标指导下的具体目标，会比仅仅只有具体目标具有更深远的意义。也就是说，它的着眼点、落脚点不是仅仅消除眼前暂时的痛苦、烦恼，而是致力于通过促进求助者观念转变、人格成熟，使得少发生或不发生类似的问题，乃至举一反三，实现知识、技能的迁移，而不只是就事论事。心理咨询的最高境界是授之以"渔"，帮助求助者学会打鱼生存的技能，而不是授之以"鱼"，仅仅在求助者饥饿时给一条鱼吃。比如，消除人际交往障碍，不仅仅让求助者能交往，更重要的是要通过人际交往障碍的剖析，发现在认知、情感、个性、技能等方面的不足，从而学会去发现问题、解决问题，并把这些原理和方法运用于生活的其他方面，最终促进全面发展。这就需要咨询师具有这方面的强烈意识，善于把长远的、终极的目标融化于具体的目标之中。这一观念和方法的最大意义还在于通过咨询，有可能为求助者指出一个促进成长、有长远影响的方向。

需要说明的是，在现实心理咨询中，由于种种原因，有时要真正实现心理咨询的终极目标是困难的，因为这是一个长期的、艰苦的改变过程。但作为一种努力的方向、人生的目标，把具体目标与终极目标结合起来，把某种心理状态的调整（具体目标）作为自身成长（终极目标）的一个环节，这是完全可能的，也是很有意义的。这是现代意义的心理咨询的一种境界。

（五）商定咨询目标的注意事项

1. 求助者并不都能提供有效的咨询目标

咨询师与求助者商定咨询目标时，一般的程序是请求助者先提出咨询目标，咨询师再根据求助者的具体情况与求助者协商，最终形成咨询目标。但求助者在提出目标时可能会存在一系列的实际困难，例如，求助者可能不清楚自己的问题所在，或是认识到自己的几方面的问题，但不知从哪里下手解决，有些求助者自己也不清楚应该提出什么目标，他们的思绪混乱，不知道可以从咨询中得到些什么。有些求助者所期望的目标可能不切合实际，比如以为咨询能改变既成的考试分数，使自己从不及格变为及格；或不用通过自己的努力就能使失去的恋人回来；或咨询目标是每门课考试95分以上等。这个时候由求助者首先提出咨询目标的确是困难的。

为此，咨询师可以通过一系列开放式的询问，来促进求助者思考自己想要也想实现的咨询目标，比如，"你希望通过咨询达到什么目的？""你希望解决什么问题？""你觉得自己有哪些地方需要改变？""你有什么地方感到不如意？""你希望达到什么程度？"等。如果求助者说"我想更了解我自己""我希望快乐"，咨询师对于这类一般性的或含糊的目标应予以澄清，使之具体化。如可以询问"你对你的'现在'了解多少""你认为自己还有哪些地方是不了解的""什么会使你快乐"等。咨询目标不清，咨询谈话就如大海里没有罗盘的航船一样漫无方向。有时，求助者所表达的期望，并不一定就是咨询目标。因为有些求助者由于自身问题的复杂性、隐秘性或者由于个性比较内向甚至对咨询师还没能完全信任，所提出的问题可能不是核心的。随着咨询关系的巩固和发展，才揭示出真正的问题。

另一种情况则是求助者提出了某个咨询目标，但随着咨询的深入，咨询师发现了求助者原先没有意识到的更深层、更本质的问题，从而需要引导求助者重新确立新的咨询目标。

2. 某些咨询师对咨询目标可能存在错误观念

（1）有些咨询师认为咨询师应持完全中立的态度，不应带有任何自己的价值观念。持这种观点的咨询师认为，每一个人都是有独特价值取向的人，咨询师不应该用自己的价值观去影响求助者，更不应把自己的目标强加在求助者身上。这种观念有其合理的一面，但过于推崇价值观中立，强调绝对的、百分百的价值中立是没有必要的，实际咨询中也是无法做到的。咨询过程中，咨询师持有的价值观是无法隐藏的。由于双方进行的是思想、情感的沟通，必定会在相互交流中自然而然地流露出来。只要咨询师存在其中，即使不讲话，其非言语行为也会传递价值观，何况有不少咨询技巧本身就是直接传递咨询师价值观的。咨询中保持绝对价值中立或无价值，事实上做不到也没必要。最简单地说，终极目标或具体目标本身就带有价值导向的色彩。如果硬要坚持价值观绝对的中立，实际上只能说明这种观点是对心理咨询认识还不够全面的结果。

即使在有效的咨询中，求助者也必然会受到咨询师价值取向的影响。问题的关键在于，咨询师应清楚自己所持的价值取向是什么？咨询师应如何去表达自己的价值观念，以避免把自己价值观中不合理的内容不自觉地施加给求助者，从而可能引起错误的导向。比如，一位持中国传统伦理价值观念的人，很可能对现代一些青年的言行不习惯，于是言谈中会不知不觉地流露出来，也可能按自己的价值取向进行引导。而事实上这位咨询师所持的不少传统观念可能已经过时了。咨询师在咨询中不可避免地会带有自己的价值观念，尤其是有些咨询师还可能会不自觉地把自己认为是正确的价值观作用于求助者，以促进求助者的改变和成熟。这本身无可非议，然而一旦过分，就可能对求助者产生误导。

（2）有些咨询师认为咨询中应该给求助者灌输、传输一些正确的、健康的价值观。不少心理咨询的初学者，尤其是从医学、思想教育、管理等部门转行从事心理咨询的初学者，他们常常以为咨询就是教导或指点求助者。因而，不少人把自己的目标强加在求助者头上，并传授他们自己的价值观、信念等。一旦发现别人的价值观念与自己有别，与社会宣传有别，就予以指正。他们帮助求助者做决定，经常提出应该这样、应该那样的忠告。如前所述，咨询中要求咨询师完全抛开自己的价值观念是不可能的，也是不必要的，但也不是意味着要求助者跟从咨询师的价值取向，相似才是正确的，不同就要予以纠正。咨询师应充分尊重求助者的价值观念。不把自己的价值观强加于求助者，不然，既不尊重求助者，也无法达到共情，这是有悖于心理咨询原则的。

咨询中，咨询师应努力地帮助求助者自我成长，使他们有能力实现自主自立，能承担起人生中的各种责任，这才是咨询师应有的态度。不应包办代替，用自己的头脑去替求助者思考，用自己的价值选择去代替求助者的价值选择，这是一种有失偏颇的咨询思想。而目前有相当一部分初学者是受这种思想支配的，他们试图去矫正别人的生活道路。在每个人的成长过程中，都会面临一个又一个的选择，面临一次又一次的挫折。咨询师的职责之一是鼓励遇到困难的求助者去学习面对挫折，面对挑战，在挫折与挑战中成长起来，而不是躲进安乐窝，避免风吹雨打，这也就是引出了与咨询目标有关系的第三个问题。

（3）有些咨询师把求助者的快乐、满足作为咨询目标。咨询中把求助者的快乐、满足当作咨询目标是有害的，也是不可能的。假若求助者为了获得成长，那么某种程度的不安、彷徨、苦闷、痛苦是不可避免的。成长会伴随着痛苦的磨砺，这是事物发展的规律。因此，咨询师的职责应重在鼓励求助者不断地去尝试、去努力、去体验、去获得发展，而不是躲避。这也许会增加求助者的不适感，但对于其发展是必需的，也是无法避免的。

（4）有些咨询师把求助者能否适应环境作为咨询目标。有些求助者的问题是难以适应环境。但适应什么环境、怎样适应等问题比适应环境本身更重要。一个不满周围浑浊的人际关系而孤独、愤慨的求助者，如果通过咨询适应了原先自己曾厌恶、鄙弃的那种人际关系，甚至同流合污，自然没有了原先的孤独，也没有了原先的愤慨，但这样的环境适应究竟是不是咨询所应该达到的效果？适应其实有两种类型，一种是忍受、克制、屈从、顺从与迎合，另一种是改善、调整与克服。前者是被动、消极的适应，而后者才是主动、积极的适应。前者带给求助者的是压制与衰退，而后者则带来蓬勃与发展。咨询目标应立足于后者，因为只有这样才能保证咨询是真正促进求助者的成长与发展的。从这种意义上讲，终极目标保证了具体目标的方向性。因为就具体目标而言，消除孤独、愤慨等不良情绪就是目标，如果达到了这一目标，就算咨询有效了。而事实上它是失败的，这种目标的实现牺牲了更大的目标，不符合终极目标的要求。终极目标的存在指导咨询师从更高的层次上把握咨询的含义。现实中，咨询所带来的改变很可能既有积极的一面，也有消极的一面。有效的咨询在于使积极面尽可能地多，而消极面尽可能地少。

3. 不同的心理咨询流派有不同的咨询目标

人本主义学派把自我实现作为咨询的目标。如人本主义代表人物马斯洛认为，咨询的终极目标是帮助求助者发展成为一个健康、成熟并能自我实现的人。罗杰斯提出，咨询应使求助者变得可以自主，不过分苛求，而整个人可以有较好的组织和整合。帕特森（C. H. Patterson）认为，咨询的目标是协助求助者成为一个负责、独立、能自我实现的人，使之有能力决定自己的行为。按马斯洛的观点，自我实现的人有以下一些共同特点：良好的现实性知觉；乐于接纳自然、他人和自己；自发性、单纯性和自然性；以问题为中心，而不是以自我为中心；有独处和自立的需要；自主的、独立于环境和文化的倾向性；保持新奇不衰的鉴赏力；有神秘的感受和高峰体验；有社会兴趣；和一些人有深厚的友情；有民主性格结构；有创造性；抗拒盲目遵从；有强烈的审美感；有幽默感等。罗杰斯认为自我实现是人类最基本的动机，人是积极主动、自我实现和自我指导的，这样的人也就是心理健康者。他们有以下5个特征：其一，乐于接受一切经验；其二，时刻保持生活充实；其三，信任自己机体的感受；其四，有较强的自由感；其五，有高度的创造性。

行为主义学派对人本主义的咨询目标提出了批评。他们认为自我实现这类目标太抽象、太空泛，很可能根本达不到。行为主义者认为，除非这些可观察的行为出现改变，否则咨询就不能算成功。比如，有些求助者在接受咨询后报告自己感觉好多了，感到自己信心增强了，同时对自己和周围世界的了解加深了。但在行为主义者看来，这些改变虽然出现了，却并不是行为改变的具体描述，故不能作为咨询成功的指标。只有当求助者说自己不但信心增强，而且在与别人相处时也因此而有了实际行为的改变（如可以较流畅地说话，不再贬低自己，更多地微笑，与人讲话可以正视对方而不再死盯着地面等）时，那才可以说咨询已达到一定的效果。行为主义学派期望帮助求助者学习建设性的行为以改变、消除适应不良的行为。帮助求助者选择特殊的目标，将广泛的目标化成确切的目标。在信奉行为主义学派的咨询师那里，咨询目标是很具体的。比如，戒烟、消除或减轻特殊的恐惧、减少考试焦虑、治疗口吃、治疗性功能障碍、学会如何交朋友、发展更好的学习习惯、矫正特殊的行为失常等。

精神分析学派的咨询目标是将潜意识意识化，重组基本的人格，帮助求助者重新体验早年经验，并处理压抑的冲突，作理智的觉察。

完形学派的咨询目标是帮助求助者觉察此时此刻的经验，激励他们承担责任，以内在的支持来对抗对外在支持的依赖。

理性情绪学派的咨询目标在于消除求助者对人生的自我失败观，帮助他们更能容忍与更能过有理性的生活。

交互分析学派希望帮助求助者能有创作自由、策略自由，成为自主性的人，能选择、达到他们想要成为的人，帮助他们检验早年的决定，并能在觉察的基础上作新的决定。

现实治疗学派强调引导求助者学习真实与负责任的行为，发展一种成功的统整感。帮助他们对行为作价值评估，并决定改变的计划。

其实，各种心理咨询流派的咨询目标之间并非是不相容的。例如，上述人本主义和行为主义在咨询目标上的差异并不是对立的，从某种意义来说，他们只是侧重点不同，是处在目标的不同阶段而已。也就是说，人本主义持的目标是一般的、普遍的、宏观的、长期的目标，而行为主义的目标是特殊的、具体的、微观的、短期的目标。人本主义理论并非反对行为主义的具体目标，而是认为这些具体的目标应该服从于一个更大的目标，否则这种改变是有限的、非根本性的。而行为主义理论也并非反对人本主义的一般目标，而只是觉得宏大的目标应该分解为更具体、可操作的小目标，否则有可能由于目标太大、太一般化而无所适从，不知从何做起，如何评定。

第二单元　商定咨询方案

一、学习目标

把握咨询过程中不同阶段的特点、工作内容、要求和重点,理解并掌握咨询方案的内容,学会与求助者商定咨询方案。

二、工作程序与相关知识

(一) 划分咨询阶段

咨询活动是由一连串有序的步骤组成的一个过程。这个过程有开场,逐渐发展进入正题,进入高潮,然后结尾收场。心理咨询各阶段的划分,不同的心理咨询师有不同的观点。但是无论咨询师持何种理论,咨询过程必包含一些基本的阶段,只是侧重点有所差异。对求助者进行咨询的次数,无论多少次,即使是一次就可解决的问题,其咨询过程也是可以划分为不同的阶段。这些基本的咨询阶段包括建立咨询关系、收集资料、澄清问题、确立目标、制订方案、实施行动、检查反馈、结束巩固等。无论咨询师有意识还是无意识,这些过程一般来说都或多或少、或隐或现地存在着,它们对于咨询师来说都有其独特的意义,只是各咨询师强调的重点不同而已。另外,求助者的不同情况也会影响到咨询过程的某些阶段很突出,某些阶段较淡化。

根据咨询实践,一般把咨询阶段划分为三个阶段:第一阶段(初期)——诊断阶段;第二阶段(中期)——咨询阶段;第三阶段(后期)——巩固阶段。了解每一个阶段的任务、步骤以及重点、难点和注意事项,对于咨询师来说是重要的。

1. 诊断阶段

此阶段的内容包括建立良好的咨询关系,通过摄入性谈话、观察了解、心理测验等收集求助者的相关信息,明确求助者的问题、产生问题的原因、问题的严重程度,最终做出明确的心理诊断。诊断阶段虽然是了解情况、做出判断的阶段,但同样具有助人的价值。这种价值包括咨询师的倾听使求助者积压的情感得到了很好的宣泄;咨询师的态度使求助者获得了尊重、信任和理解;咨询师的介入,使求助者感到自己的困难有了可求助的场所,从而感到安慰;随着咨询师的询问和求助者的叙述,澄清了原来模糊不清的问题,使求助者变得踏实。如果仅仅定位在诊断层面,是对咨询实质的简单理解,也是对咨询资源的浪费。

2. 咨询阶段

咨询阶段是心理咨询职业活动的核心、最重要的实质性阶段,包括调整求助动机、商定咨询目标、商定咨询方案、实施方案等一系列重要步骤。

咨询师在此阶段的主要任务是帮助求助者分析和解决问题,改变其不适应的认知、情绪或行为,促进求助者的发展与成长。一般地说这一阶段可能需要的时间较长,咨询师可根据自己的理论倾向,针对求助者的问题,选择适当的咨询技巧和干预技术,或探寻潜意识,或矫正行为,或改变认知,也可以是几种方法结合使用。

3．巩固阶段

这一阶段是咨询的总结、提高阶段。这里的结束有两种，一种是某一次咨询的结束，另一种是整个咨询过程的结束。对前者，要做好此次咨询的小结和下次咨询的准备，包括布置家庭作业，商定下次咨询的时间和主题。对后者，要做好咨询的回顾总结，巩固咨询成果，使求助者把在咨询中获得的成长运用于今后的生活中，提高自己的心理健康水平。此阶段还要做好追踪调查，这既是对求助者负责，也是为了更好地总结咨询经验，提高咨询师的咨询能力和水平。

心理咨询各阶段所涉及的主要内容不是截然分开的，有时会有重叠，因为心理咨询本身就是一个完整的过程，是一个整体。作为整个咨询环节中的每一次咨询都是上次咨询的继续，虽然新一次咨询还会有上述各阶段，但已是上次咨询的深化和提高了。每一次咨询都是相对独立的部分，但又是完整的咨询整体的组成部分。每一次咨询实现一两个小目标，把这些小目标汇聚起来，就可以实现预期的咨询目标。

（二） 制定咨询方案

咨询方案就是咨询工作的计划，有明确咨询方案的咨询会使咨询事半而功倍，因此，咨询方案是咨询工作必需的。有了咨询方案就使咨询双方明确了咨询方向和目标，也使咨询能够按照既定的方案顺利进行，还可以满足求助者的知情权，便于操作、检查、总结经验和教训。咨询方案应由双方在相互尊重、平等的气氛中共同商定。一般来说，咨询方案应包括以下七个方面的内容：

1．咨询目标

双方应首先商定明确的咨询目标，而且应该符合咨询目标有效性的七个要素。咨询目标既包括近期的具体咨询目标，还包括远期的长远咨询目标，具体的目标可能不止一两个，但都应该符合咨询目标的特征。双方商定咨询目标的具体程序及方法详见本节相关内容。

2．咨询的具体心理学方法或技术的原理和过程

在商定咨询方案时，应商定采用何种咨询方法和技术，咨询师应向求助者介绍准备采用的心理学方法或技术的原理、过程和使用注意事项等。心理学方法或技术的相关内容详见本教程相关章节。

3．咨询的效果及评价手段

在商定咨询方案的过程中，双方应明确咨询结束时预期达到的咨询目标和效果，并协商采用何种评估方法和手段对是否实现目标和达到何种效果进行评估。咨询效果评估的相关内容详见本章第三节第八单元。

4．双方各自特定的责任、权利与义务

（1）求助者的责任、权利和义务：

1）责任：

向咨询师提供与心理问题有关的真实资料；

积极主动地与咨询师一起探索解决问题的方法；

完成双方商定的作业。

2）权利：

有权利了解咨询师的受训背景和执业资格；
有权利了解咨询的具体方法、过程和原理；
有权利选择或更换合适的咨询师；
有权利提出转介或中止咨询；
对咨询方案的内容有知情权、协商权和选择权。
3）义务：
遵守咨询机构的相关规定；
遵守和执行商定好的咨询方案各方面的内容；
尊重咨询师，遵守预约时间，如有特殊情况提前告知咨询师。
（2）咨询师的责任、权利和义务：
1）责任：
遵守职业道德，遵守国家有关的法律、法规；
帮助求助者解决心理问题；
严格遵守保密原则，并说明保密例外。
2）权利：
有权利了解与求助者心理问题有关的个人资料；
有权利选择合适的求助者；
本着对求助者负责的态度，有权利提出转介或中止咨询。
3）义务：
向求助者介绍自己的受训背景，出示营业执照和执业资格等相关证件；
遵守咨询机构的有关规定；
遵守和执行商定好的咨询方案各方面的内容；
尊重求助者，遵守预约时间，如有特殊情况提前告知求助者。

5. 咨询的次数与时间安排

双方商定的咨询次数以每周1～2次为宜，次数过多可能因求助者无暇进行自我探索和改变而影响咨询效果。每次咨询的时间应在60分钟左右。时间过短可能缺少容量，过长则可能导致咨询效果不会提高，反而下降。在时间安排上不是绝对的，有时也可灵活掌握。对某一具体求助者的咨询次数与时间安排应视双方的具体情况而定，如创伤治疗90分钟左右，而家庭治疗90～120分钟。

6. 咨询的相关费用

咨询的相关费用不需要双方进行商定，但需要在咨询开始前的简介中向求助者明确说明，说明咨询的相关收费标准，并在咨询中严格按照国家规定的收费标准执行。

7. 其他问题及有关说明

咨询中如有特殊情况，应具体说明。咨询方案商定后，可以根据实际咨询情况处理。如果咨询目标比较简单、具体，预计一两次就可以完成的咨询，不一定签订书面的方案，可以用口头约定的形式明确下来。如果求助者的问题比较复杂，而咨询目标相对比较多，预计咨询的次数较多，应该以书面形式明确下来，双方在咨询中按照咨询方案的约定进行咨询。

双方商定的心理咨询方案不是一成不变的，很有可能会随着咨询的进程而有所调整、改变。比如，咨询师发现了求助者更深层次的问题，求助者也愿意探讨解决，咨询师或求助者由于某种原因需改变咨询时间的间隔，或求助者产生了的强烈的阻抗等，这就需要作一定的变动，但变动前应该经双方商定。

（三）双方商定咨询方案的例子

【案例2—1（摘录）】

求助者，女性，28岁，护士，由于认为男人都不是好东西而不愿与异性接触，想独身，至今未婚，故而在婚姻问题上与父母存在矛盾，存在强迫检查的症状，内心非常苦恼，情绪低落，前来进行咨询。

下面是双方商定咨询方案的片段：

咨询师：通过前期的交谈和心理测验等，我已经知道了你的问题及原因、程度等，现在咱们来谈谈咨询方案吧？

求助者：咨询方案？我有些不明白。

咨询师：咨询方案就是咨询工作的计划，在咨询中咱们需要讨论咨询目标是什么？就是你希望咨询后要实现的目标，还要讨论用什么方法或技术解决问题，怎样评估效果？什么时间咨询等内容。

求助者：我明白了，我可能没有那么多的时间，反正您已经了解了我的问题，您就根据经验制订方案吧，我遵照执行就可以了。

咨询师：这样做不恰当，咨询方案是需要咱们双方商定的，先商量再确定下来，而不是只由你或由我提出的，我提出的方案可能不是你想或是你愿意实现的。

求助者：我明白了，那咱们先商量什么？

咨询师：需要先商量咨询目标，咨询目标就是你愿意实现、我也愿意去帮你实现的目标。咨询目标是属于心理学范畴的、积极的、具体或量化的、可行并可以评估的。你来想达到什么咨询目标？

求助者：我最想让我妈同意我一辈子单身，别再逼我结婚。

咨询师：很抱歉，这个目标不是心理学范畴的，我没有办法帮助你。如果是心理学的目标我就可以帮助你，比如你的认知、行为、情绪等。例如你认为"男人都不是好东西"，这是你的认知，它影响着你与异性的交往，在这方面你愿意有所改变吗？

求助者：愿意啊，可男人确实不是好东西啊，这恐怕改不了吧？

咨询师：现在咱们先讨论目标，至于怎样改变是后续要讨论的方法、技术中的问题。你看把"男人都不是好东西"改变为"男人中有好人，也有坏人"好吗？

求助者：好吧。

咨询师：好的，这算第一个咨询目标。在与母亲交往上你有什么目标？你曾经说过害怕与母亲交流。

求助者：我想增加与我妈的交流，我妈很不容易，但一说话就是催我结婚，我有些害怕。

咨询师：你想增加到什么程度呢？

求助者：嗯？我没明白。

咨询师：增加与母亲的交流只是一个方向，咱们需要把它具体或量化，因为越是具体的就越是容易实现的，也方便进行评估。

求助者：我明白了，增加到……（思考）每天1个小时吧，我想现在连20分钟都不到。

咨询师：好，增加与母亲的交流，从目前的20分钟/天左右增加到60分钟/天左右，这算第二个咨询目标。你还有什么目标？

求助者：没有了吧？

咨询师：你说过你在打针发药前总要检查很多遍，明明知道没有必要但却控制不住，为此你内心非常苦恼，检查是行为，苦恼是情绪，这些是属于心理学范畴的，你想要进行改变吗？

求助者：想啊，我想不那样检查，更想消除苦恼。

咨询师：你现在的检查情况是怎样的呢？

求助者：每天总是没完没了的检查，可能至少有几十遍。

咨询师：你希望改变成什么样？

求助者：检查的事太让我烦了，最好一遍都不检查。

咨询师：据我所知，护士在打针、发药前是要检查的，一遍都不检查行吗？

求助者：不行，那2遍吧。

咨询师：只检查2遍是不是要求过高？检查10遍怎么样？

求助者：根据我的情况，检查两遍是有些高，可10遍又有些多，5遍吧。

咨询师：好的，咱们把打针发药前检查5遍当作第三个目标。关于苦恼的情绪，你的目标是什么？

求助者：消除苦恼，可消除苦恼怎么具体量化呀？

咨询师：可以用主观体验的方法，历史上你最苦恼的感觉算作100，这是感觉的单位，以它为尺度，你现在的感觉是多少，将来的目标是多少就具体了。

求助者：我懂了，（思考）我现在的苦恼大约有80分左右，我希望减少到30~40分吧。

咨询师：好的，咱们把减轻苦恼，从目前的80分左右减少到30~40分，作为第四个咨询目标。

求助者：好的。

（双方就这样商定了心理咨询的方法、评估手段等）

咨询师：我下周只有周三下午和周五上午有时间，你在这两个时间段里有时间吗？

求助者：我周三下午有时间，能不能晚一点，下午4点至5点我来咨询？

咨询师：可以。

求助者：刚才制定的目标，万一不能完成怎么办？

咨询师：我愿意帮助你，也希望你能通过努力实现这些目标。如果遇到特殊的情况，咨询目标也是可以改变的，那时咱们再重新商定。

求助者：好的。

咨询师：今天咱们商定了咨询方案，以后的咨询将按这个方案进行，你向咨询目标前进，我帮助你实现这些目标，实现目标的过程，既是帮助你解决问题的过程，也是促进你心理成长的过程，通过多个小目标，最终可以实现提高你认识问题、解决问题的能力，提高调整、控制自己情绪的能力，增加心理承受力，健全人格，提高心理素质，享受幸福、快乐的生活的长远目标。

求助者：我明白了，我会努力的。

【分析】通过以上案例，可以清楚地看到咨询师与求助者商定咨询方案、咨询目标的过程，其中，重在商定，通过双方的商定，最终形成了咨询方案。咨询将按咨询方案有序地进行，从而使咨询有了明确的方向和目标，提高了效率，促进咨询取得理想的效果。

第三节　个体心理咨询方案的实施

第一单元　实施咨询方案的策略与框架

一、学习目标

理解并掌握实施咨询方案的策略与框架，学会调动求助者的积极性，通过启发、引导，支持、鼓励等方式，促使求助者进行自我探索和实践，促进求助者发展和成长，最终实现咨询目标。

二、工作程序与相关知识

在明确求助者的有关情况、掌握相关的信息后，咨询师进行了全面的评估和分析，与求助者一起商定了双方均接受的有效的咨询目标，并制定了切实可行的咨询方案。此时就可以开始进行具体的咨询。尽管求助者的具体和心理问题是各式各样的，心理咨询师所擅长的咨询理论与流派不尽相同，个性习惯也各不相同，但初学者可以依据下面框架或程序的思路进行咨询。

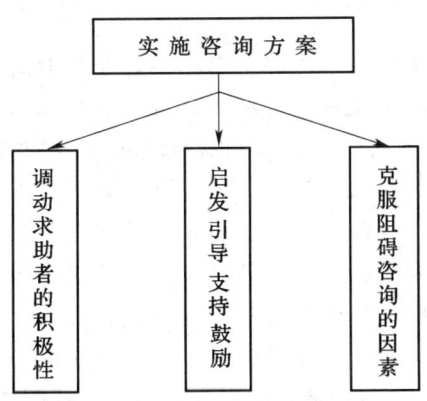

（一）调动求助者的积极性

心理咨询的本质是咨询师利用心理学的理论和方法帮助求助者，促使求助者对自身的问题进行探索和有所改变，从而实现咨询目标。如果求助者通过心理咨询发生了某些改变，其中最为重要的改变是，求助者开始探索解决自身的问题。为使咨询取得进展，关键是要调动求助者的积极性。有些求助者可能对心理咨询不甚了解，往往以为咨询应该是咨询师努力为自己做些什么；有的求助者可能个性懒惰，不愿意自己主动探索解决问题，这都可能造成求助者将咨询没有取得实质性进展的原因归结于咨询师。而有些咨询师由于职业理念的原因，也可能不去调动求助者的积极性，不去促进求助者的心理成长，不鼓励求助者进行自我探索和改变，只是实施了指导性的教育。这些都会阻碍咨询的有效进行，也很难使咨询取得双方满意的结果。

为解决这一问题，咨询师应该在咨询开始阶段，着力调动求助者自己解决问题的积极性。咨询师有必要向求助者明确说明心理咨询的实质、咨询取得效果的主要原因。以下通过案例，说明某咨询师是怎样调动求助者的积极性的。

【案例2—2】

求助者：通过刚才我说的足以说明我的婚姻出现了问题，我希望您能帮助我解决！

咨询师：好的，我会帮助你解决的，刚才咱们已经商定了咨询方案和目标，现在咱们先来分析一下你们婚姻中存在的问题。

求助者：好的，我听您分析。

咨询师：你可能对咨询还有些不了解，解决你婚姻问题不是我分析，而是得请你来分析。

求助者：我分析？可是我刚才和您讲过了我们之间的矛盾啊？

咨询师：我刚才听懂了你所说的，但心理咨询的实质是我向你提供心理帮助，你自己探索解决自身的问题，因此需要你的积极参与。

求助者：我解决？我参与？我要是能解决问题，就不会来咨询了。

咨询师：我们来看一个例子，如果家里的电视机坏了，怎么办？

求助者：当然是找电视机维修部的人来修了。

咨询师：是别人修还是你修啊？

求助者：是别人修。

咨询师：是的，修理电视机可以这样，自己不动手就能解决问题。但心理咨询完全不是这样的，帮你解决婚姻问题不能像修电视机，我不能像工人师傅那样直接帮助你，我向你提供帮助的形式也就心理咨询的形式，通过向你提供必要的知识，提供必要的技术指导，促使你将电视机修好。电视机修好了，不是我修好的，而是你自己修好的。

求助者：那太麻烦了吧，您能不能直接动手，就将电视机修好得了？

咨询师：问题发生在你身上，我动手帮你解决，你置身于事外，这样能解决问题吗？

求助者：能啊，我都听您的，您怎么说，我就怎么做。

咨询师：刚才在介绍情况时，你说过你父母、你的兄弟姐妹、同事朋友等都纷纷给你出主意，帮你解决问题，可你没有按照他们所说的去做，我说了，你就会按照我说的做吗？

求助者：也许不会吧，但我自己解决太痛苦了。

咨询师：解决问题的过程可能是痛苦的，但不付出努力，难以取得成果。就像洗衣服那样，可能挺麻烦，还累，但缺少了这样的过程，无法享受穿着干净衣服的舒适与快乐。

求助者：我有些明白了，我的问题必须要我自己动手才能真正解决。就如同我渴了，必须我自己喝水才行。

咨询师：是的。

求助者：可我恐怕没有能力解决啊！

咨询师：你刚刚讲过，你生小孩后遇到了很多难题，父母、公公婆婆都不在身边，丈夫又经常出差，但你完全是靠自己解决了，这算不算你具有的解决问题的能力呢？

求助者：（思考）如果这样讲，我确实很能吃苦，也能解决现在看来都难以解决的问题。

咨询师：是的，你有这样的能力，我希望也相信你有能力解决自身的问题。

求助者：那好，我就试着对婚姻问题进行分析。

咨询师：好的。

【分析】通过以上案例不难看出，求助者对心理咨询还不完全了解，希望咨询师能动手解决自身的婚姻问题。但咨询师向求助者明确说明了咨询的实质，对求助者进行积极关注，帮助求助者挖掘自身积极的资源，激发了求助者解决自身问题的愿望与积极性，也使求助者拥有了改变自身的力量。这就是咨询师调动求助者的积极性，这既是咨询师正确咨询理念的体现，也是咨询技巧的展示。

（二）对求助者启发、引导，支持、鼓励

咨询时咨询师既要站在求助者的前面启发引导，帮助求助者认识、领悟自身的问题；还要给其以支持鼓励，推动求助者自我探索和实践解决自身的问题，向着咨询目标前进。

1. 启发、引导

在咨询阶段，咨询师最重要的任务是帮助求助者解决心理问题，但如何帮助，看似是简单的问题，实则不然。有些求助者希望咨询师直接帮助自己，最好直接告诉自己该怎么办，甚至直接替自己去办。有些咨询师可能不愿意做耐心、细致的启发引导工作，而是直接指出求助者问题所在，并给求助者以所谓正确的教导。这样的做法难以帮助求助者解决问题，很难实现咨询目标，而且与促进求助者的心理成长，助人自助的正确咨询理念是背道而驰的。咨询师务必清楚：咨询中应以促进求助者的成长为主，自己去探索解决自身的问题，并由此获得心理成长，最终拥有健康快乐的人生。因此，咨询师对求助者的启发引导是必不可少的，也是非常重要的。

（1）启发引导求助者什么？咨询师要帮助求助者解决心理问题，其中如何促成求助者的改变，实现咨询目标是一个非常重要的问题。面对求助者，咨询师不应该是老师，不应该是道德法庭的法官，也不应该是教练，高高在上地教导求助者，而是需要启发引导求助者认识并解决自身的问题。根据心理咨询师的任务，心理咨询的临床实践等，对求助者的启发引导可以归纳为以下几方面：启发引导求助者建立良好的人际关系；深化自我认识，

认识自己的内部、外部世界；认识、领悟、解决内部冲突；矫正错误认识；学会接纳现实；增加心理自由度；构建新行为、新的行为模式；塑造良好的个性特征；掌握心理学的知识与技巧等。以认知为例，有些求助者存在错误认知，由于认知的作用，产生了行为和情绪等方面的问题，咨询师应启发引导求助者，矫正错误认知，建立正确的认知；通过矫正认知，解决自己行为和情绪方面的问题。

（2）如何进行启发引导？启发引导就是咨询师根据咨询目标，启发引导求助者探讨解决自身的问题，而不是咨询师自己动手解决。一位在家中是长子，确实为家庭做了很大贡献的求助者，在父母去世后因遗产分配问题与弟弟妹妹产生了矛盾而前来求助。按照他的说法："我对家庭的贡献最大，遗产自然应该由我继承，你们不应该和我争。"显然，求助者这样的认知是错误的，他也因此产生了烦恼、痛苦等情绪。咨询师要帮助求助者解决情绪困扰，直接指出他的问题所在是很简单的，但往往无效。如果咨询师说："你错了，你不懂法律，法律规定了你们兄弟姐妹都有继承父母遗产的权利，不能因为你多尽了义务，就剥夺别人应有的权利，你得将父母的遗产进行平均分配。"这样做的确指出了求助者的错误认知所在，还提供了正确的处理方法，但可能不被求助者认可，无法帮助求助者解决情绪困扰，这样的咨询可能是无效的。咨询师需要耐心细致的启发引导，帮助求助者矫正错误认知，自己提出合理的解决方案。下面的咨询案例片段是一个启发引导的例子。

【案例2—3】

求助者：我刚才说过就是因为父母的房子让我非常生气，我是长子，为家里、为我的弟弟妹妹做过多少贡献啊，弟弟妹妹凭什么来和我争？你评评理，这能怨我吗？

咨询师：我非常理解您此时此刻的体验和感受，您对家庭的贡献很大，在很困难的情况下，自己吃苦帮助弟弟妹妹。现在他们不报答您的恩情，却反过来要求分父母的房子，惹得您很生气。

求助者：是的，我非常生气。

咨询师：您所说的房子是怎么来的？

求助者：我父母的，当年我父亲盖的房子。

咨询师：您是您父母的孩子，您的弟弟妹妹是吗？

求助者：是啊，都是亲生的。

咨询师：过去父母生病时，您照顾了他们，您的弟弟妹妹应该和您一样去照顾他们了吧？

求助者：是的，应该的。

咨询师：您承认弟弟妹妹和您一样有义务去照顾父母？

求助者：当然啦，都是子女，都要出钱、出力照顾父母。

咨询师：您承认弟弟妹妹有照顾父母的义务，在这一点上您要求他们和您一样。可是在父母留下来的房子上，您认为弟弟妹妹应该和您不一样，不该享有这些权利，不应该和您提出分房子。在权利、义务的问题上您前后的话似乎有些矛盾，您能解释解释吗？

求助者：（语塞，思考）你的意思是弟弟妹妹们和我一样，既有照顾父母的义务，也有继承房子的权利？也许是这样吧，可是我为家庭做出的贡献大啊！

　　咨询师：贡献大和弟弟妹妹的权利有什么关系呢？

　　求助者：贡献大就应该多劳多得。

　　咨询师：贡献大可以多得，但能否因为贡献大就剥夺弟弟妹妹的权利呢？

　　求助者：那不能吧，但他们不该和我争房子啊。

　　咨询师：在什么情况下，弟弟妹妹不和您争呢？

　　求助者：不和我争？除非他们都放弃了财产要求。

　　咨询师：还有什么情况他们不会和您争呢？

　　求助者：（思考）也许平均分吧，以前我也想过，索性卖掉房子，钱平均分配，一人一份，他们就谁都没有意见了，谁都不会争了。我的同事就是这么做的，人家就没为父母的房子捣乱。可我凭什么要平均分？我对家庭的贡献最大。

　　咨询师：是的，正是您认为自己贡献最大，不允许弟弟妹妹和您分父母的房子，才产生的矛盾，才让您生气啊。

　　求助者：你的意思是我生气的原因不在他们，反而是我？

　　咨询师：您说呢？

　　求助者：（思考）好像是这样吧。

　　咨询师：您如果真像您的同事一样处理父母留下来的房子，会怎么样呢？

　　求助者：那样的话问题就解决了。

【分析】通过以上对话，可以清楚地看出，咨询师并没有对求助者的认知、处理问题的方案等进行评说，也没有直接告诉求助者应该怎样处理，但在咨询师的启发引导下，求助者经过思考，对自身的问题进行了探索，发现了问题，认识到了错误认知，自己提出了合理的解决方案。这样的启发引导是帮助求助者的最基本、最一般的形式，在咨询中会大量应用，咨询师务必要掌握。

2. 支持、鼓励

咨询时仅仅启发引导求助者认识、探索、解决问题是远远不够的，还要对求助者予以支持和鼓励，推动求助者向着咨询目标前进。咨询师对求助者进行支持和鼓励，可以起到以下作用。

第一，提升求助者解决自身问题的信心。求助者咨询时往往已经体验到了自身种种问题所带来的困扰与痛苦，但可能缺乏改变自我的信心，此时咨询师的支持和鼓励，可以大大提高求助者改变自我的信心。

第二，激发求助者改变自我的内在力量。求助者可能有改变自我的愿望，但缺乏改变自我的力量，咨询师的支持和鼓励恰恰激发出了这种力量，求助者因此具有了改变自我的强大动力。

第三，咨询师的支持和鼓励使求助者不断受到鼓舞，可以强化求助者的咨询动机，使求助者更加愿意通过咨询，解决自身的问题。

第四，支持和鼓励本身就是助人的过程，也是助人的技巧的展现，通过支持和鼓励，求助者向着咨询目标不断探索、实践，最终实现了咨询目标。

第五，通过咨询师的支持和鼓励，求助者具有了克服困难的信心和勇气，敢于面对困难、解决困难，克服阻碍咨询顺利进行的种种不利因素，使咨询得以顺利进行。咨询师所掌握的心理学理论、心理咨询的方法、技术等，都可以起到支持、鼓励的作用。这些理论、方法、技术的具体应用，将在此后进行详细讲述。

（三）克服阻碍咨询的因素

心理咨询中，咨询师启发引导求助者探索解决问题，推动求助者向咨询目标前进，但此进程可能不是一帆风顺的，可能会遇到一些阻碍咨询的因素。例如咨询时可能出现阻抗，一旦遇到阻抗，将对咨询产生阻碍作用，在不同程度上影响咨询的进行，导致咨询效率下降或停滞不前，严重的将直接造成咨询失败。咨询师应帮助求助者克服阻碍咨询进行的因素，从而促进咨询顺利进行。阻碍咨询的因素及克服的具体方法技术见本节后续单元。

第二单元　参与性技术

一、学习目标

理解并掌握参与性技术的定义，学会运用参与性技术澄清问题，启发、引导求助者进行自我探索和实践，最终实现咨询目标，促进求助者成长与发展。

二、工作程序与相关知识

心理咨询中，咨询师要帮助求助者解决心理问题，其中心理学的理论、方法和技术等既是基础，也是手段，因此咨询师必须正确理解、掌握，并灵活地运用到咨询实践中。

（一）倾听技术

1. 对倾听的正确理解及如何倾听

倾听是在接纳基础上，积极地听，认真地听，关注地听，并在倾听时适度参与，这是倾听的含义。倾听是心理咨询的第一步，倾听既是咨询师职业理念的体现，也是咨询师咨询技能的展现，倾听是咨询师的基本功，也是建立良好咨询关系的基本要求。倾听既可以表达对求助者的尊重，同时也能促进求助者的表达，使之在比较宽松和信任的氛围下诉说自己的问题及宣泄情绪，探索解决的方法，实现自我发展与成长。

倾听需要以接纳为基础，只有无条件地接纳求助者才能有很好的倾听。咨询师与求助者可能是完全不同的两个人，其人生观、价值观、生活态度、生活方式等可能完全不同或差异极大。一个持传统道德观、非常痛恨婚外感情的咨询师面对一个因婚外感情痛苦的求助者，可能压抑不住内心的痛恨、反感，难以接纳求助者的言行。一个非常乐观、开朗的咨询师面对一个消极、悲观的求助者可能会流露出不满和指责。一个爱学习的咨询师面对某个不愿意下功夫学习、理想是做个厨师或出租车司机的中学生可能无法接受他如此的没有出息，可能对他提出批评。这些都不是接纳，更不是无条件的接纳，都存在着先决条件。咨询师应该把自己的价值观完全抛开，无条件地接纳求助者，不按自己的生活态度、生活方式要求求助者，而无论求助者是一个什么样的人，有着何种信仰，怎样的价值观，也无论存在多么扭曲的认知、偏激的行为、偏执的个性、低沉的负性情绪等。总之，就是接纳求助者的一切。倾听不应带偏见和框框，不能作价值评判。对求助者讲的任何内容不应表现出惊讶、厌恶、奇怪、激动或气愤等神态，这些都是无条件的尊重和接纳。只有接纳了，才能用心倾听，才能真正做到倾听。

倾听是一种积极的听。倾听时咨询师应该非常积极，通过倾听，咨询师往往掌握了求助者歪曲的认知、消极的行为模式、负性的情绪等消极、灰暗、负性的一面。但通过积极的倾听，咨询师还可以掌握求助者积极、光明、正性的一面。一位想学习而不愿意吃苦的高中生为自己的学习成绩苦恼，认为自己不聪明，不停地抱怨家长、老师，情绪也很低落。苦恼、情绪低落等是负性情绪；抱怨，是消极的行为模式，其中消极、灰暗、负性的一面显而易见。但即使如此，不容置疑的就是求助者还有积极、光明、正性的一面。求助者不是被咨询师请来的，表明求助者有察觉自己问题的能力，有改变自己现状的愿望，有解决自身存在问题的动机等，这些都是积极、光明、正性的。咨询师可以通过积极的倾听来掌握这些内容，学会辩证、客观地看待求助者及其存在的问题。

倾听是一种认真地听。咨询时求助者所陈述的不一定是咨询师同意、感兴趣的内容，有些甚至是不同意、反感的内容，但无论如何，咨询师都应非常认真地倾听。通过倾听，把握求助者的问题、原因、程度、个性等，把握事情的前因后果，内在逻辑关系等。有些咨询师在听到自己不感兴趣、反感的内容时，可能并没有打断求助者，而是走神，"开了小差"。例如，可能在思考自己的事情，今天还有什么事情没有做，明天的学术讲座怎样准备等。一旦咨询师不认真倾听而走神，自然不知道求助者讲些什么，更无从谈倾听。咨询师走神后很可能向求助者提问："你刚才讲什么了？"这是典型的走神，是不认真倾听的表现。

倾听是一种关注的听。咨询师应该对求助者非常关注，既关注求助者的症状表现，又关注其情感；既关注其外在表现，又关注其内心体验；既关注其存在的问题，又关注其解决问题的动机和态度。关注的目光和表情是关注的具体表现形式，是倾听的具体体现。

倾听还要有适当的参与。咨询师在倾听时并不是一声不吭地、毫无反应地傻听，而是应该有适当的参与。为了表明咨询师对求助者是理解、接纳的，从而促进咨询关系，鼓励求助者深度表达，同时也是为了深入了解，澄清问题，促进咨询师对求助者的理解和求助者对自己的了解，咨询师适当的参与是必要的。这种参与既可以是言语性的，也可以是非言语性的。如咨询师说"我能听得懂，请继续""我在听，请接着讲"等，有时可以是咨询师点点头，发出"噢""嗯""是的""然后呢"等声音。这些都是参与而不是打断求助者。

倾听不仅仅是用耳朵听，而是要用心听。倾听时不但要听懂求助者通过言语、表情、动作等所表达出来的内容，还要听出求助者在交谈中所省略的和没有表达出来的内容或隐含的意思，甚至是求助者自己都不知道的潜意识。有时求助者说的和实际的并不一致，或者求助者避重就轻，自觉或不自觉地回避本质性的问题。例如，在中国传统文化背景下，性是许多人羞于启齿、极为敏感的问题，因此，求助者因性问题困扰时可能常常只谈皮毛的问题或打"擦边球"，有时他们希望咨询师能听出问题，主动地向他们询问。

正确的倾听要求咨询师以机警和共情的态度深入求助者的感受中去,细心地注意求助者的言行,注意对方如何表达问题,如何谈论自己及与他人的关系,以及如何对所遇问题做出反应。还要注意求助者在叙述时的犹豫停顿、语调变化以及伴随言语所呈现出的各种表情、姿势、动作等,从而对言语做出更完整的判断。例如,求助者在谈及自己的人际关系时,可能有以下不同的表述方法:一是我和他人有矛盾;二是我自己没有处理好某些事情,造成人际关系紧张;三是别人故意找我的茬,造成人际关系紧张;四是真倒霉,自己赶上这么一个破单位。从这些不同的表述中,可以洞悉有关求助者的自我意识与人生观的线索。例如,第一种是对人际关系客观的描述;第二种求助者内归因倾向非常明显,并以负责的态度作了自我批评,表明求助者可能遇事容易内归因,自省自责,自卑退缩;第三种表明是他人过错,不是自己的责任,表明求助者可能推诿,容易有攻击性;第四种则表明宿命论色彩,遇事易认命。所以,求助者在描述人和事时所使用的词语或结构,有时往往会比事件本身更能反映出求助者的特点。通过倾听,咨询师可以很好地把握这些内容。

有些咨询师的初学者往往不理解倾听的正确含义,以为咨询主要是咨询师"讲",而不知道咨询师最重要的不是"讲"而是"听",尤其在咨询的初期和中期。倾听不仅是为了收集资料,明确求助者的问题、原因、程度等,也是为了建立良好的咨询关系,倾听本身同时还具有助人的效果。

2. 倾听时容易出现的错误

有些没有经过正规培训,或正确咨询理念还没有建立,或没有掌握倾听的含义的咨询师,往往不重视倾听、不愿意倾听,因而容易出现以下的错误:

(1)打断求助者,作道德或正确性判断。咨询师如果不能把握倾听的正确含义,就可能不接纳求助者,表现为打断求助者,同时作道德或正确性的判断。例如,一位与多人存在婚外感情的求助者表达其困惑,咨询师可能因道德观不同,不愿意进行倾听,很可能打断求助者,连声叫停,并对求助者的言行作道德上或正确与否的评判。"你这么缺德啊,这不是害人害己吗""你这种想法完全是不符合社会道德的"等。由于打断了求助者,自然影响了求助者的表达。一方面求助者可能觉得咨询师不接纳自己,不再敞开心扉,从而停止了表达,影响了咨询关系;另一方面咨询师可能因此无法了解掌握与其思想、行为有关的相关内容,致使对求助者的理解不全面、深刻、准确,也影响了帮助其解决心理问题。

尽管强调咨询师的价值观是中立的,但是并非说不能作评判,咨询师应理解的是:一是不作或尽量少作这样的评判,如咨询师可以表达"我听明白了,你和其他人士有婚外感情,请你继续讲",咨询师接纳了求助者与多人存在婚外感情,但没有做出评价;二是不要轻易做出评价,咨询师是否对求助者进行评价,应该遵循是否有利于咨询的原则;三是不要在求助者还在叙述问题时就评判,应该等到求助者完整地表达完某一方面的问题时再进行评价;四是不要仅仅只作判断而没有具体有说服力的解释。

一般来说,如果咨询关系建立得好,咨询师又适时、适度、有根据地分析,则效果较好;否则可能会起反作用。咨询师应认识到,求助者是来求助解决心理问题的,而不是来听批评、受指责的。如果一定要进行评价,最好让求助者自己评价,而不是咨询师把自己的价值观念、是非标准强加于求助者。

(2) 急于下结论。不进行倾听的咨询师往往在真正了解求助者所述事情真相之前，便急于下结论，匆忙开始咨询，提供咨询意见。这有许多弊端：求助者感到咨询师没有耐心听自己述说，会因为讲话被打断而扫兴，容易影响良好咨询关系的建立；咨询师对求助者问题的把握会因此不够全面、准确，若求助者意识到了这一点，就会对咨询师所做的判断和提供的意见表示怀疑；由于倾听不够，咨询师对求助者的个性、思维方式、情感特点等就可能缺乏了解，把握不准，从而影响工作的针对性和有效性，等等。

有时不倾听，可能会完全误解了求助者。例如，咨询师可能以前多次遇到家长前来求助，说自己的孩子不好好学习，迷恋于游戏。当某位家长又在叙述自己的孩子不好好学习时，咨询师打断了求助者，说："我知道了，你的孩子不好好学习，迷恋于游戏。"如果咨询师很好地倾听，让这位家长讲完，事情可能完全不是玩游戏，而是因玩游戏，家长打了孩子，孩子出走了。但孩子因为没有钱，就去抢劫其他小朋友，此时已经不是玩游戏而是触犯法律的事情了。因此为避免此类事情的发生，咨询师不能急于下结论，应该进行倾听。

(3) 轻视求助者的问题。有些咨询师对求助者缺乏共情，认为求助者的问题是小题大做、无事生非、自寻烦恼，因而流露出轻视、不耐烦的态度。某位求助者诉说，自己在单位不受重视，有时别人请吃饭不叫自己，有些好事没有自己的份。咨询师可能认为求助者幼稚，居然为请客吃饭的问题苦恼，因而不愿意倾听下去。虽然求助者的有些问题在他人看来没有什么，但对于求助者而言却是极其困扰的难题，因为求助者的思维方式、认知模式影响了他对事物做出客观、理智的评价，这也就是其心理问题的特点。对于咨询师来说，重要的是如何让求助者真实地感知到问题的性质，转变其观念。轻视求助者的问题，从某种意义上说明咨询师还不了解心理问题的实质，另一方面也说明咨询师还缺乏共情的特质。

(4) 干扰、转移求助者的话题。有些咨询师在了解情况，尤其是寻找问题的根源时，由于把握不了问题背后所隐藏着的东西，不善于透过现象看到本质，故像大海捞针似的茫然，咨询时犹如蜻蜓点水或东一榔头、西一棒槌抓不住问题的关键。有时他们不愿意倾听某些方面的内容，因而常常打断求助者的叙述而转移话题，求助者刚陈述某一问题就被咨询师一个新的问题所打断，求助者可能无所适从，不知道该怎样表达。这需要咨询师加强理论学习，建立逻辑关系，同时应有耐心，认真地倾听，仔细地思考、判断，逐渐缩小包围圈。

(5) 不适当地运用咨询技巧。有些咨询师由于缺乏咨询技巧，咨询技术掌握得还不够熟练，容易出现种种失误：

①询问过多。有些咨询师没有很好地理解倾听，在咨询中不断提出问题，求助者只是被动提供资料，处于一种被询问而无奈的状态之中，不利于充分表达自己。让求助者充分地表达自己是非常重要的，一是起到宣泄作用，二是提供资料。许多情况下，求助者往往不知道自己的问题在哪里，根源是什么，咨询师只有倾听得当，才会渐渐理出头绪，找到问题及根源所在。所以在通常情况下，咨询师应尽量多听少问，待非问不可时再问。

②概述过多。有些咨询师在咨询中非常主动地、过多地进行概括。这样做的结果一

是占用时间太多，二是让求助者觉得咨询师的领悟力不足，有点婆婆妈妈，一定要通过概述和得到求助者多次反馈才能搞清楚问题。咨询中应尽量促使求助者表达，启发引导求助者自己进行概括，尤其对于那些文化程度较高、表达能力强的求助者，更应避免概述过多。

③不适当的情感反应。咨询中需要对求助者共情，适当表达情感反应。但如果次数过多或程度过重，反而对求助者产生某种不良的心理暗示，强化了其不良情绪。如"你感到很伤心""你觉得很委屈""你心里觉得受了很大的污辱"等，有时反而煽起或扩大了求助者的情绪，会觉得似乎真是这样。尤其当求助者比较信任或崇拜咨询师时，咨询师的话就更有分量，其暗示作用就更强。而对于那些自知力、判断力较强的求助者，则会觉得咨询师太啰唆，反应不准确，心里可能会感到不舒服。而且过多的反应会打断求助者的思路，转移谈论的话题。因此，情感反应适时、适度很重要。这里所说的"度"并非有具体的数量标准，并非说表达10次一定比5次多，或者10次是过度的而5次是适度的。表达情感需要因人而异，对于有的求助者，询问、概述、情感反应20次都不算过度，而对有的求助者，或许10次就过多了。重要的是，咨询师要多体会、多思考、多实践，哪种表达有利于什么样的求助者。

对于倾听，咨询师应该把握的原则是：可问可不问时，少问或不问；可说可不说时，少说或不说；求助者讲的都要倾听。咨询师并非说得越多越好，有时点头比说话是更好的倾听方式。

3. 倾听时给予适当的鼓励性回应

咨询中，咨询师常用某些简单的词、句子或动作来鼓励求助者把会谈继续下去，这是一种倾听的技巧，简便实用，效果较好。其中最常用、最简便的动作是点头。但点头时应认真专注，充满兴趣，并且常配合目光的注视，同时这种点头要适时适度。若点头是机械式的、随随便便的，或者一边点头一边东张西望或者翻看无关的东西，或者不该点头的时候点头，那么求助者很快就会发现咨询师心不在焉，从而会影响求助者的叙述，甚至对咨询师产生不良印象。

咨询师在作鼓励性回应时，有些词或句子是常用的，如"是的""噢""确实""说下去""我明白了""你再说得更详细些"等。而最常用的言语则是和点头动作连在一起的"嗯"。这些言语向求助者提供了"我在听你说""我对你说的内容很感兴趣""请继续说下去"等这样一种信息。需要注意的是，应确保求助者的叙述是在他自己的参考框架中，而不是为了迎合咨询师的兴趣。

【案例2—4】

一位女大学生自述近来饮食不香，坐立不安，睡眠不足。通过询问，方知是学习成绩下降所引起的。然而引起学习成绩下降的原因又在哪儿？经了解，得知是因为上课时注意力不集中造成的，在教室或图书馆看书时容易分心。到此，有些初学者可能认为问题已经找到了，便会针对如何调整分心、集中注意力进行相应的咨询。

然而，分心是否就是最终问题呢？是否还会有更深的原因呢？咨询师开始询问因为什么分心，什么事情在干扰她看书、上课。

她回答，之所以分心是因为上课或看书时老在注意是否有人在观察自己、议论自己，注意力都在这上面了，听课、看书自然就走神了。

然而这一情况又是怎样产生的呢？从什么时候开始的呢？

她回忆：大半年以前她配了副白色框架的眼镜，戴上后总觉得不那么舒服、不那么漂亮。上课时，她透过眼角余光发现似乎有些同学在注意自己，心里不知怎么就紧张了起来，老师讲什么也就不知道了。之后，对同学的眼光就非常注意，尤其看书时，眼睛看着书，脑子里却想着别人有没有在议论我戴了这副难看的眼镜。好几次，她都想把这副眼镜扔了，可又舍不得，何况没有眼镜，上课看书怎么办？

看起来问题是从戴眼镜开始的，然而戴眼镜与紧张、分心、怕议论又是怎么样的关系？是否有更本质的心理困惑——咨询师这样思考着。

然而，她自己也说不太清楚。她只是怕别人议论。怕别人议论什么？怕别人议论自己的眼镜。还有呢？她没说。是不知道？还是不愿说，或者不能说？

咨询师根据分析，认为很可能与她对自己的客观评价有关，于是开始点题：你觉得自己漂亮吗？她摇摇头——先是迟疑地，接着又是颇为坚决地，之后却又是慢慢地摇头。

她说出了她心中一直不那么踏实、自信的一面：她认为自己长得不够漂亮，对异性吸引力不够。

客观地讲，她在女孩中还算比较漂亮的，为什么会这样认为呢？她说，寝室里好几个同学都有了男朋友，她没有，她觉得是因为自己不够漂亮，对男孩子没有吸引力。但另一方面，她又不愿承认这一点，她一直想否认这一点。为此，她一直心存不安和矛盾。她很希望自己能被别人认为是漂亮可爱的，能吸引异性的注意。然而她又觉得不能。

【分析】由此可见，眼镜仅仅是矛盾激化的导火索。害怕外界注意恰恰是过分希望外界注意引起的，同时又是内心不踏实、不自信的转化。然而女大学生自己并不清楚这中间一系列相互联系的发展过程。

咨询师通过富有技巧性的观察、分析、询问，层层探讨，澄清了事实，使求助者得以领悟，并为最终解决问题创造了条件。

反过来，如果倾听、探讨只停留在这个或那个片段上，就不可能找到真正的原因，充其量是头痛医头，脚痛医脚，无法从根本上帮助求助者解决最主要的问题。

(二) 开放式提问技术与封闭式提问技术

1. 开放式提问技术

所谓开放式提问技术就是咨询师提出的问题没有预设的答案，求助者也不能简单地用一两个字，或一两句话来回答，从而尽可能多地收集求助者的相关资料信息。开放式提问一般在收集资料时使用。咨询师为了了解把握求助者的问题、原因、程度等，需要对求助者进行提问，此种目的的提问应该本着平等、中立的原则，所提出的问题不应该带倾向性，也没有感情色彩。如"你受教育的情况是怎样的呢""你恋爱的经历是怎样的呢""因为什么原因你觉得非常苦恼""你对婚姻有着怎样的看法呢""你在改变自己的情绪上做了什么呢"等。由于以上问题是开放的，求助者需要进行说明，而又不能简单地回答，在回答时必然陈述了其问题、思想、情感等，咨询师因此收集到了求助者的资料信息。

通过开放式提问，可以获得咨询师所需要的一些事实资料。例如，"你为解决这个问题做了些什么呢"，通过求助者的回答，咨询师掌握了事实真相。带"如何"的提问往往牵涉某一事件的过程、次序或情绪性的事物，如"你是如何看待这件事情的"而"因何"或"什么原因"等的询问则可引出一些对原因的探讨，如："什么原因使你不喜欢和朋友们在一起？"有时用"愿不愿""能不能"起始的询问句，可以促进求助者作自我剖析，如"你能不能告诉我你因何这么害怕黑夜"从中可见，不同的询问用词可导致不同的结果。

咨询时应该把握时机，采用多种提问方式进行提问，如果只是固定于某一种方式，可能造成提问失误，甚至失去了解求助者某些方面相关信息的机会。例如，仅仅用"什么"引导的询问句，则咨询的重心可能仅限于事实与资料的获得上，而只用"因何""什么原因"起始的问句，则往往使求助者把注意力集中于挖掘过去的经验来解释自己的行为。

是否使用开放式询问，这与咨询师所接受的理论基础及对问题的理解有关。有些咨询师强调不能使用"为什么"式的提问，以避免求助者感觉受到指责而产生对抗咨询的情绪，或用情绪性的问题来讨论过去的事物。然而理性情绪学派以及精神分析学派的咨询师则十分注重"为什么"的句子，因此认为这类提问是适宜的。至于罗杰斯主导的求助者中心理论流派则反对使用询问的方式，他们认为这种方式是咨询师凭着自己的感受，侵犯了求助者的隐私。他们更倾向于运用鼓励、释义、情感反应等技巧来了解求助者，促进求助者自我分析。

使用开放式提问时，应重视把它建立在良好的咨询关系基础上，离开了这一点，就可能使求助者产生一种被询问、被窥探、被剖析的感觉，从而产生阻抗。同一句话，因咨询关系不同，可能产生截然不同的效果。有些提问尤其要注意问句的方式，提问的语气语调，不能轻浮，不能咄咄逼人或指责，尤其涉及一些敏感的隐私问题时更应如此。提问是咨询的需要，而不是为了满足咨询师好奇心或窥探隐私的欲望。

2. 封闭式提问技术

封闭式提问技术是指咨询师提出的问题带有预设的答案，求助者的回答不需要展开，从而使咨询师可以明确某些问题。封闭式提问一般在明确问题时使用，用来澄清事实，获取重点，缩小讨论范围。当求助者的叙述偏离正题时，还可以用封闭式提问适当地中止其叙述，并避免会谈过分个人化。封闭式提问所提出的问题经常使用"是不是""对不对""要不要""有没有"等词，而回答也是"是""否"式的简单答案。如"你读了多少年的书""你欠外债的数额是多少"答案只能是一个具体的数字。"你结婚了没有"答案只能是结了，或没结。

封闭式提问一般不能过多地使用，过多使用可能使求助者陷入被动回答之中，其自我表达的愿望和积极性会受到压制，产生压抑感和被讯问的感觉，可能使之产生沉默阻碍咨询。咨询会谈应促进求助者充分地表达自己，而过多的封闭性提问则剥夺了求助者的表达机会。有时咨询师再三地用封闭式提问，而不是开放性询问，可能花费时间而不得要领，因为有时求助者更清楚自己的问题是什么、原因何在。咨询中，通常把封闭性提问与开放性提问结合起来，效果会更好。

（三）鼓励技术

鼓励技术，就是咨询师通过语言等对求助者进行鼓励，鼓励其进行自我探索和改变。鼓励技术具体可以表现为咨询师直接地重复求助者的话或仅以某些词语如"嗯""讲下去""还有吗"等来强化求助者叙述的内容并鼓励其进一步表达、探索。还可以是非常明确的语言，如"通过三次咨询，你已经解决了一部分问题，通过努力，你一定能解决自己的问题"。

通过鼓励技术可以促进会谈，促进求助者的表达与探索。鼓励技术的另一个作用是通过对求助者所述内容的某一点、某一方面作选择性关注，引导求助者向着某一方面作进一步深入的探索。比如，一位求助者说："我和女朋友已经相爱半年了，可我父母有不同意见，我母亲喜欢我女朋友，但我父亲反对我上大学时谈恋爱。我为此很烦恼，书也看不进，晚上经常失眠，不知怎么办好。"此例有许多个主题，咨询师可选择任何一个予以关注，比如，"你说你们俩相爱半年了""你母亲喜欢你女朋友""你父亲不赞成读大学时谈恋爱""你失眠了""你说你现在看不进书"等问题，鼓励求助者表达不同的主题就可以引导求助者朝着不同的方向探索，达到不同的深度。因此，咨询师应把握求助者所谈的内容，根据咨询目标的需要及经验等有选择性地给予鼓励。咨询师虽然在进行倾听，但这是一种主动的、积极的、参与式的倾听，咨询师的倾听对求助者就是一种鼓励。上例中，选择"你不知怎么办才好"作为重复或许是最好的。因为，一方面抓住了求助者现状的核心，理解了求助者；另一方面鼓励了求助者对其困扰的问题作更进一步的表达和探索。一般来说，求助者长篇大论地描述其困惑的最后一个主题，往往有可能是最重要的，因此可对其给予鼓励。

（四）重复技术

重复技术就是咨询师直接重复求助者刚刚所陈述的某句话，引起求助者对自己某句话的重视或注意，以明确要表达的内容。咨询中有些求助者的表达常常是令人不解的，或与事实不符，或与常理不符等，对此咨询师可以应用重复技术澄清。例如，一位男士因学习困难前来咨询，咨询师进行开放式提问："请你谈谈你受教育的情况吧。"求助者回答："我6岁上小学，12岁上初中，15岁上高中，18岁大学毕业。"显然，18岁大学毕业明显与常理不符。此时，咨询师应该使用重复技术，直接重复求助者的这句话"你18岁大学毕业"，以此引起求助者的重视，强调其刚刚陈述的内容。由于咨询师的重复，求助者要回答进行解释，咨询师就可以明确求助者真正想表达的内容，至于求助者是如何解释的并不重要。例如求助者可能回答："啊，18岁大学毕业？我口误了，我是18岁上的大学。"此时咨询师明确了求助者只是出现了口误。求助者可能回答"我是真想18岁大学毕业啊，今年21岁了还没有出大学的门"，此时明确的是求助者的愿望。求助者可能回答"我是大学少年班毕业的，毕业时刚好18岁"，此时明确的是事实。通过重复技术，咨询师对求助者的理解更加深入、准确，由此促进了咨询的顺利进行。

使用重复技术时需要注意：该技术只在求助者的表达出现了疑问、不合理、与常理不符等情况下使用，若求助者的表达是明确的、清楚的，就没有必要再使用该技术。如果过多使用可能会使求助者误解。上例中如果咨询师过多地重复，"你6岁上小学""你12岁上初中""你15岁上高中"，求助者可能会产生疑问："您是不是听不懂我说的话啊？"从而对咨询师的能力产生疑问。

（五）内容反应技术

内容反应技术，也称"释义技术"或"说明"，是指咨询师把求助者陈述的主要内容经过概括、综合与整理，用自己的话反馈给求助者，以达到加强理解、促进沟通的目的。咨询师选择求助者陈述的实质性内容，经过概括整理后，用自己的语言将其表达出来，最好是引用求助者最有代表性、最敏感、最重要的词语。内容反应技术的目的是加强理解、促进沟通。在收集资料时咨询师常常使用开放式提问，例如，面对一个三十多岁还没有结婚的求助者，咨询师提问："请你谈谈你恋爱的情况吧？"求助者从最早如何喜欢一位女同学讲起，后来是如何经人介绍与某位女孩谈了半年，最后是如何失败的；又讲到与另一位女孩如何恋爱到几乎走入婚姻的殿堂，关键时刻又出现了哪些变故等。求助者讲了半个多小时，咨询师是否理解了求助者？是否明确了求助者的问题？是否把握了其中内在的逻辑关系等？此时需要使用内容反应技术。如果咨询师说："你刚才谈了你的 36 次恋爱经历，其中讲到有几次几乎成功，但最终都失败了，是这样的吗？"求助者觉得咨询师听明白了，也理解了自己。通过内容反应技术，促进了咨询师对求助者深入、准确的理解。求助者因而回答："是这样的。"如果咨询师说："你刚才谈了你 38 次的恋爱经历，几乎没有恋爱成功的，最终都失败了，是这样的吗？"因为与实际情况不符，求助者会进行更正："不是这样的，我是恋爱了 36 次，不是 38 次，有几次恋爱是成功的，但婚姻是失败的。"通过求助者的修正，可使咨询师达到深入、准确理解求助者的目的。

内容反应技术的另一个目的是使得求助者有机会再次剖析自己的困扰，重新组合那些零散的事件和关系，深化会谈的内容。一位求助者谈到自己与母亲的关系时说道："我母亲总是像管小孩子一样管我，她不允许我和其他男士交往，有时回来晚了，总是追着我问，又和谁出去吃饭了。她不允许我穿这穿那的，连花钱也要限制我，我实在无法忍受，有时我想这是我的亲妈吗？"咨询师的内容反应是："你说了你母亲对你的限制，你因为受到限制而无法忍受，甚至怀疑她是否是你的亲生母亲，是这样吗？"求助者对咨询师的反应进行了思考，觉得咨询师是理解自己的，又继续进行深入的探索，说："我主要是认为作为母亲，怎么就不相信自己的女儿呢？女儿都这么大了还什么都要管。"此时求助者的问题从抱怨母亲限制自己的表层，深入到了自己已经长大，母亲应该相信而不应该限制的深层了。

咨询师的内容反应技术还可以达到帮助求助者更清晰地做出决定的目的。如前面的例子，咨询师的内容反应是："你认为你和女朋友彼此相爱，你的母亲也同意，但你的父亲不赞成，因为他不希望你在大学期间谈恋爱，你现在需要讨论如何取得父亲的同意，或在父亲不同意的情况下怎样处理这件事，是这样吗？"咨询师的内容反应使求助者所述内容更加明朗化，也可以使求助者清晰地知道自己要解决的问题是如何取得父亲的同意，或在父亲不同意的情况下该如何处理。

（六）情感反应技术

情感反应技术是指咨询师把求助者所陈述的有关情绪、情感的主要内容经过概括、综合与整理，用自己的话反馈给求助者，以达到加强对求助者情绪、情感的理解、促进沟通的目的。虽然情感反应技术表面看与内容反应技术很相近，都是咨询师将求助者陈述的内容进行综合后再做出反馈，但有所区别，内容反应着重于求助者言谈内容的反馈，而情感反应则着重于求助者的情绪反应。情绪往往是求助者内心的外露，经由对求助者情绪的了解可进而了解或体验求助者的思想、态度等。

一般地说，内容反应与情感反应是同时的。比如："你说你经历了 36 次恋爱，但都以失败而告终了，是这样吗？"这是内容反应。而"你因此非常伤心、痛苦，是这样吗？"这是情感反应。若是："你说你经历了 36 次恋爱，但都以失败而告终了，你因此非常伤心、痛苦，是这样吗？"则是综合了内容反应和情感反应两种技术。

情感反应的最有效方式是针对求助者现在的而不是过去的情感。比如，"你此时的情绪似乎是对你丈夫非常不满"比"你一直对你丈夫非常不满"更有效。

情感反应最大的作用就是捕捉求助者瞬间的感受。但有时这种针对此刻的情感反应可能对求助者的冲击太大，反而不如以过去的经验作为情感反应的对象为宜。

面谈中，求助者往往会出现混合情感或矛盾情绪，如既爱又恨的感情，既有吸引力又有排斥力，如"我一方面喜欢我的丈夫，另一方面又恨他""我很想去找男朋友，可又有些害怕，感到很矛盾"。发现求助者身上的这些混合的、矛盾的情绪的含义及其影响程度，意义颇大。富有技巧的咨询师擅长于寻找求助者困扰中的矛盾情绪，而予以突破。

求助者的情绪性词语，是观察其对周围环境认知的很好线索。如某求助者谈及自己的某同事时，可能用"他可真有趣"或"他真讨厌"，这些词语往往表达了求助者的心境。咨询师可由此了解到求助者的思想、情感。同时通过情感反应，使求助者更为清晰地、深刻地认识自己。

（七）具体化技术

具体化技术指咨询师协助求助者清楚、准确地表述他们的观点以及他们所用的概念、所体验到的情感以及所经历的事情。求助者因为各种各样的原因，其所叙述的思想、情感、事件等常常是模糊、混乱、矛盾、不合理的，也使问题变得越来越复杂，纠缠不清，这些常常是引起求助者困扰的重要原因之一。由于求助者的不具体，咨询师把握的信息很可能是模糊的、错误的，咨询师也难以有针对性地工作。咨询师借助于具体化这一咨询技术，澄清求助所表达的那些模糊不清的观念及问题，把握真实情况。同时，也使求助者弄清自己的所思所感，从而促进咨询的顺利进行，这就是具体化技术的意义。

当求助者出现以下情况时，咨询师应该使用具体化技术。

1. 问题模糊

有些求助者因为文化程度、逻辑能力、分析能力等原因，可能对自身存在的问题缺乏深入、准确的认识，甚至搞不清自身问题所在。也有些求助者不愿意谈具体问题，只愿意概括。因此求助者常常用一些含糊的、笼统的概念陈述自己的问题，比如，"我快烦死了""我很伤心""我感到绝望"等，并由此形成自我暗示，自己被自己所界定的这种情绪笼罩，陷入困扰之中。有时求助者表达不清楚自己想要表达的思想、情感和事情经过，或者自己也搞不清事情是怎样的、自己究竟是怎么思考的，其体验到的感觉就是不确定的、模糊的。此时咨询师应该使用具体化技术使之明确上述问题。

【案例2—5】

咨询师：你希望我帮你解决什么心理问题？

求助者：婚姻的事情让我非常烦，我快痛苦死了！

咨询师：请你具体地讲讲在你的婚姻中发生了什么事。

求助者：我和我的丈夫经过三年多的自由恋爱，感情基础很不错，后来我们结婚了。婚后两年多，我们有了儿子。那时我丈夫很忙，虽然很忙但有成就，挣钱明显多起来。我想丈夫忙事业，我就多陪陪孩子吧。可是后来我无意中发现丈夫竟然和别的女人有了感情……

咨询师：你说你丈夫有了外遇，你因此烦恼、痛苦，是这样吗？

求助者：是的，我发现丈夫有外遇后，非常的痛苦。我很后悔嫁给他，当时追求我的人不止他一个，我是看他本分、老实才嫁给他的，没想到就是这样一个所谓的"老实人"欺骗了我，我心里很不平衡，尤其是有孩子后，我辛辛苦苦地带孩子，他却和别的女人胡搞，他怎么这么没良心啊！怎么能这么对我啊！

咨询师：我理解你此时的感受，你为家庭付出很多而你丈夫却和别人有婚外情，你心里很不平衡，是这些让你烦恼、痛苦吗？

求助者：不完全是吧，我发现这件事后，首先想到的是离婚。但我妈告诉我离婚就是成全了他们，我想也不能便宜了他们。有时我也想一旦离婚了，家庭也就不完整了，孩子也会有缺爹少娘的痛苦。我曾经想过为了孩子凑合过，可看着他我实在痛苦，他一晚回来我就想他肯定又去找那个女人去了。我又想还是离婚吧，可离婚有离婚的难处，为了安心带孩子，我自己早就辞职了，现在到哪找工作啊，就算找到工作，可养孩子是一大笔费用啊，我又对离婚的后果很担心。

咨询师：你发现丈夫有外遇后，想离婚又觉得不能便宜了他们，而且离婚也对孩子不利；想过日子可是难以消除对丈夫的怨恨，还担心离婚后的工作、收入等问题，是这样吗？

求助者：是的，我就是想到这些才痛苦，才不知道怎么办！

【分析】 以上案例说明，求助者面临的问题众多，既有丈夫的婚外感情引起的心理不平衡感，又有如何处理问题的内心冲突，还有对今后生活的担忧等。求助者因为认知、逻辑分析能力的原因，不能清楚地认识到问题所在，因而不能准确表达。有时求助者自我感觉的判断、结论虽然起源于具体的事件，但由于不合理的、歪曲的提炼或概括化，使问题变得非常模糊、复杂，受此影响求助者无法梳理，由此产生了复杂的情绪，这些对求助者的影响往往是很大的。通过具体化技术，咨询师从求助者模糊的问题、杂乱的陈述中，清楚地把握了求助者的问题所在、情感所在以及其烦恼、痛苦的原因，也知晓了求助者的认知方式和某些行为特点。通过内容反应和情感反应技术，把求助者所说的烦恼、痛苦的原因反馈给求助者，使之对自身的问题有了深入、准确的认识。咨询师使用具体化技术，就是要还其本来面目，并让求助者明白真相。通过以上案例，可清楚地看出具体化技术的使用及其作用和意义。

2. 过分概括

引起求助者心理困扰的另一个原因是过分概括化，即以偏概全的思维方式。比如，把对个别事件的意见上升为一般性的结论，把对事的看法发展到对人的看法，把"有时"演变为"经常"，把"过去"扩大到"现在"和"未来"。这就需要予以澄清。

【案例2—6】

一位觉得自己无能、感到自卑的求助者说："我觉得我自己无能，没有什么本事。"此时，如果咨询师只是根据求助者的问题，致力于帮助求助者提高能力，可能搞错了方向。因为无能、没有本事可能并不是求助者真正问题所在。咨询师需要使用具体化技术将求助者的问题具体化。

咨询师：你能具体说说你哪一项能力不行，缺少什么样的本事吗？

求助者：我今年32岁了，还找不到女朋友，没有自己的房子，还和父母住在一起，收入也少。

咨询师：曾经有人喜欢你吗？

求助者：有，但我觉得她们不漂亮。

咨询师：有人希望嫁给你吗？

求助者：应该有吧，过去我一个同事，对我非常好，但她个子矮，家也不是本市的。

咨询师：你每月的收入有多少？

求助者：工资加上补助，有五千多元。

【分析】 通过具体化技术，咨询师发现求助者的问题不是无能、没本事，而是因择偶标准过高，才导致至今没有找到满意的女友。他没有自己的房子、每月收入五千多元也不是无能的表现。咨询师发现求助者问题的根源在于其过分概括化的思维，夸大了自己的问题，形成消极的自我暗示，并进而影响到自己的情绪。

求助者概括化的认知特点决定了其看问题时往往不是抓住事物的本质、整体、主流，而是现象、局部、支流，求助者常常概括地陈述问题，例如，"他让我感到伤心""她太坏了""我负债累累"等，通过具体化技术，上述问题可能表述为"他出差一个多星期都没有主动给我打过电话""她说我和某个同事关系暧昧""为买房我从母亲、哥哥和朋友那里一共借了12万元"。当求助者把个别概括为全部，把偶然当作必然，把"一次"看成"永远"等，就会使矛盾扩大化、问题复杂化，面临扩大化、复杂化的问题，必然引起情绪困扰。

咨询师明白这一点后，需要及时在求助者表达后使用具体化技术，了解事情真相，有针对性地进行咨询。具体化技术重在调整求助者概括化的认知方式，使其具体而不是概括地看问题。有些初学者往往没搞清楚求助者问题的实质和前因后果，就匆匆忙忙地发表意见或就事论事，这样很难达到咨询的效果。

3. 概念不清

求助者因文化程度等原因，可能在某一个概念的内涵和外延上与咨询师的理解不同，因此所使用的某一概念、所陈述的问题等有时与咨询师的理解相距甚远。此时咨询师需要使用具体化技术澄清，而不能主观地认为这就是求助者的问题，机械地帮助其解决。

【案例2—7】

咨询师：您需要我帮您解决什么心理问题呢？
求助者：你一定要救救我，我都好几个月没有睡着觉了。
咨询师：您能具体描述一下您的睡眠情况吗？
求助者：我每天晚上10点多钟上床睡觉，翻来覆去的就是睡不着，有时要折腾到夜里三四点才能睡着，有时迷迷糊糊地醒来一看才四五点钟。
咨询师：您说有时三四点睡着了，有时醒来才四五点钟？
求助者：是的，总睡不着。
咨询师：我理解的睡不着是无论多长时间都没有睡，可您刚刚说的是睡着了。
求助者：我这不是睡不着？那我是什么？
咨询师：您是入睡时间延长了，也可以说入睡困难，但不是您所说的睡不着。
求助者：你是说我的问题不是睡不着，而是入睡困难？
咨询师：是的，您把睡不着和入睡困难的概念弄混了。
求助者：我有点明白了。

上述案例说明，如果咨询师不使用具体化技术，以为求助者的问题就是好几个月睡不着觉，对求助者的理解、对其问题的把握就会出现偏差，甚至出现错误，既无法帮助求助者，也不能达到咨询目标，致使咨询无效。而这种情况在咨询中经常出现，有时求助者可能不恰当地使用某些概念，概念上的混乱引起观念上的混乱和行为的偏差。如求助者评判某人"很虚伪"，通过具体化技术澄清后发现原来是因为对方没把所想的都告诉他而已。求助者在取得成绩后抑制自己的喜悦，认为高兴就是"骄傲"，而"骄傲使人落后"。因此，对于求助者某些关键性用词，应使用具体化技术澄清，看是否有理解上的片面性。

咨询师若发现求助者说话比较杂乱和空泛时，也应使用具体化技术予以澄清，可以采用层层解析、由表及里的方法。它不仅有助于促进咨询师对求助者所述问题的了解，由此促进对求助者的了解（如某种个性、思维方式、人际关系状况等），也有助于求助者自我认识能力的提高。同时，实施具体化技术的过程有时也是解决问题的过程，当求助者在咨询师的协助下，发现了问题的实质，往往可以减轻其心理压力，有时甚至使问题迎刃而解。因此，咨询师要促进求助者准确地讲述其所面临的情境及对情境的反应，可以借用开放式提问进行，如"你的意思是……""你说你觉得……你能说得更具体点吗""你是怎么知道的""你所说的……是指什么""你能给我举个例子吗"等。

有些咨询师担心使用具体化技术可能给求助者留下自己"理解力不强""缺乏领悟力"等印象而不愿意提问，只是自己去猜测、判断，这样往往费时费力，还可能出错。解决这些问题最简单有效的办法是通过具体化技术澄清。

与此同时，咨询师本身的反应也要针对求助者特有的情况来进行，不可随便使用一些常见和普遍性的词汇或随便给求助者贴上标签，如"我觉得你自卑""你的性格过于内向""你是个悲观主义者"等。这样的词语往往会起暗示、强化、评判的作用，会对求助者产生影响，故应谨慎使用。

（八）参与性概述

参与性概述指咨询师把求助者的言语和非言语行为包括情感等综合整理后，以提纲的方式再对求助者表达出来，相当于内容反应和情感反应的整合。例如，咨询师对某求助者通过开放式提问，进行摄入性谈话，把所收集到的资料信息反馈给求助者："你刚刚讲了近一两年来，你在工作上取得了很多成绩，但你的同事嫉妒你的才能，对你无端指责，做出不友善的事，你为此非常生气，你想和他们斗争，又担心惹起众怒，你很苦恼，不知该如何应对。"

参与性概述可使求助者再一次回顾自己的所述，并使咨询面谈有一个暂停调整的机会。参与性概述可用于一次面谈结束前，可用于一个阶段完成时，也可用于一般情况。只要认为对求助者所说的某一内容已基本清楚就可作一个小结性的概述。

上述的各项参与性技巧及倾听技巧都在于引导求助者深入、有序、准确地探讨自身的问题，可起到促进探讨、澄清的作用，使求助者对自身的问题、原因、程度等有深入、准确的认识，也使咨询师对求助者的理解、把握深入、准确，并易于接受。

（九）非言语行为的理解与把握

1. 正确把握非言语行为的各种含义

正确把握非言语行为并妥善运用，是一个优秀咨询师的基本功。非言语行为能提供许多言语不能直接提供的信息，甚至是求助者想要回避、隐藏、作假的信息。借助于求助者的非言语行为，咨询师可以更全面地了解求助者的心理活动，也可以更好地表达自己对求助者的支持和理解。然而，正确把握非言语行为并非易事，需要多观察、多比较、多思考。

2. 全面观察非言语行为

尽管非言语行为有它一定的含义，但是这种含义并不是唯一的。观察和分析非言语行为是一种复杂而微妙的技术，涉及一系列因素。比如，同一种行为在不同文化背景下可能有不同的含义，在不同个性的身上，也会存在差异。有的求助者低头可能是因为个性内向，而一个外向的求助者低头也许是因为羞愧。一个单一的动作有时很难判断到底是什么含义，为此，应观察一个人的动作群，即一连串相互配合的动作。不把求助者前后、上下的动作加以融会贯通，单凭某个具体动作就下结论，难免会断章取义，误解求助者。

不仅如此，动作所表达的含义可因人因时因地因手段而改变，所以应把动作群放在某种情境中来了解。一位求助者在咨询中总是把脚踝交叠，或许只是为了掩饰袜子上的破洞。一位对咨询师斜视的求助者，可能是因为当他表示赞同时，他就习惯这样斜视，而绝非对咨询师有所不恭。如果咨询师想当然，很可能就会判断失误。

为此，咨询师要做到看在眼里，记在心里，先保留看法，看看是否确实如此，而不宜马上表现出来。在这里，咨询师过于灵敏的反应有害无益。

有些咨询师为了显示自己的观察敏锐、判断准确而轻率地表露出自己的看法，这是不妥当的。即使判断正确了，也不应该随便表露，可以在自己的态度、言行上有所调整，因为一旦求助者发现咨询师时时在注意自己的一言一行，会给他带来压力和不安。

3. 如何看待言语内容与非言语内容的不一致

一般情况下，一个人的非言语行为所暴露的信息应该和言语表达的意义是一致的。然而，两者有时也会出现不一致的情况。求助者说他多么热爱他的集体，然而与此同时却下意识地摇摇头，嘴角涌起一丝嘲笑，从而否定了他自己的言语。一个母亲诉说她的儿子是如何不听话、打架、尽给自己添麻烦，然而她的脸上却一直带着一种欣赏般的微笑。咨询师需要分析因为什么出现了不一致，求助者的真实意图是什么，是有意识的隐藏，还是无意识的。抓住求助者言语和非言语的不一致，有时会发现心理问题的根源。

【案例2—8】
　　一位被诊断为神经衰弱的女性求助者，对心理咨询师诉说自己总是入睡困难，总感到心神不定，怕这怕那，其实并没有什么危险。当了解她的人际环境时，她谈到了她的男朋友，谈到她对男朋友是如何爱慕、倾心，而男朋友也是多么喜欢、疼爱她。讲到他们不久以后将结婚，她还说男朋友已在联系出国等。她叙述时，脸上常带有激动的神情，不时露出笑容。然而细心的咨询师却发现有几次她的眉头紧皱了一下，尤其是谈到男朋友对她怎么好时。当她谈到不久以后就要结婚时，眉头快速地抖动了几下。这一不协调引起了咨询师的重视，觉得这皱眉背后可能有什么文章。
　　咨询师仔细询问她与男朋友各自的情况，后来又了解了她的家庭背景，事情才逐渐开始明朗起来。她从小就和母亲相依为命，因为在她6岁的时候，她父亲和另外一个女人去了国外。她母亲从小就给她灌输了一些男人不可信、不可靠的思想。当她认识男友不久后，两人进入了热恋阶段。可就在他们开始考虑结婚事宜时，她开始失眠，开始感到不安，她也说不清为什么。之后这种情况愈演愈烈，等到她男朋友开始联系出国，并且颇有进展时，她的一系列症状就表现得非常明显。
　　【分析】本案例中，求助者的症结是因为怕自己被男朋友抛弃，就如同当年她母亲被父亲抛弃那样。然而，她内心又不愿这样承认，因为她不愿相信男友会不爱她，可又无法摆脱男子不可信、自己可能被抛弃的阴影。正是这种内心尖锐的矛盾和冲突，导致了她的失眠、不安、紧张、害怕。她的症状是内心冲突的外在表现。
　　经层层分析，求助者领悟到了问题的实质，并清楚了自己之所以会害怕被男友抛弃，根源在父母一事以及母亲长期灌输的思想上，而不是事实上存在这样的危险。找到根源后，求助者如释重负，心理很快就得到了调整。
　　在上述案例中，求助者的言语表达了她愿意面对的、她希望出现的、她可接受的内容，而她的非言语行为则暴露了她想隐藏的、她想回避的、她不希望出现的、不愿接受的内容。借助于这种不一致，往往可捕捉到很多有用的信息。咨询师应善于发现并找出这种不一致，因为在这背后有可能就是一个冲突源。

　　咨询中，咨询师对求助者的关注是综合性的，言语的或非言语的，公开的或隐秘的，瞬间的或经常的，形成综合印象。这种听、看、想、说的过程是伴随着整个咨询过程的。咨询师应不断地把接受的信息与原有信息进行比较、筛选，形成新的认识，并相应调整自己的言行。

第三单元　影响性技术

一、学习目标

理解并掌握影响性技术的定义，在咨询中运用影响性技术，对求助者实施干预，帮助求助者解决心理问题，促进咨询目标实现。

二、工作程序与相关知识

（一）面质技术

面质技术又称"质疑""对质""对峙""对抗""正视现实"等，是指咨询师指出求助者身上存在的矛盾，促进求助者的探索，最终实现统一。求助者因为自身的原因，常常存在各种矛盾，而这种矛盾，往往就是求助者的问题所在。咨询师需要使用面质技术，促进求助者的统一，至于统一到哪里，其实已经不重要了。

1. 求助者常见的矛盾

（1）理想与现实不一致。求助者的理想与现实可能是不一致的，由此产生混乱。如"我最近很忙，感觉非常累，我真想找一个度假村，关掉手机，踏踏实实地睡上三天三夜"。求助者的理想是到度假村睡觉，可现实中因工作繁忙并没有去，求助者内心的动机冲突造成理想与现实的不一致，从而产生苦恼。咨询师："你很想到度假村踏踏实实地睡觉，但因为忙你并没有去，你的理想和现实是矛盾的，你能解释一下吗？"咨询师明确指出了求助者的矛盾所在。求助者通过思考，认识到了自己的问题所在，自己去进行统一，进而解决问题。至于是统一到放弃睡觉的理想去忙工作，还是统一到放弃工作而去休息并不重要。

（2）言行不一致。求助者的言和行可能不一致，由此产生痛苦。求助者说："我知道吸烟有害健康，我真想戒烟。"可求助者却点燃一支烟吸了起来。求助者的言语和行为明显不一致，咨询师需要使用面质技术促进求助者的统一。咨询师："你说你想戒烟，我看到的是你在吸烟，你所说的和你所做的是存在矛盾的，对此你如何进行解释？"求助者必然对此进行探索，自己去实现统一，可以统一到戒烟，也可以统一到吸烟。一旦言和行统一，困扰求助者的问题就可解决。

（3）前后言语不一致。求助者可能搞不清自己的问题所在，因此前后叙述的事实存在矛盾，求助者说："我很担心这次考试通不过，因此在五一假期里要抓紧时间好好学习……我已经和同学约好了，五一假期里到外地旅游。"求助者在假期的安排上前后矛盾。咨询师应使用面质技术，促进求助者的统一。"你前面讲要利用假期努力学习，后面又讲到要在假期里去外地旅游，在时间安排上前后是矛盾的，对此你如何解释呢？"通过面质技术，促进了求助者的思考，最终实现了统一。

（4）求助者、咨询师的意见不一致。咨询中有时出现咨询师对求助者的评价与求助者的自我评价不一致，或咨询师所见与求助者的陈述存在矛盾。某求助者认为自己丑，咨询师觉得求助者属于漂亮的。某求助者在谈到自己被婚姻问题困扰时，咨询师却从其表情中观察到求助者的喜悦的成分。这明显存在矛盾，需要使用面质技术。咨询师："你告诉我你因为婚姻问题很苦恼，可是我从你的表情中却看出你有些快乐，这似乎存在矛盾，你可以解释一下吗？"通过面质技术，促进了求助者的思索，最终达到统一，求助者明确了自身的问题，咨询师对求助者的理解也深入、准确了。

2. 使用面质技术的目的

（1）协助求助者促进对自己的感受、信念、行为及所处境况的深入了解。

（2）激励求助者放下自己有意无意地防卫心理、掩饰心理来面对自己、面对现实，并由此产生富有建设性的活动。

（3）促进求助者实现言语和行动的统一、理想自我与现实自我的一致。

（4）使求助者明确自己所具有而又被自己掩盖的能力、优势，即自己的资源，并加以利用。

（5）通过咨询师的面质给求助者树立学习、模仿面质的榜样，以便将来自己有能力去对他人或者自己作面质，而这是求助者心理成长的重要部分，也是健康人生所需学习的课题。

面质技术在许多理论流派的方法中都有所涉及。比如，完形学派非常强调面质，目的是使求助者能持续地对自己此时的所作所为以及他们已经做了些什么有所觉察，鼓励他们去辨别言语与非言语表达之间的差异。理性情绪流派强调对非理性、不合理信念体系的面质，鼓励求助者努力地去检查狭隘的非理性信念，从而促使求助者改变并培养理性信念。现实疗法基本上是一种面质的方法，以便不断地鼓励求助者去判断他们的行为是否真实，决定是否去负责，并检查他们是否以不负责的行为去完成他们的需要。交互分析法对求助者用以逃避亲密性的策略进行面质，并且激励他们重新评估仍然影响他们生活的早年的重要决定，也鼓励求助者决定他们如何改变以及他们想做何种改变。目前求助者中心方法也开始重视面质的意义。

3. 使用面质技术的注意事项

咨询时需要使用面质技术，但务必谨慎、适当。因为面质具有一定的威胁性，使用不当可能伤害求助者的感情或影响咨询关系，甚至导致咨询失败。但过分小心，害怕使用面质，对求助者的成长也不利。因此实际咨询中，要根据具体情境尤其是咨询关系建立的程度，选择适当的用词、语气、态度等。为此，在使用面质技术时要注意以下五点：

（1）以事实根据为前提。使用面质技术时，一定以了解到的事实为前提。有矛盾的事实存在才可以使用该技术，在事实不充分、矛盾不明显时，一般不宜采用。

（2）避免个人发泄。面质的目的是促进求助者统一，促进其成长，故应以求助者利益为重，不可将面质变成咨询师发泄情绪乃至攻击对方的工具或理由。例如，"你一会儿说要利用假期学习，一会儿又说要去旅游，像你这样我有什么办法帮你""你一会儿说好，一会儿又说不好，到底是好还是不好？说话怎么可以这样出尔反尔"等，这不是正确的面质技术，应该避免。

（3）避免无情攻击。有些咨询师不是在诚恳、理解、关怀的基础上应用面质，而是把面质当作表现自己智慧与能力的机会，因此没有考虑求助者的感情，一味地、无情地使用面质，致使求助者无法招架，陷入尴尬、痛苦状态。例如，"你说你爱她，可你因何最终又离开了她？你自认为自己是个爱情至上者，为什么就不能排除父母的反对意见呢？你不是认为自己是个品行优秀的青年吗？可为什么在她有病、急需你关怀、帮助、照顾的时候，你反而在她的心上捅了一刀？"如此的面质，使求助者感觉到自己像在法庭上被批判指责，而不是在咨询。求助者极有可能产生防卫、掩饰心理，阻碍表达，破坏咨询关系。

（4）要以良好咨询关系为基础。面质所涉及的问题对求助者来说有可能具有应激性，具有一定的威胁，有可能导致危机出现。故咨询师的共情、尊重、温暖、真诚等是非常重要的，因为良好的咨询关系会给求助者以心理支持，而充满理解、真诚的面质会减弱面质中的有害或危险成分。

（5）可用尝试性面质。一般来说，在良好的咨询关系没有建立前，应尽量避免面质。若不得不用，应使用尝试性的面质，如："我不知道我是否误会了你的意思，你上次似乎说你学习挺轻松，成绩也好，可刚才你却说学得很累，老担心学习成绩，不知哪一种情况更确切？"在此运用了"似乎"这一不肯定的用词，而开始时又先说明自己可能误会了对方的意思，最后又用问题作结束，这样的面质就为求助者留有了余地。若求助者不愿面对面质中所提的问题，也有机会避开。若求助者故意避开，这时就不必再追问下去，以免使求助者难堪、恐慌，可在适当时候再作尝试。

咨询中使用面质技术是必要的，但要谨慎，面质要和支持结合起来。正如艾根（Egan，1973）所说，没有支持的面质会发生灾害，而没有面质的支持则是软弱的。

（二）解释技术

解释技术指运用心理学理论来描述求助者的思想、情感和行为的原因、实质等，或对某些抽象复杂的心理现象、过程等进行解释。应用解释技术使求助者从一个新的、更全面的角度来重新面对困扰、周围环境及自己，并借助于新的观念和思想来加深了解自身的行为、思想和情感，产生领悟，提高认识，促进变化。

解释是面谈技巧中最复杂的一种，它与内容反应技术的差别在于，内容反应是从求助者的参考框架来说明求助者表达的实质性内容，而解释则是在咨询师的参考框架上，运用心理学的理论和人生经验来为求助者提供一种认识自身问题以及认识自己和周围关系的新思维、新理论、新方法。解释技术属于内容表达，解释侧重于对某一问题做理论上的分析，而内容表达则是指咨询师提供信息、建议、反馈等。

咨询师根据掌握的理论和经验，针对不同求助者的不同问题做出各种不同的解释，这是一项富有创造性的工作。咨询师水平高低很大程度上取决于理论联系实际的程度。

初学者往往以为记住了某几种理论流派的概念、方法就能应对自如地进行咨询，实际上书本知识和实际应用之间还有很大差异。有些咨询师只是简单地用理论去套实际，甚至削足适履，不懂得如何灵活地掌握理论、灵活地运用知识，忽视了现实中所遇到的求助者是形形色色的，问题也是千变万化的，容易显得说服力不强，解释过于牵强、千篇一律，甚至张冠李戴、无法解释的情况。有些咨询师用弗洛伊德的幼年性体验去解释一切问题，而有些则是一律用行为来解释。事实上，有些问题的根源在过去，甚至在幼年，或许是性心理发育的偏离或是其他的不良刺激（环境的潜移默化、个体的遭遇等），而有些问题则是由最近的现实挫折引起的。咨询师应把握真相，结合具体问题具体分析。

所以，进行解释时，首先应深入了解情况，准确把握，否则，做出的解释势必产生偏差。同时应明确自己想解释的内容是什么，若对此也模糊不清或前后矛盾，则效果就差。还要把握对待不同的求助者，在什么时间运用什么理论怎样解释最好。影响解释效果的因素并非是单一的，它不仅取决于咨询师掌握知识的多少，还在于其灵活地、熟练地、创造性地在实践中运用知识的能力。

另一种情况则是有些咨询师凭感觉、凭经验知道了求助者的问题所在，但难以从理论的高度给予系统的分析解释，他们的解释或过于表面化，或叙述不清，或缺乏说服力。这就需要咨询师提高理论修养，否则会影响咨询效果。

如何应用解释技术，同样有一系列的技术问题。例如，解释应因人而异。有些求助者文化水平较高，有一定的心理学修养，领悟能力较强，解释时可以深些、系统些、全面些。对于理解能力不够强、文化水平较低的求助者，应尽量解释得通俗易懂，少用专业术语，多打比方，多举例子，这样更容易被求助者接受。

此外，咨询师不能把解释强加给求助者。一方面不能在求助者还没有心理准备的时候就匆忙地解释，这样往往会使求助者不知所措，难以接受；另一方面不能把求助者不同意或有怀疑的解释加在他的身上。某咨询师说："你问题的原因就是这样，你不理解是因为你不懂心理学。"或者"你不同意我的解释，我就没办法了，到底是你懂还是我懂？"等，强迫求助者接受，这样难以达到咨询效果。最好的办法是经咨询师富有技巧性的帮助后，求助者有了足够的思想准备，水到渠成。最有效的解释是与求助者的思想基础、理论取向有某种程度的吻合。一位相信弗洛伊德理论的求助者比一位不懂此理论甚至反对此理论的求助者更容易接受幼年性体验影响的观点。

（三）指导技术

指导技术指咨询师直接地指示求助者做某件事、说某些话或者以某种方式行动。指导技术是对求助者影响力最明显的一种咨询技术。心理分析学派常指导求助者进行自由联想以寻找问题的根源。行为主义学派常指导求助者做各种训练，如系统脱敏法、满灌疗法、放松训练、自信训练等。人本主义中的完形学派习惯于做角色扮演指导，使求助者体验不同角色下的思想、情感、行为。理性情绪学派针对求助者的各种不合理信念予以指导，用合理的观念代替不合理的观念。

有一些咨询师不赞同用指导技术，如非指导型咨询师，他们反对操纵和支配求助者，很少提问题，避免代替求助者做决定，从来不给予回答，在任何时候都让求助者自己确定讨论问题，不提出需要矫正的问题，也不要求求助者执行推荐的活动。总之，他们不赞成用指导技术，认为这是把咨询师的意志强加在求助者身上。但多数咨询师仍然经常地使用指导技术，认为它是最有助于影响求助者的方法。

使用指导性技术时，咨询师应十分明确自己对求助者指导些什么以及效果如何，叙述应清楚，要让求助者真正理解指导的内容。同时，不能以权威的身份出现，强迫求助者执行，若求助者不理解、不接受，效果就差，甚至无效，还会引起反感。指导时的言语和非言语行为都会同时对求助者产生影响。

（四）情感表达技术

情感表达技术就是咨询师将自己的情绪、情感及对求助者的情绪、情感等，告之求助者，以影响求助者。情感表达技术的作用是通过情感的表达，促进求助者的探索和改变，促使咨询顺利进行。情感表达和情感反应完全不同，前者是咨询师表达自己及对求助者的喜怒哀乐，而后者是咨询师将求助者的情感内容整理后进行反馈。

咨询师做出情感表达，其目的是为求助者服务的，而不是为作反应而反应，或者为了自己的表达、宣泄。因此其所表达的内容、方式应有助于咨询的进行。咨询师的情感表达既可以针对求助者，如说："看到你经过三次咨询，已经找到了自己的问题所在，而且已经发生了明显的改变，我为你的变化感到高兴。"此时咨询师明显地通过情感表达，对求助者进行鼓励。有时情感表达也可以是针对咨询师自己的，例如："如果我能够以全市第一的成绩考上大学，我也会非常高兴。"但是，咨询师应该注意，一般只对求助者做正性情感表达，如"我很欣慰你做出了积极的选择"，而不能做负性情绪的表达，例如："你虽然明白了自己的问题所在，但经过五次咨询，你没有主动解决问题，我很生气。"这样的情感表达只能阻碍咨询而不是促进。当然，为表达共情时的负性情感表达除外，如："听到你如此惨痛的遭遇，我也为你感到难过。"咨询师通过情感表达，理解了求助者，表现出共情。正确使用情感表达，既能体现对求助者设身处地的理解，又能传达自己的感受，使求助者感受到一个活生生的咨询师形象，也了解了咨询师的人生观。同时，咨询师的这种开放的情绪分担方式为求助者做出了示范，易于促进求助者的自我表达。

（五）内容表达技术

内容表达技术指咨询师传递信息、提出建议、提供忠告，给予保证、进行解释和反馈，以影响求助者，促使求助者实现咨询目标。如咨询开始阶段咨询师介绍心理咨询是什么，解决什么问题，怎样解决等，面对求助者关于近来总做噩梦，咨询师说："梦是怎么回事……"等都是内容表达。

咨询过程中，各项影响技术都属于内容表达，都是通过内容表达技术起作用。广而言之，指导、解释、自我开放、影响性概述等都是一种内容表达。内容表达技术与内容反应技术不同，前者是咨询师表达自己的意见，而后者则是咨询师反映求助者的叙述。虽然内容反应中也含有咨询师所施加的影响，但比起内容表达来，则要显得隐蔽、间接、薄弱得多。求助者中心学派、非指导型咨询师多用内容反应，而希望直接施加影响、表达自己观点的咨询师则多喜欢内容表达。

反馈是一种内容表达，反映咨询师对求助者的种种看法，借此可使求助者了解自己的状况，也可从求助者的言语和非言语反应中得知自己的反馈是否正确，从而相应地做出调整。

提出忠告和建议也是内容表达的一种形式，但应注意措辞要和缓、尊重，例如"我希望你能改变对……的看法""如果你能用积极、合理、有效的行为模式解决你的困扰，或许比你现在所做得要好"，而切不可"你必须……""你一定要……""只有……才能……"。否则，求助者可能产生不愉快的感觉，感觉是被咨询师教育。同时，咨询师应该知道自己的忠告和意见只是解决问题的方式之一，不一定是唯一正确、必须实行的，否则会影响咨询关系。

（六）自我开放技术

自我开放技术也称"自我暴露""自我表露"，是指咨询师提出自己的情感、思想、经验与求助者共同分享，或开放对求助者的态度、评价等，或开放与自己有关的经历、体验、情感等。自我开放技术与情感表达和内容表达十分相似，是二者的一种特殊组合。

自我开放技术在咨询会谈中十分重要，咨询师的自我开放与求助者的自我开放有同等价值。它能促进建立良好的咨询关系，能使求助者感到有人分担了其困扰，感受到咨询师是一个普通的人，能借助于咨询师的自我开放来实现求助者更多的自我开放。

自我开放一般有两种形式，一种是咨询师把自己对求助者的体验感受告诉求助者。若感受是积极、正面、赞扬性的，则为正信息，如"对于你刚才的坦率，我非常高兴"，一般地，正信息能使求助者得到正强化，使求助者愉悦和受到鼓励，但传达的正信息必须是实际的、适度的、真诚的，不然会适得其反。若感受是消极、反面、批评性的，则为负信息，如"你迟到了20分钟，我觉得有些不愉快。或许你有什么原因，你能告诉我吗"，传达负信息的自我开放时，应注意到它可能会产生的副作用，也就是说，不能只顾自己表达情绪而忽视了体谅求助者的心情。所以，上例中后半句是必要的。

第二种形式的自我开放是咨询师暴露与求助者所谈内容有关的个人经验。例如，"你所提到的考试前紧张，我以前也有体验。每到大考前，我就开始烦躁不安，晚上睡不好……但不知这时候你的看书效率怎么样？"一般来说，这种自我开放应比较简洁，因为目的不在于谈论自己，而在于借自我开放来表明自己理解并愿意分担求助者的情绪，促进其更多地自我开放。为此，咨询师的自我开放不是目的而是手段，应始终把重点放在求助者身上。

此外，自我开放需建立在一定的咨询关系上，有一定的会谈背景。若突如其来，可能会超出求助者的心理准备，反而效果不好。自我开放的内容、深度、广度都应与求助者所涉及的主题有关，若咨询师自我开放的数量太多，就可能占用求助者太多的时间，故应适可而止。

咨询师，尤其是初学者务必注意，是否对求助者开放，一般应以求助者请求为准，咨询中应该反对随意地、过于主动地自我开放。有些咨询师认为应该给求助者树立榜样，遇到求助者的问题时，主动把自己的经验开放出来。例如，某求助者连续两年没有考上自己理想的大学，但他没有询问咨询师的教育情况。某咨询师进行了自我开放"我是……大学毕业的，我当年考试时全市第二，披红戴花的别提多风光了"，求助者的问题是连续两年没有考上大学，而咨询师却炫耀自己当年的辉煌，可能使求助者不悦，甚至反感。

有时，即使求助者提出请求了，咨询师也不一定进行自我开放。例如，某女性求助者三十多岁了，还没有男朋友，她自己总结的原因之一是自己不漂亮，对异性缺乏吸引力。她主动问咨询师："您从男人的角度看，觉得我长得怎么样？"面对这样的主动询问，咨询师可以进行非常真诚的自我开放："作为男人，我们都希望找的女朋友漂亮，但漂亮不是唯一的因素。"但也可以不开放："我觉得你长得怎么样不重要，重要的是你怎样评价自己"。应该注意避免自我开放可能带给求助者的不利影响，如"我不知该如何描述你的长相，但我可以告诉你我的感觉，我要是没结婚，肯定不会娶你"。

咨询时是否进行自我开放，要考虑开放后对咨询的影响。自我开放应以有助于促进咨询关系、促进求助者进一步自我开放和深入地了解自己、加强咨询效果为准则。

（七）影响性概述

咨询师将自己所叙述的主题、意见等组织整理后，以简明扼要的形式表达出来，即为影响性概述，相当于内容较多的内容表达。影响性概述可使求助者有机会重温咨询师所说的话，加深印象，也可使咨询师有机会回顾讨论的内容，加入新的资料，强调某些特殊内容，提出重点，为后续的交谈奠定基础。

影响性概述与参与性概述不同，前者概述的是咨询师表达的观点，而后者概述的是求助者叙述的内容。因而前者较后者对求助者的影响更为主动、积极和深刻。

影响性概述既可在面谈中间使用，也可在结束时使用。常和参与性概述一起使用。比如，当用于面谈结束时，咨询师可总结求助者的主要问题、原因及影响等，然后小结双方所做的工作，概述自己所阐述的主要观点。这样会使整个咨询过程脉络清楚，条理分明，有利于求助者把握咨询全局，加深印象。当然，有时也可以让求助者做这一工作，咨询师可由此了解求助者所把握、所理解的程度，咨询师可在此基础上做出概述或某些修正。

（八）非言语行为的运用

言语表达是咨询双方交流信息、沟通感情、建立咨询关系的基本条件之一，也是咨询师帮助求助者的主要工具之一，因而言语行为在咨询中占有重要地位。然而，咨询过程中会出现大量的非言语行为，或伴随言语内容一起出现，对言语内容作补充、修正；或独立出现，代表独立的意义，在咨询活动中起着非常重要的作用。

咨询师应重视把自己的非言语行为融入言语表达中去，渗透在咨询过程中。通过非言语行为传达的共情态度比言语还多，影响更大。因此，并非只是口头语言在参与咨询，而是整个人在参与咨询。咨询师是否能赢得求助者的信任、好感，很大程度上取决于非言语行为的表达。咨询时，倘若咨询师说，我尊重你，我关心你的喜怒哀乐，然而眼睛却是东张西望，双手交叉胸前，跷着二郎腿，晃荡着椅子，这种动作、神态很难使求助者相信咨询师对他的关注。有时求助者正兴致勃勃地叙述着什么，而咨询师对叙述的东西不感兴趣或心中有事，就会有意无意地表现出不耐烦，这种信息会影响到求助者的积极性，使之觉得扫兴、失望。

咨询师的非言语行为受到其价值观、品德修养、信念等诸多因素影响，因此，它是理论和技术之外的内容，但对咨询成败举足轻重。重视学习理论和技巧，但忽视提高自己内在素养的咨询师，很难成为一流的咨询师。咨询师所面对的与其说是求助者的问题，不如说是有问题的求助者，是与人心灵的交流，因此需要真挚而充满感情，还要十分谨慎。

咨询师应理解把握非言语行为，促进咨询。

1. 非言语行为在咨询中的作用

（1）加强言语。重音、手势和面部表情与言语一起出现，可使言语的意义更丰富，情绪色彩更鲜明，加强了言语的理解和表达。

（2）配合言语。非言语行为将配合言语，促进交流。例如，求助者如果想继续表达，那么他会把手停在空中，此时咨询师不应打断，而是应该进行倾听。

（3）实现反馈。听话者对讲话者做出持续的反应，如面部表情可表示同意、理解、惊讶、不满等信息，使对方感知到自己的反应。

（4）传达情感。交流者常用非言语形式表达自己对对方的喜欢、理解、尊重、信任的程度，像面部表情和声调这样的非言语暗示比言语信号影响更大。

咨询中，求助者或咨询师可能会试图隐藏其真实情感，但却无意识地通过难以控制的非言语行为暴露出来。双方的情绪状态如愤怒、压抑、焦虑、恐惧、不安、厌恶、鄙视、愉悦、兴奋、满意等，通过非言语交流往往会更清楚。

作为咨询师，非言语行为也是表达共情、积极关注、尊重等的有效方式之一。非言语行为与咨询技巧（即参与性技术和影响性技术）之间指向的一致性是提高咨询效果的重要保证，不然会削弱、破坏咨询技巧的作用。因此，咨询师在咨询过程中要讲、听、看、想，缺一不可。将其协调使用、合理搭配，才能最大限度地发挥整体效能。

2. 目光注视

在传递信息的所有部位中，眼睛是最重要的，它可以传递最细微的感情。一般来说，当一方在倾听另一方叙述时，目光往往会直接注视着对方的双眼，但不是直盯着。而当自己在讲话时，这种视线的接触会比听对方讲话时少些，即讲者比听者更少注视对方。

许多人在说话时避免看着对方，主要是为了避免出现岔开话题的情况。说话时正视一下对方，则表示在说话停顿状态，对方可以打断他的话。假若他停顿了，但不看对方，说明他的思路还没有断。这表示："这不是我要讲的全部内容，我只是在略作考虑。"咨询师如果不合时宜地打断求助者的叙述，会使求助者感到没有被接纳，而咨询师此时的插话、问话、反应等，可能会转移求助者叙述的主题，甚至会使一些重要的线索中断。

如果听者对讲者扫视一下，那么很可能是表达"我对你所说的不十分同意""我对你的话表示怀疑"，如果配上摇头、皱眉等其他非言语行为，那么这种含义就更清楚了。如果作为听者的咨询师做出这一动作而被求助者发现，就可能影响到他的叙述。而正在讲述中的咨询师若发现了求助者的这一目光，就应及时做出某种调整，比如询问一下求助者的意见，或更严谨地思考一下自己的观点。

如果说话者讲完某句话或某个词后将目光移开，可能表示："我对自己所说的也不太有把握。"如果别的表情、动作以及声音也透露出讲话者的心虚、疑惑，那么听者就会感到疑惑，甚至不信任。咨询师若如此表述，尤其是解释、指导时，则会大大地削弱其影响力。

若听对方说话时看着对方，则含有这样的意思："我也是这个看法。"或"我对你说得很感兴趣。"如果说话者看着听者，那就是说，"我对我讲得很有把握"。

若咨询师问求助者的某些问题出现失误，而使求助者感到不舒服或有厌恶感、羞怯感时，求助者不愿注视咨询师，借以作为一种逃避和隐瞒。

当一个人被询问时，或者对他人言行产生防卫性、攻击性或者敌意时，视线相交的机会便会增加。当一个人被激怒时，有时候可发现他的瞳孔张得很大，当然还会有其他一系列的面部表情。

一个性格内向、羞怯的求助者会不习惯目光过多的接触，他既不敢太多注视别人，也不愿别人看着自己。

一般来说，使自己感到愉悦的人，人们更愿意注视；比起同性来，对异性的注视可能更多些。但作为咨询师来说，对异性的注视应适度，否则可能使求助者感到不礼貌或带来困扰，尤其面对异性敏感者时更应谨慎。

咨询中的目光使用很重要。咨询师是否善于利用目光参与倾听和表达，这直接影响到咨询的效果。交谈时，有些咨询师眼睛注视地面或房顶，或者脸侧向一方，这会显得不礼貌，对求助者不够重视。有些咨询师则死死地盯住求助者的眼睛，这样会使其感到窘迫，甚至透不过气来。有些咨询师则用目光在求助者身上扫视，甚至看其身后，可能使其惶惑不安。当求助者讲话时，若咨询师把目光随意移向一旁，最会引起求助者的注意。求助者会从咨询师这一特定神情中看出咨询师没有认真倾听，便会产生不安、不被信任的担忧，可能会停止表达，或只做浅层次的探索。

眼睛应注视求助者的哪些部位为好？一般来说，目光大体在求助者的面部为好，给对方一种舒适的、很有礼貌的感觉，并且表情要轻松自然。目光范围过小会使求助者产生压迫感，而目光范围过大则会显得太散漫、随便。

目光可以表达不同的情感和意义，咨询师应恰如其分地使用。如表达安慰时，目光充满了关切。给予支持时，目光传达出力量。提供解释时，目光蕴含着智慧。

3. 面部表情

面部表情与人的内心活动，尤其是情绪息息相关，一个人内心的喜怒哀乐无不在脸上透露出来。观察一个人的非言语行为首先而且主要是集中在面部表情上，目光注视其实也是面部表情的一部分。

心理学家珍·登布列顿谈到推销员如何了解顾客的心理时说，假如一个顾客的眼睛向下看，而脸转向旁边，表示你被拒绝了。如果他的嘴是放松的，没有机械式的笑容，下颚向前，他就可能会考虑你的提议。假如他注视你的眼睛几秒钟，嘴巴乃至鼻子的部位带着浅浅的笑意，笑容轻松，而且看起来很热心，这个买卖便做成了。

达尔文在他的著作《人和动物感情的表达》中，探讨"是否相同的表情和姿态，通用于人类的各个种族"，他对世界各地的观察材料进行分析，认为人类在面部表情的沟通上极为相似。也就是说，眼睛和嘴巴张大，眉毛上扬，是惊愕的表情；害羞会脸红；愤慨或挑衅时会皱眉头、昂首挺胸并紧握拳头；人在深思问题或竭力解开疑惑时会皱起眉头或眯起眼睛。

一般不愉快或迷惑可以借助皱眉来表达，嫉妒或不信任时会将眉毛上扬。研究发现，一条眉毛扬起是传统的怀疑信号，双眉扬起是惊讶的信号，双肩下垂则是沮丧和忧伤的信号。

冲突、挑战、敌对的态度用绷紧下颚的肌肉和斜眼瞪视来表示，这时嘴唇也是紧闭的，表示已摆出一种防御姿态，头和下颚常挑衅地向前推出，眉毛下垂，眉头皱起。

笑是脸部表情中重要的一点，不同的笑可体现人不同的心情，有会心的、愉悦的、满足的、兴奋的、害羞的、不自然的、尴尬的、解嘲的等。

在理解面部表情时需要注意的是，有些人体动作在某种情况下可能根本没意思，而在另一种情况下却十分有内容，但内容含义可能很不一样。比如，皱眉可以简单地理解为一句话的中间停顿，在另一种情况下也可能是"心里冒火"或"讨厌"的信号，或者是思想集中的表现。如果仅仅研究皱眉或面部表情，就难以确切把握其含义，还要知道这位皱眉者在干什么，要联系其他一系列的非言语行为所表达出来的含义。

4. 身体语言

咨询师和求助者的身体、手势的运动和位置在相互沟通中起着重要作用。它们的变化往往能反映咨询状况的某种变化。身体语言具有丰富的含义。一般低头表示陈述句的结束，抬头表示问句的结束，而较大幅度的体态改变表示相互关系的结束，表示思维过程或较长的表达的结束。

如果体态的改变到了不再正视对方的地步，则表示不愿再交谈下去，想把注意力转移到其他对象上去。如同小孩在听父母训斥时，嘴巴在说："是的，是的，我知道了。"他同时把身子转了过去，其实是在发射另一种信号："够了，够了，我要走了。"咨询师要善于发现求助者身体传达的信息。有时，咨询师会发现求助者移动身体，把脚及整个身体对着门口，这个姿态很可能是求助者想结束交谈，他的体态正是想告诉：我想离开。

人们有时借用摊开双手、解开外衣纽扣或脱掉外套，表达一种真诚、坦白。而双手交叉在胸前则常表明一种防卫，表示否定、拒绝或疏远。

有些求助者很慢地、细心地把眼镜摘下来，并且小心地擦擦镜片（即使镜片根本不需要擦），这种情况常表明求助者想提出反对意见、澄清问题或提出问题之前拖延时间以便多做些思考。而有的则把眼镜摘下，嘴巴咬着一条眼镜腿，由于口中衔东西讲话不方便，因此，借此动作来注意倾听或避免说什么，一方面又可多多思考，把东西放在口里也意味着这个人需要寻找新的资料。

不同的手指手势，可能传达了一个人的焦虑、内心冲突和忧愁。小孩要恢复信心、鼓起勇气就吸吮大拇指。学生担心考试会咬指甲或咬钢笔、铅笔等。而成人遇到棘手的事情，可能会猛地拉头发。

咨询中，若求助者的双手紧绞在一起或反复摆动，加之身体坐立不安，往往表明求助者情绪紧张而难以接近。这时，咨询师应设法使其放松。颇为简单的方法是在会谈时略微倾身于他，会使其感到被接近、被理解。

面谈过程中，求助者若搓起两只手来，很可能是有所期待。例如，由于咨询师给予的理解、尊重、真诚，求助者受到感动而期望得到更多的共情或得到某种指点。若求助者移坐到了椅子的前端，踮起脚尖，很可能是求助者跃跃欲试，预示某种行为即将发生。

求助者在听或讲的过程中，若握紧了拳头，则既可表示一种强调，表示郑重其事，也可能表示一种决心，当然也可以是一种愤怒。咨询师应善于结合其他信息综合判断。若代表决心，咨询师应及时在言行上给予支持、鼓励。若是愤怒，则应及时查清原因，予以疏导。

若求助者的身体由紧缩、僵化转为松弛自在，紧靠在一起的双腿开始分开，交叉的双手放了下来时，往往是求助者内心由紧张、不安、害怕、封闭开始变得平静、轻松、开放。如果这一步骤反过来了，则表明咨询增加了求助者的紧张情绪，可能是咨询师言谈举止（包括表情等）不当或不被对方所接受，或触动了对方的敏感要害处，也可能是求助者将涉及或已经涉及自己痛苦的、隐秘的问题。这种信息对于咨询师来说具有重要的价值。

当求助者想要压抑自己强烈的感觉或情感时，往往会不自觉地采取脚踝交叠、双手抓紧的姿势，也有的人会咽口水，或咬紧牙关，或抓住手臂等，来拼命地克制自己的欲望、冲动。

当求助者对咨询师说的话兴趣不大或想早点结束会谈时，他可能会在座位上反复扭动，坐立不安，让人觉得是椅子不舒服，其实并非如此。也有的人会交叉双腿，另一只脚不住地轻轻晃荡。有的则是不停地用手指敲弹桌子或椅子，或拿着纸胡乱涂鸦，有些则显得目光空洞、心不在焉，对问话没反应或答非所问。咨询师发现这种情况后，应及时调整咨询内容和方式。有时，咨询师也可能表现出这类行为，若被求助者感知，就会使他产生想法。

身体动作不仅表现出求助者此时此刻的思想、情感、行为，在一定的程度上，体态还反映一个人的心理状态。以肩膀为例，亚历山大·洛温博士在《人体动态与性格结构》一书中认为，耷拉着的肩膀表示内心受到压抑，耸着的肩膀和害怕心理有关，肩膀平齐说明能承担责任，弯曲的肩膀是沉重的精神负担的反映。他认为，没有任何语言比人体语言更能表达人的个性，关键就在于正确认识人体语言。

一个人的心理过程影响着人体行为和人体功能，人的心理僵化通过姿势和动作也僵化人的举止，一个始终感到不幸的人会终日皱眉，皱眉成了他固定的表情。一个好侵犯、好管闲事的人老是探头探脑。一个温和、慈祥的人常常面带微笑。学者由此认为，当人情绪低落时，仅仅以挺胸和挺直腰杆的动作，就可使自己由颓丧的感觉转变为充满信心。咨询中，那些较自信的求助者往往能正视咨询师，而且正视时间较长，而缺乏自信、心中不踏实者则相反。自信的人眨眼的次数也少，那些非言语行为尤其是代表消极意义的非言语行为也少，因此显得是更好的听众。

5. 声音特质

咨询师和求助者双方的声音也是交流信息的重要窗口。声音伴随言语产生，有第二言语的功能，它对言语起着加强或削弱的作用。如果声音所传达的信息与言语所表达的信息一致，则肯定、加强言语所传递的意思，反之则是削弱、否定的作用。因此，言不由衷的讲话，既可能被身体语言所暴露，也可能被声音所揭穿。当求助者叙述某一件痛苦、忧愁的事情时，咨询师说："我理解你的痛苦，我愿意为你分担。"然而，语气却是冷冷的、随便的、打发人似的。虽然语言表达的是关怀，而声音却是淡漠的，求助者可能更相信声音的含义而不是语言，因为语言比声音更容易作假。

声音通常包括音质、音量、音调和言语速度。人们借助于声音的轻重缓急自觉不自觉地表达自己错综复杂的思想和感情。

一般来说，音调的提高表明对所谈内容的强调，也表明某种情绪，如激动、兴奋，这既可以是愤怒也可以是惊喜。而音调降低也可以是一种强调，以引起听者注意，也可以表示一种怀疑、回避，或者是因为涉及敏感、痛苦、伤心的事情。声音强度增大，也常表明一种强调，一种激动的情绪，而声音强度减轻，则可能表示一种失望、不快或软弱、心虚。

节奏加快表明紧张和激动，节奏变慢则有可能是因为冷漠、沮丧，或正在思考是不是要表述，如何表述。

一个人的个性可以透过声音外露出来。急性还是慢性、自信还是自卑、坦率还是躲闪，都能在声音上流露出来。求助者叙述、谈论自己和他人的语气，尤其是咨询过程中，声音的突然变化，都能给咨询师提供不少有用的信息。

咨询师不仅要善于判别求助者声音变化所表达的含义，还要善于运用声音的效果加强自己所表述内容的意义及情感。例如，作解释、指导、概述时，应尽量保持平和的语气，语速中等，给求助者稳重、自信、可靠的感觉。情感反应和情感表达时，应有与内容相吻合的情感。咨询师的语速太快太慢，声音太重太轻，音调太高太低，都是不妥当的。

此外，咨询师要善于利用声音停顿的效果。这种停顿有时是一种强调，以引起求助者的重视；有时是一种询问，以观察求助者的反应；有时则是为了给求助者提供一个思考的机会。以上这几种停顿都是为了更好地达到双方之间的沟通，促进求助者更主动地参与会谈。而有时这种停顿则是咨询师想更清楚、更准确地表达自己的意思，或者是思维受到了干扰。

6. 空间距离

咨询时双方的空间距离也具有非言语行为的特征。每个人都拥有一个自己的空间，以保持自己的独立、安全和隐私的需要。如果他人不适宜地闯入，就可能引起不满、愤怒、反抗。咨询师与求助者间也是如此，双方距离是彼此关系的反映。

一般来说，在专用咨询室里，座位可能相对固定，双方按各自位置就座即可。但座位的布置则应符合有助于咨询关系建立、彼此感到适宜的原则，距离以1米左右为好。有些人喜欢面对面交谈，觉得这样有更多的目光和面部表情交流，言语沟通比较直接。最好是成直角或钝角而坐，这样可以避免太多的目光接触所带来的压力。

若在室外，双方的距离常因环境而异，若是比较空旷的场地，相互距离会大于处在公共场所中的距离，后者会因人群的密度高以及噪音大而缩小了彼此的距离以使交谈容易进行。

不仅因地而异，双方距离其实也因人、因时、因事而异。例如，一般来说，若双方同性别时，其间的距离会小于异性间的空间距离，而且两女性间的距离会小于两男性间的距离；青年或成年男性咨询师在面对年轻的女性求助者时距离会大于面对儿童、少年时的距离；有些对此敏感、防御性强的求助者希望距离大些；有些希望寻求依靠、帮助的求助者则希望距离小些，以得到一种安慰。

咨询的不同阶段，其间的距离也会变化。一般来说，初次见面，彼此不了解，间距会大些；随着咨询关系的建立，间距会小些；若求助者对咨询师不那么信任，或对效果不那么满意，求助者会自觉不自觉地加大彼此的间隔。然而另一方面，适当地缩短距离是一种希望加强关系的表示，若使用得当，有助于咨询。但无论如何，咨询师不可忘记彼此间是咨询关系，而不是一般的朋友关系。

如果面对的是危机咨询或寻求感情支持的求助者，则缩短距离可以最大限度地表示咨询师的关切，咨询师微微前倾的身姿能使求助者感到咨询师愿意接纳他、帮助他。

7. 衣着及步态

衣着也可以视为非言语交流的一部分，因为衣饰能反映一个人的个性、经济地位、文化修养、审美情趣等，尤其是较能体现出求助者来访时的某种心情。

比如，一位大学生穿着一件好些天没洗的衣服，皱巴巴而且衣扣不整。这或许可以反映出该求助者心中的困扰已经干扰了他的正常生活，致使他没有时间和精力去料理自己的生活，而且他对此也不在乎。或者反映了他的一贯生活风格，即随随便便，缺乏料理自己、管理自己的能力。这样的人在集体生活中可能被一些人看不惯，因而可能会发生矛盾。

衣着，与其说提供了一种真实的信息，不如说是提供了一系列有可能性的信息。但这类信息是有参考价值的，它可以为咨询师对求助者作综合判断提供一种素材，有经验的咨询师往往能借助求助者的某一点做出一系列有价值的判断。

同样，求助者的步姿、动作、神情对于咨询师把握求助者也是有价值的。那些垂头丧气、痛苦不堪的求助者从他们进门的一刹那就暴露无遗。

一位求助者进门之后又退出去，之后又进来，可进来后又出去，这样反复了五六次之后，才坐下来。这个人进门的举动很可能存在强迫症状。

有些求助者见到咨询师后手足无措，站立不安，支支吾吾，脸涨得通红，反映了其内心的紧张不安。这样的求助者可能出现人际交往上的困难，给人以缺乏自信、胆小害怕的感觉，也可能面临难以自我调节的冲突和紧张情绪。

一个人的个性、心理健康状况以及当时的情绪，往往可以通过人的一言一行、一举一动表现出来，咨询师只要善于观察，往往能真正了解到求助者的内心活动，这对于咨询非常重要。

第四单元 放松训练

一、学习目的

理解和掌握放松训练的原理，掌握操作步骤，指导求助者学会放松，并掌握注意事项。

二、工作程序与相关知识

放松训练又称"松弛训练"，是一种通过训练有意识地控制自身的心理生理活动、降低唤醒水平、改善机体紊乱功能的心理咨询与治疗方法。放松疗法是一种求助者完全可以掌握的解决紧张焦虑等情绪困扰及躯体症状的方法，这种方法简便易行，实用有效，较少受时间、地点、经费等条件限制，还可提高求助者改善症状的速度。

（一）放松疗法的原理

放松训练是行为疗法中使用最广的技术之一，是在心理学实验的基础上建立和发展起来的咨询和治疗方法，行为治疗最大的特点是将咨询的着眼点放在可观察的外在行为改变上。行为治疗不关心所谓"潜意识"或"内在精神的症结"，也不管行为发生的动态和因果关系，而是把着眼点放在当前可观察的非适应性行为上。行为疗法相信只要"行为"改变，所谓"态度"及"情感"也就会相应改变。行为疗法更关心设立特定的治疗目标。

一个人的情绪反应包含主观体验、生理反应、表情三部分。生理反应，除了受自主神经系统控制的"内脏内分泌"系统的反应，不宜随意操纵和控制外，受随意神经系统控制的"随意肌肉"反应，则可由人们的意念来操纵。当人们心情紧张时，不仅主观上"惊慌失措"，连身体各部分的肌肉也变得紧张僵硬；当紧张的情绪松弛后，僵硬肌肉还不能松弛下来，但可通过按摩、洗浴、睡眠等方式让其松弛。放松训练的基本假设是改变生理反应，主观体验也会随着改变。也就是说，经由人的意识可以把"随意肌肉"控制下来，再间接地使主观体验松弛下来，建立轻松的心情状态。因此，放松训练就是训练求助者，使其能随意地把自己的全身肌肉放松，以便随时保持心情轻松的状态，从而缓解紧张、焦虑情绪等。

（二）放松疗法的操作步骤及实施过程

1. 咨询师介绍原理

咨询师应简明扼要地对求助者讲解放松疗法的原理和过程，明确求助者在放松疗法中的主动作用，激发改变自我的积极性。

2. 咨询师进行示范、指导

首次进行放松训练时，咨询师应进行示范并讲解要点。这样可以减轻求助者的羞涩感，也可以为求助者提供模仿对象。应告诉求助者，如果不明白放松时指示语的要求，可以先观察心理咨询师的动作，然后进行模仿。

在咨询室进行的放松训练，最好用心理咨询师的专业指导语，以便在遇到问题时能及时停下来。咨询师还可以根据情况，主动控制训练的进程，或者有意重复某些放松环节。

在放松过程中，为了帮助求助者体验其身体感受，咨询师可以在每一个步骤的间隔，指导求助者，如"注意放松状态的沉重、温暖和轻松的感觉""感到你身上的肌肉放松""注意肌肉放松时与紧张的感觉差异"等。

3. 强化求助者的练习

求助者在咨询室中学会了放松训练的方法及要领后，需要自行练习达到真正的放松。心理咨询师可以为求助者提供书面指示语或录音磁带，供求助者练习时使用。要求求助者每日练习1~2次，每次5分钟左右。咨询师需要向求助者强调，开始几次的放松训练并不能使肌肉很快进入深度放松状态，需要多次重复的练习，才会有效果。对难以放松的求助者，可以采用辅助措施，如生物反馈训练等。

放松训练有多种方法，求助者可以任意采用其中之一，也可以混合使用。下面介绍三种主要的简便易行的放松训练：

（1）呼吸放松法。呼吸放松法包括鼻腔呼吸放松法、腹式呼吸放松法和控制呼吸放松法，具体的放松训练指导语如下：

①呼吸放松——鼻腔呼吸。放松训练指导语："请你在一个舒适的位置上坐好，姿势摆正，将右手的食指和中指放在前额上，用大拇指按压住右鼻孔，然后用左鼻孔缓慢地轻轻吸气，再用无名指按压住左鼻孔，同时将大拇指移开打开右鼻孔，由右鼻孔缓慢地尽量彻底地将气体呼出，再用右鼻孔吸气，用大拇指按压住右鼻孔，同时打开无名指，再用左鼻孔呼气，由此作为一个循环。我们来做鼻腔呼吸的练习。

好！现在让我们来做练习，先做好准备，用右手的食指和中指放前额上，将大拇指按压住右鼻孔，好！现在用左鼻孔吸气，用无名指移到左鼻孔，打开大拇指用右鼻孔呼气，再用右鼻孔吸气，同时大拇指按压住右鼻孔，打开左鼻孔呼气。左鼻孔吸气，好！打开右鼻孔呼气，右鼻孔吸气，左鼻孔呼气，左鼻孔吸气，右鼻孔呼气，再来右鼻孔吸气，左鼻孔呼气，好！随着控制呼吸，你变得很放松，非常放松，你体验到了这种放松，不知你学会了没有？如此作为一个循环，我们可以同时做5个，以5个为一组，我们可以增加到两组或者三组，也就是说，我们可以重复这样的动作10~25个循环。下面让我们再来复习一遍。请做好准备，用右手的食指和中指放前额上，将大拇指按压住右鼻孔，现在用左鼻孔吸气,将无名指移到左鼻孔,打开大拇指呼气,再用右鼻孔吸气,打开左鼻孔,呼气。左鼻孔吸气,右鼻孔呼气,右鼻孔吸气,左鼻孔呼气,左鼻孔吸气,右鼻孔呼气,右鼻孔吸气,左鼻孔呼气,好!现在你的全身肌肉,你的全身心情都非常放松,你的确体验到了这种放松,放松让你很舒服。练习就到这里……"

②呼吸放松——腹式呼吸。放松训练指导语:"请你用一个舒适的姿势半躺在椅子上,一只手放在腹部,另一只手放在胸部,注意先呼气,感觉肺部有足够的空间,来做后面的深呼吸,然后用鼻子吸气,保持3秒钟,心里默数:1-2-3,停顿1秒钟,再把气体缓缓地呼出,可以在心中默数:1-2-3-4-5,吸气时可以让空气进入腹部,感觉那只放在腹部的手向上推,而胸部只是在腹部隆起时跟着微微的隆起,要使你呼气的时间比吸气的时间长,好!让我们先来练习一下,请听我的指导语然后去做:深吸气,保持1秒钟,1-2-3,再呼气!1-2-3-4-5。深吸气,保持1秒钟,1-2-3,再呼出!1-2-3-4-5。再来!深吸气,保持1秒钟,1-2-3,再呼气!1-2-3-4-5。深吸气,保持1秒钟,1-2-3,再呼出!1-2-3-4-5。

当你感觉这样的呼吸节奏而感到舒服的时候,可以进一步进行平稳的呼吸,要尽量做到深而大的呼吸,记得要用鼻子深吸气,直到不能吸为止。保持1秒钟后,再缓缓地用嘴巴呼气,呼气的时候一定要把残留在肺里的气呼干净,同时头脑中可以想象,你所有的不快、烦恼、压力都随着每一次呼气将之慢慢地呼出了。好!我们再来练习几次。

下面请听我的指导语:深吸气,保持1秒钟,1-2-3,再呼气!1-2-3-4-5。深吸气,保持1秒钟,1-2-3,再呼出!1-2-3-4-5。同时想象不快、烦恼、压力都随着每一次的呼气将之慢慢地呼出了。好!继续这些缓慢的深呼吸练习,你可以感觉到身体完全放松了。让我们最后再来练习一组:准备好,深吸气,保持1秒钟,1-2-3,再呼气!1-2-3-4-5。深吸气,保持1秒钟,1-2-3,再呼出!1-2-3-4-5。想象不快、烦恼、压力都随着每一次的呼气将之慢慢地呼出了。现在你的身体越来越放松,你的心情很平静,你已经学会了放松。"

(2)肌肉放松法。放松训练指导语:"现在我们要做肌肉放松训练,学习这项放松训练可以帮助你完全的放松身体。首先,请把眼镜、手表、腰带、领带等妨碍身体充分放松的物品摘下来,放在一边。可以把上衣的第一道扣子也解开,请你坐在软椅上,把头和肩都靠到椅背上,胳膊和手都放在扶手或自己的腿上,双腿平放在椅子上,双脚平放在地上,脚尖略向外倾,闭上双眼,这时你很放松地坐在椅子上,感到非常舒服。在下列的步骤中,感到紧张时,请你再持续这种状态5秒钟,直到感觉紧张到达极点,当你要放松时,又一下子完全松弛下来,并且感觉有关部位的肌肉十分无力,注意一定要用心体验彻底放松后的一种快乐感觉。

现在,请跟着我的指示做。首先,请深呼吸三次,吸气——呼气——吸气——呼气——吸气——呼气,现在左手紧握拳,握紧,注意有什么样的感觉。好,现在放松。

现在,再次握紧你的左拳,体会一下你感到的紧张状况,然后放松,好!

听我的指令再来一次:握紧你的左手,现在放松,去想象紧张消失得无影无踪了,非常好。接下来的训练中,你都要感觉到肌肉的紧张,然后充分地放松,体会放松后的感觉。

现在，右手紧紧握拳，注意你的手臂、手和前臂的紧张状态，1-2-3-4，好！现在放松。

现在再一次握紧右拳，1-2-3-4，好！请放松。

现在左手握拳，左手臂弯曲，使二头肌拉紧，紧紧坚持着，1-2-3-4，好！现在放松。

现在右手握紧拳头，1-2-3-4，右手臂弯曲，使二头肌拉紧，紧紧坚持着，感觉这种紧张状态，好，现在放松。

现在请立即握紧双拳，双臂弯曲，使双臂处于紧张状态，保持这个姿势，体会一下现在的紧张，1-2-3-4，好！现在放松。

好，感觉血液流过肌肉，所有的紧张流出手指。好，把你的眉毛用力向上抬，紧张使你的额头起了皱纹，1-2-3-4，好！现在放松。

现在请皱眉头，眼睛紧闭使劲把你的眉毛往中间挤，感觉这种紧张通过额头和双眼，1-2-3-4，好！现在放松。

注意放松的感觉流过双眼，好，继续放松。

现在，嘴唇紧闭，抬高下巴，使颈部肌肉拉紧，用力咬牙，1-2-3-4，好！放松。

现在各个部位一起做，皱上额头，紧闭双眼，使劲咬上下颚，抬高下巴，拉紧肌肉，紧闭双唇，保持全身姿势，并且感觉紧张贯穿前额、双眼、上颚、下颚、颈部和嘴唇保持姿势，1-2-3-4，好！现在放松。

注意体会此时的感受，现在双肩外展扩胸，肩胛骨尽量靠拢好像你的两个肩膀合到一起，1-2-3-4-5-6-7-8，好！放松。

现在尽可能使劲地向后收肩，一直感觉到后背肌肉被拉得很紧，特别是肩胛骨之间的地方，拉紧肌肉，保持姿势，1-2-3-4，好！现在放松。

现在，再一次把肩胛骨往内收，这一次腹部尽可能往里收，拉紧腹部肌肉，紧拉的感觉会贯穿全身，保持姿势，1-2-3-4，好！现在放松。

现在听我的指令，我们要做刚才所有肌肉系统的练习，首先，请深呼吸三次，吸气——呼气——吸气——呼气——吸气——呼气，好，准备好了吗？握紧双拳，双臂弯曲，把二头肌拉紧，紧皱眉头，紧闭双眼，咬紧上下颚，抬起下巴，紧闭双唇，双肩往内收，收腹并拉紧腹部肌肉，保持这个姿势，感觉到强烈的紧张感贯穿上腹各个部位，好！放松深呼吸一次，感到紧张消失，想象一下所有肌肉手臂、头部、肩部和腹部都放松，放松。

现在轮到腿部，伸直你的双腿，脚尖上翘，使你的小腿后面的肌肉拉紧，好！放松。

现在把左脚跟伸向椅子，努力向下压，抬高脚趾，使小腿和大腿都绷得很紧，抬起脚趾，使劲蹬后脚跟，保持，1-2-3-4，好，放松！

接着把右脚跟伸向椅子，努力向下压，抬高脚趾，使小腿和大腿都绷得很紧，抬起脚趾，使劲蹬后脚跟，保持，1-2-3-4，好，放松！

好！我们一起来，双脚跟伸向椅子，努力向下压，抬高脚趾，使小腿和大腿都绷得很紧，抬起脚趾，使劲蹬后脚跟，保持，1-2-3-4，好，放松！

好！现在，深呼吸三次，吸气——呼气——吸气——呼气—吸气——呼气，好！将前面所练习过的所有的肌肉都开始拉紧，左拳和二头肌、右拳和二头肌、前额、眼睛、颚部、颈肌、嘴唇、肩膀、腹部、右腿、左腿请保持这个姿势，1-2-3-4，好！现在放松。

深呼吸三次，吸气——呼气——吸气——呼气——吸气——呼气，好！我们从头到尾再做一次，左拳和二头肌，右拳和二头肌，前额、眼睛、颚部、颈肌、嘴唇、肩膀、腹部、右腿、左腿，保持这个姿势，1-2-3-4，好！现在放松。

体会全部紧张后又全部放松的感觉，现在进行正常的呼吸，享受全身肌肉完全没有紧张的惬意之感，深呼吸三次，吸气——呼气——吸气——呼气——吸气——呼气，然后活动一下你的颈部、手腕，好，你已经完全学会了放松，慢慢睁开你的双眼……"

（3）想象放松法。请求助者找出一个曾经经历过的、给自己带来最愉悦的感觉，有着美好回忆的场景，可以是海边、草原、高山等，用自己多个感觉通道（视觉、听觉、触觉、嗅觉、运动觉）去感觉、回忆。

想象放松——《海滩》

我静静地躺在海滩上，周围没有其他的人，蓝天白云，湛蓝的大海，岸边是高大的椰树，身下是绵绵的细沙，阳光温柔地照在身上，我感到无比的舒畅。微风带着一丝海腥味轻轻地拂过我的脸颊，我静静地聆听着海浪悦耳的歌唱，阳光照得我全身暖洋洋的，我感到一股暖流顺着我的头部，流进我的右肩，让我感到温暖、沉重；我的呼吸变得越来越慢，越来越深，这股暖流又流进我的右臂，再流进我的右手，整个右手也感到温暖、沉重；这股暖流又流回我的右臂，从后面流进脖子，脖子也感到温暖、沉重；我的呼吸变得更加的缓慢深沉，这股暖流又流进我的左肩，左肩感到温暖、沉重；我感到越来越轻松，这股暖流又流进我的左臂，再流进我的左手，左手也感到温暖、沉重。这股暖流又流回我的左臂，左臂感到温暖、沉重；我变得越来越轻松，心跳变慢了，心跳更有力了，这股暖流又流进我的右腿，右腿也感到温暖、沉重；我的呼吸缓慢而又深沉。这股暖流流进我的右脚，整个右脚也感到温暖、沉重；这股暖流流进我的左腿，整个左腿也感到温暖、沉重；我的呼吸越来越深，越来越轻松。这股暖流流进我的腹部，腹部感到温暖、沉重；这股暖流流进我的胃部，胃部感到温暖、轻松；这股暖流最后流进我的心脏，心脏也感到温暖、轻松；心脏又把暖流送到了全身，我的全身都感到了温暖而沉重，舒服极了。我的整个身体都十分平静，也十分安静，我已经感觉不到周围的一切了，周围好像没有任何东西，我安然地躺在海边，非常轻松，十分自在……

4. 指导求助者用掌握的放松方法，代替紧张焦虑

咨询师指导求助者当出现紧张焦虑等情绪困扰时，在已经掌握放松方法及要领，能够做到放松的基础上，随时用放松代替紧张焦虑，从而解决情绪困扰。

（三）放松训练的使用注意事项

第一，第一次放松训练，咨询师应给求助者示范，减轻求助者的焦虑，并能提供模仿的信息。

第二，放松训练中可以使用的放松方法有多种，可以单独使用，也可以联合使用，但

一般以一两种为宜，不宜过多。

第三，请求助者注意，放松疗法的关键是放松，既强调身体、肌肉的放松，更强调精神、心理的放松，咨询师要帮助求助者体验身体放松后的体验。

第四，求助者在练习放松时，应集中精力，全身心地投入，避免各种干扰，通过训练真正达到放松的效果。

第五，放松的引导语有录音和口头两种，在训练开始时，口头语引导更便于求助者接受和掌握。

第六，放松疗法对想象力强、容易受暗示的求助者效果较好，对独立性强而想象力差的求助者可能效果不显著，可以使用其他方法。

第七，促进求助者领悟，放松最重要的目的是能在日常生活环境中可以随时做到随意的放松，并运用自如。

第五单元 简易行为矫治——阳性强化法

一、学习目标

理解阳性强化法的基础理论，掌握该方法的基本原理、操作方法，学会在咨询实践中使用。

二、工作程序

（一）阳性强化法的基本原理

阳性强化法的理论基础是行为主义理论，行为主义理论认为人及动物的行为是后天习得的，是行为结果被强化的结果。如果想建立或保持某种行为，可以对其行为进行阳性刺激，即奖励，通过奖励强化该行为，从而促进该行为的产生和出现的频率，行为得以产生或改变。这就是阳性强化法的基本原理。

阳性强化法是建立、训练某种良好行为的治疗技术或矫正方法，也称为"正强化法"或"积极强化法"。通过及时奖励目标行为，忽视或淡化异常行为，促进目标行为的产生。咨询中只要合理安排阳性强化的程序，求助者一般都可以慢慢地达到期望的目标，所以，这种方法适用于出现行为障碍、希望改变行为的求助者。阳性强化法的操作过程如下。

1. 明确目标行为

在进行行为干预前，首先要了解求助者的基本情况，清楚问题形成的原因。然后确认求助者需干预的适应不良或异常行为的主要症状表现，即目标行为。所设定的目标行为应当是可以客观测量与分析并能够反复进行强化的。选定的目标行为越具体越好，如果目标行为不具体或缺乏评估手段与方法，将难以操作。例如，家长希望孩子养成爱看书的行为习惯，而孩子也愿意为之努力，则看书这一可观察、可评估的行为就成为目标行为。

2. 监控目标行为

详细观察和记录该目标行为发生的频率、强度、持续时间及制约因素，从而确定目标行为的基础水平。特别要注意目标行为的直接后果对不良行为所产生的强化作用。例如，孩子什么时间看书，看多长时间，哪些因素影响了看书等。

3. 设计干预方案，明确阳性强化物

与求助者一起设计干预方案或塑造新的行为方案，以取得求助者的积极配合。这时不但应确认需要被干预或塑造的行为，还应确认采用何种干预形式和方法，并且确定使用何种强化物，以达到确实有效的强化与干预的目的。同时还应该根据实际情况的变化，随时调整干预方案，最终使新的行为结果取代以往不良行为产生的直接后果。阳性强化物的标准是现实可行、可以达到的，对求助者有足够的吸引力，是其需要的、喜欢的、追求的、愿意接受的，这样才能对求助者有较强的强化作用；并且需要同时使用内、外强化物，按照一个渐进的强化时间表，才会促使求助者的行为朝着期望的方向发展。例如，可以与孩子商定，当看书这一目标行为出现时，给予何种奖励。

4. 实施强化

将行为与阳性强化物紧密结合，当求助者出现目标行为时立即给予强化，不能拖延时间，并向求助者讲清楚被强化的具体行为、目的、意义和方法，使求助者了解干预的目标，理解所用技术和方法的目的及意义，明确自己该怎么做，确立信心并主动配合。一旦目标行为按期望的频率多次发生，就应当逐渐消除具体的强化物，而继续采用社会性强化物或者间歇性强化的方法，以防出现对强化物脱敏的现象。例如，当孩子出现看书这一行为时，应该对其进行阳性强化，给予奖励，实现看书的目标行为与阳性强化即奖励的结合，逐渐养成爱看书的行为习惯。

5. 追踪评估

随着行为干预的进展，应让求助者本人也掌握和使用干预方法，学会把干预情境下所获得的效果巩固下来，并在干预程序结束之后，进一步发挥求助者的主观能动性，使求助者主动地把疗效扩展到日常生活情境中去，进行周期性的评估。例如，孩子已经用阳性强化法使自己养成了爱看书的行为习惯，可以建立起信心，利用所学到的方法，举一反三，运用到其他需要改变的行为上去，从而改变不适行为，建立良好行为，获得心理成长。

(二) 使用注意事项

第一，目标行为单一具体，阳性强化法要改变的行为应该单一、具体，非常明确，保证强化物对该行为的强化。如果有多个目标行为要改变，需要一个一个地进行，不可同时开展。

第二，阳性强化应该适时、适当，对目标行为的阳性强化，应该在行为出现时进行，不可提前或错后。对目标行为的强化也要强度适当，过大，可能造成动机过强，或缺乏后期的强化；过小，无法达到刺激的强度，可能使阳性强化无效。

第三，随时间进程，强化物可以由物质刺激变为精神奖励，待目标行为固化为习惯后，最终可以撤销强化物。

三、相关知识

(一) 行为疗法基础理论

行为疗法又称为"行为矫正疗法"或"行为治疗"，是通过学习和训练矫正行为障碍的一种心理治疗方法；它兴起于20世纪50年代末，是继精神分析之后重要的心理治疗方法之一。代表人物有前苏联著名生理学家巴甫洛夫（I. P. Palvlov）；美国的华生（J. B. Watson）、桑代克（E. L. Thorndike）和斯金纳（B. F. Skinner）；英国的艾森克（H. J. Eysenck）；南非的沃尔普（J. Wolpe）和拉扎洛斯（Lazarus）以及美国的班都拉（A. Bandura）和贝克（A. T. Beck）等人。

行为疗法是在心理学实验的基础上建立和发展起来的；也就是在遵循科学的前提下，根据经典条件反射、操作性条件反射、学习理论和强化学说等原理，采用程序化的操作程序，帮助求助者消除不良行为，建立新的适应行为。其理论基础主要有巴甫洛夫的经典条件反射理论、桑代克和斯金纳等人的操作条件反射强化学说、班都拉的模仿学习理论。行为疗法的理论认为，求助者的各种症状都是个体在生活中通过学习而形成并固定下来的。因此，在治疗过程中可以设计某些特殊情境和专门程序，使求助者逐步消除非适应性或不良的行为，并经过新的学习训练形成适宜的行为反应（钱铭怡，2002）。可见，它把着眼点放在当前可观察的非适应性行为上，相信只要"行为"改变，所谓"态度"及"情感"也就会相应改变，不关心求助者的"潜意识"或"内在精神的症结"，也不管问题症状的变化状况和因果关系。相对而言，它更关心的是所设立的特定干预目标。

行为疗法最初是华生等人通过实验使儿童在经典条件反射的基础上形成对特定动物的恐惧，继而又帮助其对动物恐惧脱敏发展起来的。后来沃尔普在实验后联想到人类的一些神经症症状，如对某些具体事物、情境的恐惧症，也可以通过类似的方法予以消除。于是将条件反射的方法与杰克布逊倡导的逐步肌肉放松技术相结合，创建了第一个系统的行为治疗模式，称为交互抑制的系统脱敏法。

随着斯金纳的操作条件反射理论应用在咨询与治疗中，斯金纳曾把它应用于个体治疗和集体治疗。

由实验室中发现的学习原则发展而来的行为治疗技术，在多拉德和米勒的《人格与心理治疗》（1950）一书以及邬尔曼和克雷斯纳的《行为矫正中的一个案例》一书中得到了很好的总结。前者将精神分析的理论和实践转换成行为主义的术语，并为行为主义者进入心理治疗领域奠定了基础；后者则把以前只在精神病院中实施，并且只有几个行为主义者了解的各种行为技术带入了心理学领域。而且邬尔曼和克雷斯纳在他们的序言中明确指出了与医学和疾病模型不同的心理学理论和模型。

纯粹的行为技术在登上心理治疗的舞台时曾希望能包治百病，但是，仅仅采用经典条件反射或操作条件反射技术并不能解决所有的心理问题。而且，即使是沃尔普的系统脱敏程序也不是纯粹的行为技术，它也要求求助者通过思维过程去认识引起焦虑的刺激。因此，作为中介变量的认知概念开始引起人们的注意。

随着认知心理学的发展，部分认知技术开始被逐渐引入到行为治疗当中。到了20世纪70年代，埃利斯、拉扎洛斯、贝克以及梅肯鲍姆等理论家吸收了行为技术以及埃利斯的合理情绪疗法中的成分，提出了认知行为治疗程序。到了80年代，它的适用范围已大大拓宽，甚至超过了行为治疗和合理情绪疗法本身。

认知行为疗法是根据认知和行为的理论假设，通过认知和行为技术来改变求助者不良的思维或信念和行为，从而达到消除不良情绪、矫正非适应性行为的心理治疗方法。它代表了两种不同治疗思想的融合，其着眼点主要放在求助者非功能性的认知问题上，是希望通过改变求助者对自己、他人或事物的看法与态度来改变并改善所困扰的心理问题。其中求助者希望发生改变的意愿、练习和达到的目标，是干预或治疗成败的关键。

(二) 行为矫正的常用方法

在行为治疗中，常用的方法有以下四种：增强法、惩罚法、消退法和代币管制法。

1. 增强法

增强法有两种方式：①正强化，②负强化。所谓正强化是指给予正性强化物（即人所喜欢的刺激）；负强化是指撤销惩罚物（即人厌恶的刺激），两者都可用来鼓励求助者产生受欢迎的行为和抑制不受欢迎的行为。比如，要鼓励学生上课专心听讲，可给予奖励物，这就是正强化；如果学生因上课玩东西就要受到惩罚，一旦老师发现孩子已经改正并专心听讲了，就可以通过撤销惩罚来强化孩子变好，这就是负强化。

2. 惩罚法

惩罚的方法也有两种方式：一是给予个体不喜欢的强化物或厌恶刺激；二是撤销个体还在享用的正性强化物。两种方式都可用来抑制或阻断不受欢迎的行为。具体而言，常用的惩罚方法有以下两种：

（1）一般性惩罚包括给予批评、罚款、劳动改造等。

（2）特殊性惩罚包括束缚身体、隔离、厌恶疗法等。其中厌恶疗法包括给予电击、催吐剂等。这是很有争议的技术，批评者认为这些方法缺乏人道，通常只有在特殊情况下才采用。还有一种比较特殊却比较柔和的厌恶技术，即饱和策略。其做法是咨询师主动提供大量的求助者所追求的目物，让求助者享受到极限之后，产生生理上的不适，进而解除求助者的不适当要求，或减弱不良反应。例如，要矫正儿童乱撕扯衣服的不良习惯，咨询师可以向儿童提供大量的破旧衣服，并督促他反复地去撕扯，即使儿童感到很累了，也要让他继续撕，直到他感到厌恶并要求咨询师把衣服拿走为止。

3. 消退法

消退法是指对不良行为不予注意，不给予强化，使之渐趋削弱直到消失。例如，小孩因为某种原因而无理取闹，借哭闹的方式来引起大人的注意、达到自己的目的。这时，父母的劝说或打骂都可能成为孩子继续哭闹的强化因素。因此，父母不予注意、不予理睬，孩子的无理取闹行为就可能慢慢减弱，最后消失。

4. 代币管制法

代币管制法是一种利用强化原理促进更多的适应性行为出现的方法。代币是指可以在某一范围内兑换物品的证券，其形式有小红旗、小铁牌、小票券等。求助者可以用这些证券换取自己所需的物品。我国许多精神病院已经采用这种方法管理精神病患者，使其不良行为减少、生活秩序好转、恢复社会功能。这一方法也可用于培养儿童的适应性行为。

(三) 建立新行为的常用技术

1. 行为塑造技术

（1）行为塑造技术的界定与应用。行为塑造是通过强化手段，矫正人的行为，使之逐步接近某种适应性行为模式的强化治疗技术。在行为塑造过程中，多采用正强化的手段，即一旦所需的行为出现，就立即给予强化，这是行为疗法最常用的技术之一。行为塑造技术可用于许多行为领域。例如，学生学习社交行为和运动行为，尤其在用于单一行为方式的建立时，则更为有效。

（2）使用行为塑造技术时的注意点如下：

①可利用的反应类型和持续时间等变量。即观察需要帮助的对象，弄清他什么反应最经常出现？其前因和后果是什么？

②根据观察到的资料，考虑需要塑造的最终目标行为，是否能从求助者已有的行为反应中衍生出来，如果可行，便要考虑朝向最终目标的第一步应该是什么。

③确定达到第一步的评估标准。在确定标准时，可以将行为反应分为两类：通过的和没有通过的。

④改变环境条件，造成求助者有表现被期望的反应的最大可能性。如果被期望的反应涉及其他人员，在进行行为塑造时应该有他们在场。

⑤使用对求助者而言最强有力的刺激物。强化那些通过的行为反应，不强化那些没有通过的行为反应；使用的强化物对求助者来说，应该是最强有力的。

⑥不断地改变中间过程的行为目标，使其接近最终的行为目标。如果一个中间行为目标经过反复强化，总也不能通过标准，就应考虑适当降低或修改这个中间行为目标。

⑦在行为塑造过程中应重视使用言语、体态和手势等进行指导，以加速学习的进程。

2. 行为渐隐技术

在瞬息万变的环境中，个体要想适当地调整自己的行为，就需要迅速而准确地抓住那些在此时此刻什么是适当行为的环境线索。例如：在社交场合中，有许多约定俗成的微妙线索指示着行动，对年长的、年幼的、同性的、异性的朋友、领导及陌生人，都要求采用相应不同的交往方式。有些人由于不能准确抓住这些线索，产生刺激识别缺陷，最终导致行为障碍，或做出了与环境不相适应的举止，或对错误信息线索做出了反应。渐隐技术就是通过利用明显刺激（线索）改变非适应性行为，建立新的适应性行为的方法。

渐隐技术先利用明显线索，帮助形成正确的反应，然后逐渐消退这些线索，使他们达到与自然环境相同的水平，再让行为者利用这些自然线索，做出正确的反应。

（四）阳性强化法的应用

阳性强化法使用阳性强化来调节或塑造求助者的新行为，可用于矫正神经性厌食、偏食，降低焦虑，治疗性变态，矫正儿童的多动、遗尿、孤独和学习困难等以及成年人的不良行为等。

（五）咨询案例

【案例2—9】

求助者，女，53岁。

背景：求助者的主要问题是体重超重，而且她自己也把这一问题看得很严重。咨询师与求助者一起协商确定了减肥计划。下面是求助者对减肥计划的描述。

基础水平：两年前大夫告诉我，我的心脏出现了问题，要我少吃咸的东西而且要减肥，否则后果会很严重。尽管我已在这个世界上生活了50多年，但我还不想就此放弃生命，因此我就按大夫的话去做了。

我坚持按大夫给的食谱进食，并且每天都想象减肥后的样子。4个月后我的体重减了20多斤，而且我看上去也比以前好多了。

然而好景不长。我因换了新工作而使原来的计划付诸东流。新单位提供免费午餐，午餐很丰盛，又免费，谁都无法拒绝。

于是我的体重又增加了20多斤，比减肥前更重了，而且胃口出奇的好。想到自己的问题，我告诉自己不能这样下去了，但无济于事。唯一的选择就是重新制订一个行为计划去减肥，而且坚持去做！

下面是我新计划的5个步骤，并由咨询师负责收集数据并进行监督。我还与咨询师签订了一份契约以约束我去实施这一计划。

求助者的减肥计划：日期2008年7月1日。

第一步：目标选择。

为了健康和满意的外貌，我必须减肥。目标是在12个月内减掉40斤，达到115斤的理想体重。

第二步：对目标行为的监控。

①目标过程的选择：每日三餐只吃低热量、低盐的规定食物；每天至少锻炼6次，锻炼时间累积不低于30分钟；不论天气如何每天都要散步，距离不少于2公里。

②基线水平评定：我目前体重155斤；每天摄入的热量约4 000~5 000大卡；每天基本上不锻炼；由于不用担心买衣服，也不太担心自己的体型，我每天在免费午餐时都吃很多东西。

③对与过程和目标有关的行为进行记录：每天测一次体重，并且记录在曲线图上；每天记录摄入的热量；每天都锻炼，当天的锻炼完成之后要在日历上做一标记；每天完成规定的散步距离后也在日历上做标记；咨询师在我每次向她汇报时也在日历上做标记，并且在我完成计划时给予表扬。

第三步：改变环境事件。

每天睡觉前要把自己第二天的午餐准备好放在冰箱里，并在门上留言提醒自己不要忘记了；每天看电视或工作时身边要放一碗胡萝卜或芹菜，以便可以随时吃；每天早上7:00准时起床跳舞锻炼；每天早上上班前把运动鞋准备好，下班后的第一件事就是跑步锻炼；每天中午午餐时，拿出自己带的饭盒，先由他人检查后再吃。

第四步：获得有效结果。

如果我每月能减轻3.5斤体重，丈夫将为我存上500元。身边只有一碗胡萝卜或芹菜时，我才能看电视或看书，丈夫对此进行监督。每次完成锻炼后我才可以洗热水澡。每次散步归来时才可以做一些自己愿意做的事情；如果没有散步，就要替丈夫刷鞋。我每次都吃自己做的午餐，这样我的监督者会在吃饭时当众表扬我。我丈夫将随时表扬我按计划所做的事情。如果我最终实现了自己预定的目标（减肥40斤），我丈夫将为我提供2万元，供我出国旅行。

第五步：结果巩固。

①评估我如果每周的体重减轻不足 1 斤，我要与咨询师重新讨论这一计划并做必要的修改；我丈夫也会及时对我的有关行为做出反馈。

②当我的体重达到 115 斤后，我仍要继续对自己的体重进行记录。如果体重达到了 125 斤，就重新开始上述计划。我丈夫要在卧室里放一面大镜子，以便我可以随时观察自己的体型。我也将继续保持我的行为，并以此为荣，以不如此为耻。

行为契约：

我，某某。同意实施上述减肥计划，即我要从今年 7 月 1 号到明年 6 月 30 号减肥 40 斤。我同意上述计划中的附加条件，即如果减肥失败，我将还给我丈夫 2 万元。

签字：_____ 日期：_____

我，某某的丈夫，同意遵守上述计划中有关我的各项活动，并同意在妻子完成计划时为她提供 2 万元，并且在她未完成计划时接受她的 2 万元。

签字：_____ 日期：_____

我，李某，某某的监督者，同意监督某某的饮食，并对她进行及时的表扬或批评。

签字：_____ 日期：_____

我，赵某，某某的心理咨询师，同意向某某提供心理帮助，与某某一起制订减肥计划，在其遇到困难时帮助其解决并给予心理上的指导。

签字：_____ 日期：_____

【分析】在行为治疗或行为矫正中，咨询师并不关心求助者行为问题的原因及潜在诱因，在以上的例子中，咨询师对求助者最直接和最有效的帮助就是改变外在行为和强化这一行为的后果。

以上计划是针对求助者具体问题的，其中也可以进行某些改变，如还可以争取获得社会支持（如组成减肥小组）以加强动机。从积极的方面来看，以上计划是系统的，有明确的行为原则，而且是以问题为中心的，目标很具体，可以测量评估，是可以实现的，并且对求助者有积极的意义。

第六单元　合理（理性）情绪疗法

一、学习目标

理解合理（理性）情绪疗法的基本原理，掌握该疗法的操作方法，并能在咨询案例中熟练应用。

二、工作程序与相关知识

合理情绪疗法（Rational – Emotive Therapy，简称 RET），也称"理性情绪疗法"，是帮助求助者解决因不合理信念产生的情绪困扰的一种心理治疗方法，属于认知行为疗法。

（一）合理情绪疗法的基本原理

合理情绪疗法由美国著名心理学家埃利斯（A. Ellis）于20世纪50年代创立，其理论认为引起人们情绪困扰的并不是外界发生的事件，而是人们对事件的态度、看法、评价等认知内容，因此要改变情绪困扰不是致力于改变外界事件，而是应该改变认知，通过改变认知，进而改变情绪。他认为外界事件为A，人们的认知为B，情绪和行为反应为C，因此其核心理论又称ABC理论。

（二）合理情绪疗法的操作过程

1. 心理诊断阶段，明确求助者的ABC

在这一阶段咨询师的主要任务是根据ABC理论对求助者的问题进行初步分析和诊断，通过与求助者交谈，找出他情绪困扰和行为不适的具体表现（C）以及与这些反应相对应的诱发性事件（A），并对两者之间的不合理信念（B）进行初步分析。这实际上就是一个寻找求助者问题ABC的过程。

其中，求助者遇到的事件A、情绪及行为反应C是比较容易发现的，而求助者的不合理信念B则难以发现。求助者不合理信念的主要特征是绝对化的要求、过分概括化以及糟糕至极等。绝对化的要求是指个体以自己的意愿为出发点，认为某一事物必定会发生或不会发生的信念。因此，当某些事物的发生与其对事物的绝对化要求相悖时，个体就会感到难以接受和适应，从而极易陷入情绪困扰之中。过分概括化是一种以偏概全的不合理的思维方式，就好像是以一本书的封面来判定它的好坏一样。它是个体对自己或别人不合理的评价，其典型特征是以某一件或某几件事来评价自身或他人的整体价值。糟糕至极是一种把事物的可能后果想象、推论到非常可怕、非常糟糕，甚至是灾难结果的非理性信念。当人们坚持这样的观念，遇到了他认为糟糕透顶的事情发生时，就会陷入极度的负性情绪体验中。咨询师可以根据上述特征，寻找、发现、准确把握求助者的不合理信念。

在诊断阶段，咨询师还应注意求助者次级症状的存在，即求助者的问题可能不是简单地表现为一个ABC。有些求助者的问题可能很多，一个问题套着其他几个问题。例如，有一位大学生，在一次考试不及格（A1）后变得很沮丧（C1），其不合理信念可能是"我应该是个出色的好学生，这次不及格真是太糟糕了"（B1）。但是他的不良情绪（C1）很可能会成为新的诱发事件（A2），引起他另一种不合理信念"我必须是个永远快乐的人，而绝不应该像现在这样忧心忡忡"（B2），从而导致他更为不良的情绪反应（C2）。因此，咨询师要分清主次，找出求助者最希望解决的问题。在此基础上，还要和求助者共同协商制定咨询目标。这种目标一般包括了情绪和行为两方面的内容，通常要通过治疗使情绪困扰和行为障碍得以减轻或消除（陈仲庚，1990）。

最后，咨询师还应向求助者解说合理情绪疗法关于情绪的ABC理论，使求助者能够接受这种理论及其对自己问题的解释。咨询师要使求助者认识到A、B、C之间的关系，并使他能结合自己的问题予以初步分析。虽然这一工作并不一定要涉及求助者具体的不合理信念，但它却是以后几个咨询阶段的基础。如果求助者不相信自己问题的根源在于他对事物的看法和信念，那么以后的咨询都将难以进行。在这一阶段，咨询师应注意把咨询重心放在求助者目前的问题上，如果过于关注求助者过去的经历，可能会阻碍合理情绪疗法的进行。

2. 领悟阶段

咨询师在这一阶段的主要任务是帮助求助者领悟合理情绪疗法的原理，使求助者真正理解并认识到：第一，引起其情绪困扰的并不是外界发生的事件，而是他对事件的态度、看法、评价等认知内容，是信念引起了情绪及行为后果，而不是诱发事件本身。第二，要改变情绪困扰不是致力于改变外界事件，而是应该改变认知，通过改变认知，进而改变情绪。只有改变了不合理信念，才能减轻或消除他们目前存在的各种症状。第三，求助者可能认为情绪困扰的原因与自己无关，咨询师应该帮助求助者理解领悟，引起情绪困扰的认知恰恰是求助者自己的认知，因此情绪困扰的原因与求助者自己有关，因此他们应对自己的情绪和行为反应负有责任。

咨询师在这一阶段的任务和前一阶段没有严格区别，只是在寻找和确认求助者不合理信念上更加深入，而且通过对理论的进一步解说和证明，使求助者在更深的层次上领悟到他的情绪问题不是由于外界事件产生的，而是他现在所持有的不合理信念造成的，因此他应该对自己的问题负责。这一阶段的工作可分为以下两个方面：

首先，咨询师要进一步明确求助者的不合理信念。这并不是一项简单的工作，因为不合理信念并不是独立存在的，它们常常和合理的信念混在一起而不易被察觉。如被人嘲笑或指责是一件不愉快的事情，谁也不希望它发生，这是一种合理的想法，由此产生的不愉快情绪也是适当的。但同时另外一些信念如"每个人都应该喜欢我，同意我所做的一切，否则我就受不了"也可能混于其中，这是不合理的观念，它会导致不良的负性情绪反应。因此咨询师要对求助者所持有的合理与不合理的信念加以区分。

此外，在确认不合理信念时，咨询师应注意把它同求助者对问题的表面看法区分开来。例如有一位母亲，常因儿子不爱学习、调皮等行为而生气。有人可能认为"儿子不听我的话"是导致她生气、愤怒等情绪的信念。但实际上，这只是停留于表面的想法。真正不合理的观念可能是"儿子就应该好好学习，必须听我的话"等一类绝对化的要求。因此，在寻找求助者的不合理信念时，一定要抓住典型特征，即绝对化的要求、过分概括和糟糕至极，并把它们与求助者负性的情绪和行为反应联系起来。

这一阶段另一方面的工作是使求助者进一步对自己的问题以及所存在的问题与自身不合理信念关系的领悟。仅凭空洞的理论性解说难以使求助者实现真正的领悟，咨询师应结合具体实例，从具体到一般，从感性到理性，反复向求助者分析说明，促进领悟。在进行这一步工作时，咨询师不能急于求成。有时求助者表面上接受了 ABC 理论，也好像达到了一种领悟，但这很可能是一种假象。因为这可能是求助者希望自己的问题得到及时解决，于是他们或多或少地存在讨好咨询师的心理，希望尽快得到一副"灵丹妙药"。这表明他们仍没有认识到自己应对问题负责任，仍希望依靠外部力量解决问题。要检验求助者是否真正达到领悟，咨询师可以引导求助者分析他自己的问题，让他举一些例子来说明自己问题的根源。

上面所说的求助者对自己的问题难以领悟的情况，实际上是在合理情绪疗法中经常会遇到的阻抗。这种阻抗还可能表现在其他方面，从而使咨询师感到咨询停滞不前，陷入僵化的局面。造成这一类阻抗的原因可能来自咨询师和求助者两个方面。一方面，对于咨询师来说，如果他对求助者的问题假定得太多，没有抓住核心问题，或者自己讲得太多，使求助者陷于被动，这都会造成咨询中的阻抗；另一方面，求助者过分关注自己的情绪或诱发事件，没有意识到他现在能做些什么或觉得自己没有能力改变现状，这也是使咨询受阻的主要原因。因此，咨询师应特别注意这些阻碍咨询进程的因素，对其自身的问题努力加以克服；对求助者加以引导，使其从情绪困扰和过去经历的体验中摆脱出来，正视造成这些问题的不合理信念。

3. 修通阶段

这一阶段是合理情绪疗法中最主要的阶段。所谓修通，就是咨询师运用多种技术，使求助者修正或放弃原有的非理性信念，并代之以合理的信念，从而使情绪症状得以减轻或消除。

"修通"这一术语与精神分析治疗中的"修通"名称相同，但却有不同的含义。在合理情绪疗法中，"修通"不是通过精神分析治疗的常用技术，如情绪宣泄、对梦和躯体症状所做的工作等来实现咨询目标。合理情绪疗法不鼓励情绪宣泄，认为这反而会强化求助者的问题，使其陷入自己的情绪困扰中而不能正视自己的问题。并且合理情绪疗法也把与求助者过去经验的联系限制在一定范围内，而不去追究这些经验对他目前的影响。

前面两个阶段的工作是解说和分析，这一阶段的工作是咨询师应用各种方法与技术，以修正、改变求助者不合理信念为中心进行工作，这是整个合理情绪疗法的核心内容。下面介绍常用的方法：

（1）与不合理信念辩论。改变求助者不合理的信念，可以通过与求助者辩论的方法进行。这种辩论的方法是指从科学、理性的角度对求助者持有的关于他们自己、他人及周围世界的不合理信念和假设进行挑战和质疑，以改变他们的这些信念（Ellis，1970）。辩论是合理情绪疗法中最常用、最具特色的方法，它来源于古希腊哲学家苏格拉底的辩证法，即所谓"产婆术式"的辩论技术。苏格拉底的方法是先让你说出你的观点，然后依照你的观点进行推理，最后引出你的观点中存在的谬误之处，从而使你认识到自己先前认知中不合理的地方，并主动加以矫正。

这种方法主要是通过咨询师积极主动的提问来进行的，咨询师的提问具有明显的挑战性和质疑性的特点，其内容紧紧围绕着求助者信念中非理性的成分。例如，针对求助者不合理信念中绝对化要求的观念，咨询师可以直接提出以下问题："有什么证据表明你必须获得成功（或得到别人的赞赏）""别人有什么理由必须友好地对待你""事情为什么必须按照你的意志来发展？如果不是这样，那又会怎样"等；对于求助者不合理信念中以偏概全的观念，相应的提问可以是："你怎么才能证明你（或别人）是个一无是处的人""毫无价值的含义到底是什么""如果你在这一件事情上失败了，就认为自己是个毫无价值的人，那么你以前许多成功的经历表明你是个什么样的人""你能否保证每个人在每件事情上都不出差错，如果他们做不到这一点，那么又有什么理由表明他们就不可救药了"等；针对求助者不合理信念中糟糕至极的观念，相应的问题可以是："这件事到底糟糕到什么程度，你能否拿出一个客观数据来说明""如果这件可怕的事发生了，世界会因此而灭亡吗，你会因此而死去吗""如果你认为这件事是糟糕至极的话，我可以举出比这还要糟糕十倍的事，你若遇到这些事情，你又会怎样""你怎么证明你真的受不了啦"等。

在上述辩论过程中，当涉及求助者对周围的人或环境方面的那些不合理信念时，咨询师可运用"黄金规则"来反驳求助者对别人或周围环境的绝对化要求。所谓"黄金规则",是指"像你希望别人如何对待你那样去对待别人",这是一种理性观念,可以理解为:你希望别人对你好,你就对别人好;你希望你有困难时别人帮助你,在别人有困难时你去帮助别人。某些求助者常常错误地运用这一定律,他们的观念是一些不合理的、绝对化的要求,如"我对别人怎样,别人必须对我怎样"或"别人必须喜欢我,接受我"等,而他们自己却做不到"必须喜欢别人"。因此,当这类绝对化的要求难以实现时,他常常会对别人产生愤怒和敌意情绪——这实际上已经违背了黄金规则,构成了"反黄金规则"。因此,一旦求助者接受了黄金规则,他们很快就会发现自己对别人或环境的绝对化要求是不合理的。

一般来讲,求助者并不会简单地放弃自己的信念,他们会寻找各种理由为它们辩解。这就需要咨询师时刻保持清醒、客观、理智的头脑,根据求助者的回答一环扣一环,紧紧抓住求助者回答中的非理性内容,通过不断重复的辩论,使其感到为自己信念的辩护变得理屈词穷。但是,咨询师还不能满足于此。因为他的角色不仅是个辩论者,也是一个权威的信息提供者和合理生活的指导者。这就是说,通过辩论,不仅要使求助者认识到他所持有的信念是不合理的,也要使他分清什么是合理信念,什么是不合理信念,并帮助他学会以合理的信念代替那些不合理的信念。当求助者对这些信念有了一定认识后,咨询师要及时给予肯定和鼓励,使他认识到即使某些不希望发生的事真的发生了,他也能以合理的信念来面对这些现实。

应当注意的是,各种阻抗也会在辩论中产生,使辩论显得难以取得进展或没有效果。出现阻抗的原因也在于咨询师和求助者两个方面。首先,如果咨询师在辩论时没有结合对方的具体问题,或没有抓住问题的核心,甚至是为博得求助者的好感而不直接提出他的非理性之处,或提的问题过于婉转和含蓄,那么就会使辩论停留于表面形式。因此,咨询师一定要对辩论的问题有明确的目标,并做到有的放矢;同时,一定要保持客观化的身份,对求助者的不合理信念应针锋相对,不留情面,而不要因害怕遭到对方拒绝而姑息迁就。

阻抗产生的另一方面的原因在求助者本身。主要表现为他对咨询师的辩论和质疑会存有顾虑:"如果我改变了那么多,那么我就不是我了"或"如果我改变了那些必须、应该的要求,我就会变得平庸,也就没有了前进的动力了"。针对这种情况,咨询师应向求助者指出:改变他的不合理信念并不是要消除他的成就动机。每个人都有获得成功的愿望,但如果要求自己必须或应该成功,这就是一个不容易实现的目标,而合理的想法则会使目标更易实现。

与求助者的不合理信念进行辩论是一种主动性和指导性很强的认知改变技术,它不仅要求咨询师对求助者所持有的不合理信念进行主动发问和质疑,也要求咨询师指导或引导求助者对这些不合理信念进行积极主动的思考,促使他们对自己身上存在的问题深有感触,这样辩论的结果会使得比求助者只是被动地接受咨询师的说教更有成效。

产婆术式的辩论的基本思路是从求助者的信念出发进行推论,在推论过程中会因不合理信念而出现谬论,求助者必然要进行修改,经过多次修改,求助者持有的将是合理的信念,而合理的信念不使人产生负性情绪,求助者将摆脱情绪困扰。

产婆术式的辩论有其基本形式,一般从"按你所说……",推论"因此……",再推论到"因此……",即所谓的"三段式"推论,直至产生谬误,形成矛盾。咨询师利用矛盾进行面质,使求助者不得不承认其中的矛盾,迫使求助者改变不合理信念,最终建立合理信念。

产婆术式的具体辩论过程,举例如下:

【案例2—10（摘录）】

求助者,女性,45岁,机关公务员,因自己17岁的女儿不听自己的话与同学谈恋爱而非常气愤。

求助者：女儿小小的年纪居然不听话,瞒着我谈恋爱,我说她,她还不听,我生气能怨我吗？

咨询师：按你所说,你是妈妈,女儿必须听你的话？

求助者：是的,应该的。

咨询师：因此,你信奉的是：女儿必须听妈妈的话。

求助者：（插话）当然,哪有女儿不听妈妈话的道理,再说我也是为她好啊！

咨询师：因此,你做女儿时,你肯定听你妈妈的话。

求助者：嗯（不好意思）,也不都是,我妈妈说得对的,我都听了,说得错的,我也没听。

咨询师：你做女儿时,你妈妈的话,有的你听了,有的你没听；而你要求你女儿必须听你的话；都是妈妈讲话女儿听,你的说法前后是存在矛盾的,对此你如何解释呢？

求助者：（语塞）那可不一样,我是为女儿好啊！

咨询师：按你所说,妈妈为了女儿好,女儿就必须听。

求助者：对的。

咨询师：因此,你妈妈为了你好所说的话,你肯定听。

求助者：我听。

咨询师：因此,你妈妈为了你好,冬天怕你冷,她要求你穿棉裤,你肯定就穿棉裤。现在她为了你好,不让你减肥,你肯定不减肥。

求助者：（犹豫）好像也不是,我不愿意穿棉裤,几乎没穿过,我现在确实在减肥。

咨询师：你前面说了妈妈为了女儿好所说的话,女儿必须听。现在你承认妈妈说的话是为了你好,但你也没听。你的话前后存在着矛盾,请你解释一下好吗？

求助者：（沉默）我有点明白了,你的意思是我没有听我妈妈的话,我的女儿也可能不听我的话？

咨询师：你说呢？

求助者：（思考）我好像明白了,我要求我女儿必须听我的话有些绝对了,可她不听我的话怎么行呢？

咨询师：可事实是在有些问题上,你没有听你妈妈的话,这该怎么解释呢？

求助者：（思考）我彻底明白了,妈妈讲话,女儿可能听,也可能不听,不能要求女儿必须听妈妈的话。

咨询师：对,正是由于你的绝对要求没有得到满足,你才生气。

求助者：我理解了，谢谢你！

【分析】上述案例是较为典型的辩论，从中可以看到所谓的"三段式"推论，逐层深入，直至求助者改变不合理的信念，建立合理信念。但有时辩论一次还不能达到目的，需要多个回合的反复辩论，具体见下面的案例。

【案例2—11（摘录）】

求助者，男，35岁，公司部门经理，认为自己无能，没有本事，情绪低落。

求助者：我觉得自己很无能，没有什么本事，人际关系也不好。

咨询师：按你所说，你自己很无能，没有什么本事，人际关系不好。

求助者：是的。

咨询师：既然无能、没有本事，因此你肯定不会做饭，不会开车，找不到工作。

求助者：不是这样的，我会做饭，我会开车，我现在有工作，还是部门经理。

咨询师：你前面说自己无能，没有什么本事，现在说到自己会做饭，会开车，还是部门经理，这些都是能力的具体表现，你的话前后是存在矛盾的，你能解释一下吗？

求助者：嗯（沉默），我好像不能说自己无能，没有本事。但我人际交往的能力不行，我人际关系不好。

求助者：按你所说，你人际交往能力不行，人际关系不好。

咨询师：是的。

咨询师：既然你人际交往能力不行，人际关系不好，因此你肯定没有结婚，也没有朋友，而且与每个同事都有冲突，就连与街上走的人都有矛盾。

求助者：不对，我已经结婚了，也有一些朋友，我在公司里人缘还是不错的，我怎么会和街上的人有矛盾呢？

咨询师：你前面讲人际交往能力不行，人际关系不好，后来又说自己已经结婚，有一些朋友，而且在公司里人缘不错，这些都是具有良好人际交往能力的体现，你前后的说法似乎存在矛盾，对此你如何解释呢？

求助者：啊！（思考）看来我不能说自己人际交往能力不行，人际关系不好，我怎么说好呢？（沉默）我明白了，我和领导的交往能力不行。

咨询师：按你所说，你和领导的交往能力不行。

求助者：是的。

咨询师：既然你和领导的交往能力不行，因此你肯定与公司里的领导都搞不好关系，都存在着矛盾。

求助者：也不是，我们公司的总经理对我挺赏识的，特意提拔我为部门经理，我与几位副总的关系应该还可以，但就是与分管我们部门的副总经常产生矛盾。

咨询师：你前面说与领导的交往能力不行，后面说总经理赏识你、提拔你，你与几位副总的关系相处得还不错，这些是与领导交往能力的表现，你的话依然前后存在矛盾，这该怎样解释呢？

求助者：（沉默）我有点明白了，你的意思是我不是能力不行，也不是人际关系不好，仅仅是与某个领导存在矛盾？

咨询师：你说呢？

求助者：我好像明白了，我是把个别人的个别现象概括了，夸大了自己的问题？

咨询师：是的，由于概括，你夸大了自己的问题，形成了消极的暗示，给自己带来情绪困扰，消除或改变过分的概括，你就可以彻底摆脱。

求助者：我彻底明白了，谢谢您！

（2）合理情绪想象技术。求助者的情绪困扰，有时就是他自己向自己传播的烦恼，例如他经常给自己灌输不合理信念，在头脑中夸张地想象各种失败的情境，从而产生不适当的情绪体验和行为反应。合理情绪想象技术就是帮助求助者停止传播不合理信念的方法，其具体步骤可以分为以下三步。

首先，使求助者想象进入到产生过不适当的情绪反应或自感最受不了的情境之中，让他体验强烈的负性情绪反应。然后，帮助求助者改变这种不适当的情绪体验，并使他能体验到适度的情绪反应。这常常是通过改变求助者对自己情绪体验的不正确认识来进行的。最后，停止想象。让求助者讲述他是怎样想的，自己的情绪有哪些变化，是如何变化的，改变了哪些观念，学到了哪些观念。对求助者情绪和观念的积极转变，咨询师应及时给予强化，以巩固他所获得的新的情绪反应（钱铭怡，1990）。

上面的过程是通过想象一个不希望发生的情境来进行的。除此之外，还有另一种更积极的方法，即让求助者想象一个情境，在这一情境之下，求助者可以按自己所希望的去感觉和行动。通过这种方法，帮助他拥有一个积极的情绪和目标。

【案例2—12（摘录）】

咨询师：好，现在闭上你的眼睛，尽可能坐得舒服一些……现在开始想象，你正和一些同学在一起，其中有认识的，也有不认识的，有男的，也有女的，你坐在他们中间。尽可能想象得像真的一样……现在继续想，有几个人好像在议论你，用那种眼光看着你，好像你有什么特别的地方。慢慢地，越来越多的人都对你流露出讨厌的神情……尽可能生动地想象这些情境，能做到吗？

求助者：……是的，我在努力这样做。

咨询师：你现在有什么感觉？

求助者：我快要受不了了，那么多人在议论我、讨厌我……真是糟透了。

咨询师：继续想象，你现在体验到什么？

求助者：我感到很害怕，很伤心，也很焦虑。

咨询师：是的，你经常会体验到这些情绪。但是你现在把这种情绪转变为仅仅是一种失望和遗憾。仍然保持刚才的想象，但你仅仅感到失望和遗憾。能做到吗？

求助者：我在努力……但是，很困难。

咨询师：他们只不过是不喜欢你而已，有什么理由必须让别人都喜欢你呢？即使他们真的不喜欢你，那又怎样呢？你不是还好好地坐在这里吗？并不是真的受不了，对不对？你只是对他们的反应感到失望而已……现在的感觉怎么样？

求助者：好一些……对，我只是感到有些失望。我在告诉自己，他们不喜欢我，但这没什么关系。

咨询师：好极了！现在停止想象，告诉我你是如何改变最初那种感觉的？

求助者：虽然他们不喜欢我，但我并没因此而死去，正像你说的，我还好好地坐在这里。看样子，我把问题想象得太严重了。

咨询师：很好！你能讲一讲你从刚才的练习中都获得了哪些东西吗？

求助者：我想是因为我想法的改变才使我不再感到那么伤心和焦虑。事情不是像我想的那样糟糕，只要我不去想别人到底怎么看我，我就会觉得自己还行，当然，可能不是像我希望的那样好，但是我想这会改变的。如果我仍像以前那样想，事情就可能变得越来越糟。

咨询师：好极了！你已经发现了你以前想法中的不合理的地方并在努力用新的想法来代替，这正是我们要做的。如果你能继续下去并亲自实践，你就会发现自己进步得更快。

（3）家庭作业。认知性的家庭作业也是合理情绪疗法常用的方法。它实际上是在咨询师与求助者之间的一次咨询性辩论结束后的延伸，即让求助者自己与自己的不合理信念进行辩论，主要有以下两种形式：RET自助表（RET Self-Help Form）和合理自我分析报告（Rational Self-Analysis，简称RSA）。

RET自助表是先让求助者写出事件A和结果C；然后从表中已列出的十几种常见的不合理信念中找出符合自己情况的B，或写出表中未列出的其他不合理信念；要求求助者对B逐一进行分析，并找出可以代替那些B的合理信念，填在相应的栏目中；最后一项，求助者要填写出他所获得的新的情绪和行为。完成RET自助表实际上就是一个求助者自己进行ABCDE工作的过程。

合理自我分析（RSA）和RET自助表基本上类似，也是要求求助者以报告的形式写出ABCDE各项，只不过它不像RET自助表那样有严格规范的步骤，但报告的重点要以D即与不合理信念的辩论为主。下面举一个RSA报告的例子（见表2—1）。

表2—1　　　　　　　　　　合理自我分析报告步骤和分析

基本步骤	具体分析
事件A	失恋，女友离开自己和别人谈恋爱
情结C	抑郁和（对女友）怨恨
信念B	我那么爱她，可是她却不再爱我，做出这样的事，真是太不公平，太让我伤心了
驳斥D	我有理由要求她必须爱我吗？难道仅仅是因为我曾爱过她 我爱她那是我自愿的，她并没有强迫我这样做，那我有什么理由强迫她？难道这对她公平吗 她做出这样的选择一定有她的原因，我有什么权力要求她必须按我的意愿做事 如果我爱过谁，就要她一直爱我，那简直不可能的事。这种绝对化的要求真是太不合理了
新观念E	①每个人都有选择爱的权利，她可以去选择别人，我也可以有新的选择 ②要像希望别人如何对我那样去对待别人。而不是我对别人怎样，别人就必须对我怎样 ③虽然互相爱慕、相守一生是件好事，但并非每个人都能做到这一点，这就要看各人的缘分了 ④感情上始终如一是值得赞赏的，但人的感情也会变化，不能要求事情必须按自己希望的那样始终不变地发展下去

除认知性的家庭作业外，合理情绪疗法还包括许多其他形式的家庭作业，如情绪或行为方面的家庭作业形式，要求求助者在咨询师的指导下，自己进行练习，并对自己每天的情绪和行为表现加以记录。对那些积极的、适应的情绪和行为，求助者要及时予以自我奖励。

（4）其他方法。合理情绪疗法虽然是一种高度认知取向的治疗方法，但是也强调认知、情绪和行为三方面的整合。因此在合理情绪疗法中也会经常见到一些情绪与行为方面的治疗方法和技术。

前面提到的合理情绪想象技术就是一种情绪控制的方法。除此之外，在情绪方面经常使用的方法还包括对求助者完全的接受和容忍。这表现为不论求助者的情绪和行为表现是多么荒谬和不合理，咨询师也要理解和接受他们，承认并尊重他们作为一个人的存在，而不是厌恶或排斥他们。咨询师还要鼓励求助者自我接受，即在接受自己好的方面的同时，也要接受自己不好的方面。当然，这种接受并不是指咨询师可以宽容或姑息求助者不合理的情绪和行为表现，它只表明对求助者作为可能犯错误的人类一员的尊重。合理情绪疗法虽然同求助者中心疗法有很大区别，但在对求助者无条件接受方面，两者的观点是一致的。

除情绪的方法之外，合理情绪疗法也接受了许多社会学理论的观点，并在治疗中应用一些行为技术，但这些技术并不仅仅是针对求助者表面症状，其目的是为了进一步根除不合理信念，建立以合理观念和情绪稳定性为主的行为。自我管理程序是常用的方法之一，这是根据操作条件反射的原理，要求求助者运用自我奖励和自我惩罚的方法来改变其不良行为方式。另一种方法被称为"停留于此"，即鼓励求助者待在某个不希望的情境中，以对抗逃避行为和糟糕至极的想法。这些方法可以用家庭作业的方式进行，目的是让求助者有机会冒险做新的尝试，并根据行为学习原理来改善不良的行为习惯，从而彻底改变求助者的不合理信念。此外，合理情绪疗法中的行为技术还包括放松训练、系统脱敏等。

4．再教育阶段

咨询师在这一阶段的主要任务是巩固前几个阶段治疗所取得的效果，帮助求助者进一步摆脱原有的不合理信念及思维方式，使新的观念得以强化，从而使求助者在咨询结束之后仍能用学到的思维方式、合理信念等应对生活中遇到的问题，更好地适应现实生活。

在这一阶段，咨询师可采用的方法和技术与前几个阶段的相同，如继续使用与不合理信念辩论的技术，合理情绪想象的方法以及各种认知、情绪和行为方面的家庭作业。除此之外，咨询师还可应用技能训练，使求助者学会更多的技能，提高他应对各种问题的能力，这也有助于改变他们那些不合理的信念，强化新的、合理的信念。这类训练具体包括自信训练、放松训练、问题解决训练和社交技能训练。前两种技术主要是为了提高求助者应对焦虑性情绪反应的能力；后两种则主要帮助求助者提高寻求问题解决的最"优"方法的能力以及社会交往的能力。

此阶段治疗的主要目的是重建，即帮助求助者在认知方式、思维过程以及情绪和行为表现等方面重新建立起新的反应模式，减少以后生活中出现的情绪困扰和不良行为倾向。

（三）**合理情绪疗法的使用注意事项**

与其他心理咨询方法一样，合理情绪疗法也有其自身的局限性。首先，合理情绪疗法假定人有一种生物的倾向性，倾向于用不合理的思维方式进行思维，这是需要人用毕生的努力去减少或克服的。因此，对于那些有严重的情绪和行为障碍的求助者，合理情绪疗法认为这些人虽有可能解决情绪困扰，减少他们自我困扰的倾向性，但不会达到不再有不合理信念的程度。

其次，合理情绪疗法是一种着重认知取向的方法，因此它对那些年纪较轻、智力和文化水平较高、领悟力较强的求助者更有效果。但这也同时意味着对那些在咨询中拒绝做出改变自己信念努力的，或过分偏执以及领悟困难的求助者，可能难以奏效。此外，合理情绪疗法对于自闭症、急性精神分裂症等病症的人所能提供的帮助也是有限的。

最后，利用合理情绪疗法能否得到比较满意的效果，也与咨询师本身有关。因为他们也可能存有这样或那样的不合理信念，有时候会阻碍咨询取得成功。因此，咨询师也要不断与自己的不合理信念进行辩论，尽量减少自身的非理性成分。

三、相关知识

合理情绪疗法（Rational – Emotive Therapy，简称 RET）是美国著名心理学家埃利斯（A. Ellis）于 20 世纪 50 年代首创的一种心理治疗理论和方法，它在许多著作中也被译作"理性情绪疗法"。顾名思义，这种方法旨在通过纯理性分析和逻辑思辨的途径，改变求助者的非理性信念，以帮助他解决情绪和行为上的问题。这种理论强调情绪来源于个体的想法和观念，个体可以通过改变这些因素来改变情绪。该理论认为，使人们难过和痛苦的，不是事件本身，而是对事情不正确的解释和评价。事情本身无所谓好坏，但当人们赋予它自己的偏好、欲望和评价时，便有可能产生各种无谓的烦恼和困扰。如果某个人有正确的信念，他就可能愉快地生活，否则，错误的思想及与现实不符的看法就容易使人产生情绪困扰。因此只有通过理性分析和逻辑思辨，改变造成求助者情绪困扰的不合理信念，并建立起合理的、正确的理性信念，才能帮助求助者克服自身的情绪问题，以合理的人生观来创造生活，并以此来维护心理健康，促进人格的全面发展。

合理情绪疗法的理论观点与认知疗法的理论思想是一致的。有些人也常把前者作为后者的一种，只不过合理情绪疗法在对不合理信念的描述和纠正等方面更有自己的特色。在心理咨询领域中，埃利斯所创立的合理情绪疗法，与罗杰斯的求助者中心疗法以及皮尔斯的完形疗法已成为近年来颇受欢迎的心理咨询理论和方法。

ABC 或 ABCDE 理论是合理情绪疗法的核心理论，它是埃利斯关于非理性思维导致情绪障碍和神经症的主要理论，其主要观点是强调情绪或不良行为并非由外部诱发事件本身所引起，而是由于个体对这些事件的评价和解释造成的。埃利斯常借用古希腊哲学家埃皮克迪特斯（Epictetus）的一句名言来阐述自己的观点："人不是被事情本身所困扰，而是被其对事情的看法所困扰。"

在 ABC 或 ABCDE 理论中，A（Activating events）代表诱发事件；B（Beliefs）代表个体对这一事件的看法、解释及评价即信念；C（Consequences）代表继这一事件后，个体的情绪反应和行为结果；D（Disputing）指对个体的不合理信念进行辩论；E（Effecting）指咨询的效果。一般情况下，人们都认为是外部诱发事件 A 直接引起了情绪和行为反应的结果 C，这种看法与行为主义的经验公式 S – R 所描述的刺激与反应之间的关系是一致的。但合理情绪疗法认为 A 并不是引起 C 的直接原因，继 A 发生之后，个体会对 A 产生某种看法，做出某种解释和评价，从而产生关于 A 的某些观念即 B。虽然这一过程因自动化而经常不被人所意识，但正是由这个过程所产生的 B，才是引起情绪和行为反应的直接原因。换句话说，抑郁、焦虑、沮丧等情绪结果 C 并不是由所发生的事件 A 直接引起的，而是由想法 B 所产生。这种观点在某种程度上与新行为主义提出 S－O－R 公式是一致的。只不过 A 已不再仅指外部刺激 S，而是指现实世界中任何有刺激作用的成分，包括某些认知性事件和来自身体内部的感觉；B 也不只代表机体状态 O，而是更明确地代表了机体关于 A 的信念。

例如，有一位男大学生，在失恋（A）后，变得消沉抑郁（C）。虽然失恋本身给他带来痛苦，但这种负性情绪的根源可能是他的完全自我否定的态度（B）。在他看来，女友离开自己和别人好上了，表明自己不如别人，注定自己在这方面永远是个失败者，因此才会变得消沉抑郁。又如，有一个女孩，因得喉炎变得声音沙哑（A），于是整个人变得很畏缩、自卑和孤立（C）。在 ABC 理论看来，声音改变的事实并不直接导致她的情绪和行为反应，而是她坚持认为女性的声音一定要娇柔清脆、富于女性化这种观念（B）才使她处于情绪困扰的状态中。但是，同样的事情若发生在别人身上，他们也许不会有过于强烈的负性情绪反应。因为他对这些事件有另外不同的看法，如"没有证据表明我注定要失败。如果是失败，那也只是这一次，它不能表明我以后会怎样"，或者是"女性的价值不一定表现在嗓音上，我还有比声音更重要的东西"。这些都是合理的观念，它们常常能使个体避免陷入负性情绪困扰中。

通过上面两个例子，可以看出，对于同一个诱发事件，不同的观念可以导致不同的结果。如果 B 是合理的、现实的，那么由此产生的 C 也就是适应的；若 B 是不合理的，就会产生情绪困扰和不适应的行为。ABC 理论认为个体的认知系统对事物产生的不合理、不现实的信念是导致其情绪障碍和神经症的根本原因。

合理情绪疗法认为，情绪在本质上就是一种态度、价值观念，也是一种认知过程。一个人的情绪不但起源于这些信念，而且也会因为这些信念的稳定存在而持续下去。所以人们可以通过改变自己的想法和观念（B）来改变、控制其情绪和行为结果（C），这是咨询实践的核心，其中所用的重要方法是对不合理信念加以驳斥和辩论，使之转变为合理的信念，最终达到新的情绪及行为的治疗效果。这样，原来的 ABC 理论就可以进一步扩展为 A－B－C－D－E 的治疗模型。

合理情绪疗法理论强调情绪困扰和不良行为都来源于个体的非理性信念，咨询的重点在于改变这些信念。那么这些信念都包含哪些内容呢？为什么说它们不合理？它们又有什么样的特征呢？

默兹比（Maultsby，1975）提出了区分合理与不合理信念的 5 条标准（见表 2—2）。

表 2—2　　　　　　　　　　　　区分合理和不合理信念的标准

序号	合理的信念	不合理的信念
1	大都是基于一些已知的客观事实	包含更多的主观臆测成分
2	能使人保护自己，努力使自己生活愉快	使人产生情绪困扰
3	能使人更快地达到自己的目标	使人难以达到现实的目标而苦恼
4	会使人不介入他人的麻烦	主动介入他人的麻烦
5	能使人阻止或很快消除情绪困扰	长时间无法消除或减轻情绪困扰，造成不适当的反应

埃利斯通过临床观察，总结出日常生活中常见的产生情绪困扰甚至导致神经症的 11 类不合理信念，并分别对其不合理性做了分析（Ellis, 1967, 1973），现分析见表 2—3。

表 2—3　　　　　　　　　Ellis 总结的 11 类不合理信念及相应的分析

序号	不合理信念	对应的分析
1	每个人绝对要获得周围环境尤其是生活中每一位重要人物的喜爱和赞许	这个观念实际上是个假象，是不可能实现的事。因为在人的一生中，不可能得到所有人的认同，即便是像父母、老师等对自己很重要的人，也不可能永远对自己持一种绝对喜爱和赞许的态度。因此如果他坚持这种信念，就可能需要千辛万苦，委曲求全以取悦他人，以获得每个人的欣赏；但结果必定会使他感到失望、沮丧和受挫
2	个人是否有价值，完全在于他是否是个全能的人，即能在人生中的每个环节和方面都能有所成就	这也是一个永远无法达到的目标，因为世界上根本没有十全十美、永远成功的人。一个人可能在某方面较他人有优势，但在另外方面却可能不如别人。虽然他以前有过许多成功的境遇，但无法保证在每一件事上都能成功。因此，若某人坚持这种信念，他就会为自己永远无法实现的目标而徒自伤悲
3	世界上有些人很邪恶、很可憎，所以应该对他们给予严厉的谴责和惩罚	世上既然没有完人，也就没有绝对的区分对与错、好与坏的标准。每个人都可能会犯错误，但仅凭责备和惩罚则于事无补。人偶然犯错误是不可避免的。因此，不应因一时的错误就将他们视为"坏人"，以致对他们产生极端排斥和歧视
4	如果事情非己所愿，那将是一件可怕的事情	正如人不可能永远成功一样，生活和事业上也不会样样顺心，遭受一些挫折是很自然的事，如果一经遭受挫折便感到可怕，就会导致情绪上的困扰，反而可能使事情更加恶化
5	不愉快的事总是由于外在环境的因素所致，不是自己所能控制和支配的，因此人对自身的痛苦和困扰也无法控制和改变	外在因素会对个人有一定影响，但实际上并不是像自己想象的那样可怕和严重。如果能认识到情绪困扰之中包含了自己对外在事件的知觉、评价及内部言语等因素的作用，那么外在的力量便可能得以控制和改变
6	面对现实中的困难和自我所承担的责任是件不容易的事情，倒不如逃避它们	逃避问题虽然可以暂时缓和矛盾，但问题却始终存在而且得不到解决，时间一长，问题也就会恶化或连锁性地产生其他问题和困难，从而更加难以解决，最终会导致更为严重的情绪困扰
7	人们要随时随地对危险和可怕的事加以警惕，应该非常关心并不断注意其发生的可能性	对危险和可怕的事物有一定的心理准备是正确的，但过分的忧虑则是非理性的。因为坚持这种信念只会夸大危险发生的可能性，使人不能对之加以客观评价和有效地去面对。这种杞人忧天式的观念只会使生活变得沉重和没有生气，导致整日忧心忡忡，焦虑不已
8	人必须依赖别人，特别是那些与自己相比强而有力的人，只有这样，才能生活得好些	虽然人在生活中的某些方面要依赖于别人，但过分夸大这种依赖的必要性则可能使自我失去独立性，导致依赖性更大，从而失去学习能力，产生不安全感

续表

序号	不合理信念	对应的分析
9	一个人以往的经历和事件常常决定了他目前的行为，而且这种影响是永远难以改变的	已经发生的事实是个人的历史，这的确是无法改变的。但是不能说这些事就会决定一个人的现在和将来。因为事实虽不可改变，但对事件的看法却是可以改变的，因此，人们仍可以控制、改变自己以后的生活
10	一个人应该关心他人的问题，并为他人的问题而悲伤、难过	关心他人，富于同情，这是有爱心的表现。但如果过分投入他人的事情，就可能忽视自己的问题，并因此使自己的情绪失去平衡，最终导致没有能力去帮助别人解决问题，却使自己的问题更糟
11	对人生中的每个问题，都应有一个唯一正确的答案；如果人找不到这个答案，就会痛苦一生	人生是一个复杂的历程，对任何问题都要寻求完美的解决办法是不可能的事。如果人们坚持要寻求某种完美的答案，那就会使自己感到失望和沮丧

从以上非理性信念中，可以归纳出相应的非理性思维方式，如：我喜欢如此→我应该如此；很难→没有办法；也许→一定；有时候→总是；某些→所有的；我表现不好→我不好；好像如此→确实如此；到目前为止如此→必然永远如此，等。从中可以看出，许多不合理信念就是将"想要""希望"等变成"一定要""必须"或"应该"的形式。一个情绪沮丧的人总是坚持他必须要有某事物，而不只是想要或喜欢它而已。因此，他便会把这种过度极端化的需求应用到生活的各个方面，尤其是关于成就和获得别人赞赏上，而当他不能满足这种需求时，就容易产生焦虑、自卑、沮丧等情绪；如果他将这种需求应用到他人身上，要求别人应该或必须怎样做时，一旦别人不能符合其意，他就会对他人产生敌意、愤怒等情绪。

许多学者对上述不合理信念进行了归纳和简化，指出绝对化的要求、过分概括化以及糟糕至极是这些非理性信念的三个主要特征。

绝对化的要求是指个体以自己的意愿为出发点，认为某一事物必定会发生或不会发生的信念。这种特征通常是与"必须"和"应该"这类词联系在一起，如"我必须获得成功""别人必须友好地对待我"等。这种绝对化的要求通常是不可能实现的，因为客观事物的发展有其自身规律，不可能依个人意志而转移。人不可能在每一件事上都获得成功，他周围的人和事物的表现和发展也不会依他的意愿来改变。因此，当某些事物的发生与其对事物的绝对化要求相悖时，他就会感到难以接受和适应，从而极易陷入情绪困扰之中（钱铭怡，1989）。

过分概括化是一种以偏概全的不合理的思维方式，就好像是以一本书的封面来判定它的好坏一样。它是个体对自己或别人不合理的评价，其典型特征是以某一件或某几件事来评价自身或他人的整体价值。例如，一些人面对失败的结果常常认为自己"一无是处"或"毫无价值"。这种片面的自我否定往往会导致自责自罪、自卑自弃的心理以及焦虑和抑郁等情绪。而一旦将这种评价转向他人，就会一味地责备别人，并产生愤怒和敌意的情绪。针对这类不合理信念，合理情绪疗法强调世上没有一个人能达到十全十美的境地，每一个人都应接受人是有可能犯错误的（Ellis，1984）。因此，应以评价一个人的具体行为和表现来代替对整个人的评价，也就是说"评价一个人的行为而不是去评价一个人"（Wessler, 1980）。

糟糕至极是一种把事物的可能后果想象、推论到非常可怕、非常糟糕，甚至是灾难性结果的非理性信念。如一次重要的考试失败后就断言"自己的人生已经失去了意义"，一次失恋后就认为"自己再没有幸福可言了"，几次求职失败后就恐慌"自己今后再也找不到工作了"等。对任何一件事情来说都可能有比之更坏的情况发生，因此没有一种事情可以被定义为百分之百的糟糕透顶。当人们坚持这样的信念，遇到了他认为糟糕透顶的事情发生时，就会陷入极度的负性情绪体验中。针对这种信念，合理情绪疗法理论认为虽然非常不好的事情确实可能发生，人们也有很多理由不希望它发生，但人们却没有理由说它不该发生。因此，面对这些不好的事情，人们应该努力接受现实，在可能的情况下去改变这种状态，而在不能改变时去学会如何在这种状态下生活下去（Wessler, 1980）。

合理情绪疗法的人性观认为人既是理性的，也是非理性的。因此在人的一生中，任何人都可能或多或少地具有上述某些非理性信念。只不过这些信念在那些有严重情绪障碍的人身上表现得更为明显和强烈，他们一旦陷于那种严重的情绪困扰状态中，往往难以自拔，这就需要对他们应用合理情绪疗法的理论和技术加以治疗或干预。

埃利斯等人认为合理情绪疗法可以帮助个体达到以下几个目标：一是自我关怀，二是自我指导，三是宽容，四是接受不确定性，五是变通性，六是参与，七是敢于尝试，八是自我接受。这八个方面正好也是个体心理健康的重要指标（Ellis & Blrnn, 1967）。

简而言之，合理情绪疗法的主要目标就是减少求助者各种不良的情绪体验，使他们在咨询结束后带着最少的焦虑、抑郁（自责倾向）和敌意（责他倾向）去生活，进而帮助他们拥有一个较现实、较理性、较宽容的人生哲学。这个目标包含了两层含义，首先是针对求助者症状的改变，即尽可能地减少不合理信念所造成的情绪困扰与不良行为的后果，这称为不完美目标；另一方面的含义是着眼于使求助者产生更长远、更深刻的变化。这不仅要帮助求助者消除现有的症状，而且也要尽可能地帮助他们减少情绪困扰和行为障碍在以后生活中出现的可能性，这称为完美目标。这一目标的关键在于帮助求助者改变他们生活哲学中非理性的成分，并学会现实、合理的思维方式。

上述两种目标虽然不同，但是也有相互重叠的地方。从合理情绪疗法的理论和长远角度来看，咨询师应坚持后者即完美的目标。但是江山易改，本性难移。因此这不是一个短期就可实现的目标。有时候，首先取得求助者目前症状的改变是必要的，特别是那些情绪障碍比较严重的求助者，症状的缓解有利于进一步深入治疗和完美目标的实现。

通过前面的阐述与分析可以看出，合理情绪疗法实际上就是一种对有情绪障碍的求助者实施再教育的过程。咨询师训练求助者科学地进行逻辑思维与分析，使其学会能够客观、合理地思维，用以代替旧的非理性的信念。这是一种认知的、直接的和主动的过程。因此，在这一点上，合理情绪疗法中咨询师的功能与角色与传统的心理咨询方法有根本的不同。在合理情绪疗法中，咨询师是一个指导者、说服者、分析者，也是权威的信息提供者以及与求助者非理性信念对抗的辩论者。他所扮演的是一个积极主动的角色。

合理情绪疗法理论认为，传统的心理咨询与治疗学派如精神分析是一种相对比较被动的治疗过程。咨询师挖掘求助者的潜意识内容，把他目前的问题同其被压抑在潜意识中的经历联系起来,并对其中的关系依精神分析理论加以解释。除此之外,咨询师只能消极地等待求助者对自己问题的顿悟。这是一个长期并且是十分困难的过程。对有些求助者而言,顿悟是件很困难的事情,即使产生顿悟,也不一定能使其问题得到改善。因此,从这个意义上来说,精神分析中的咨询师和求助者,都处于比较被动的地位。埃利斯通过自己的实际咨询经验论证了,只有咨询师采用积极主动的指导方式,才能取得较好的疗效。

在合理情绪疗法中,指导的含义并不是仅仅针对求助者的行为和情绪等表面症状的改善。这一点与传统的行为治疗也有着根本的不同。行为主义咨询师主要是根据S-R公式,通过条件反射的原理,在刺激和反应之间建立新的关系。他们往往忽视了刺激和反应之间个体认知因素的作用。而合理情绪疗法则强调咨询师应该以认知取向为主,咨询师要充分发挥并调动自己与求助者的认知功能,通过逻辑分析,指出求助者不合理的认知方式,并指导他学会用新的、合理的认知方式来代替。

合理情绪疗法对咨询师的主动与指导功能的重视还表现在它与求助者中心疗法的区别上。求助者中心疗法主要是通过咨询师与求助者之间形成的非常适宜的心理环境和气氛来使求助者产生自我指导的行为,对咨询师而言,这是一种非指导性的治疗方式。而合理情绪疗法则并不过分强调双方关系的重要性,也不认为那是咨询所必备的条件,它更看重咨询师的主动、直接和理智的指导作用。

【案例2—13】

女性求助者,30岁,大学毕业,某公司职员。

主要问题:婚姻冲突。两年前结婚,但婚后不久,发现丈夫对自己漠不关心,不做家务,而且经常夜不归宿,两人感情逐渐出现裂痕。丈夫数次提出离婚,她也想离,但因自己爱面子,怕人议论,又考虑到孩子、住房等问题,一直没有做出最后决定。为此,她一直处于矛盾、冲突、抑郁以及怨恨丈夫的情绪状态中。

咨询师在了解了求助者的基本背景情况后,决定对其采用合理情绪疗法。下面是咨询过程中的几个片断。

咨询师:你觉得是什么原因使你一直处于目前这种情绪状态中?

求助者:那还用说吗?我们俩经常吵架,他一点儿也不关心我……还有比这更糟糕的事吗?

咨询师:这些都是你生活中发生的一些事,我们称之为诱发事件,但它们可能并不是直接原因。

求助者:那是什么原因呢?

咨询师:是你对这些事的一些看法。人们对事物都有一些自己的看法,有的是合理的,有的是不合理的,不同的想法可能会导致不同的情绪结果。如果你能认识到你现在的情绪状态是你头脑中的一些不合理的想法造成的,那么你或许就能控制你的情绪。

求助者:会是这样吗?

咨询师:我们举一个例子,假设有一天你带孩子去公园玩,你把你小孩非常喜欢的一个风筝放在长椅上,这时走过来一个人,坐在椅子上,结果把风筝压坏了。此时,你会怎么样?

求助者:我一定会很气愤。他怎么可以这样随便毁坏别人的东西?

咨询师：现在我告诉你他是一个盲人，你又会怎么样？

求助者：哦！原来是个盲人啊，盲人看不见啊！

咨询师：你会对他愤怒吗？

求助者：不会，我甚至有点儿同情他。

咨询师：你看，都是同样一件事。他压坏了你孩子的风筝，但你前后的情绪反应却截然不同。为什么会这样呢？那是因为你前后对这件事的看法不同了。

求助者：的确是这样。看样子我的问题的确是因为我的一些想法在作怪。

咨询师：就你的问题来说，别人也可能遇到。夫妻吵架，感情不和，这在夫妻间是常见的事，但并不是每一个人都像你现在这个样子，怎么会这样呢？

求助者：难道是我与他们想的不一样？可我不知道我的想法里有哪些不合理的地方。

咨询师：这正是我们下一步所要做的。

【分析】咨询师向求助者介绍了ABC理论，但并没有通过空洞的说教和宣讲，而是通过举例来使求助者接受这一理论。而且在求助者稍有领悟之后，咨询师马上结合她的具体问题进行了分析，指出她的问题别人也会遇到，但并不是每个人都像她这样。于是，咨询师就把ABC理论同求助者的具体问题联系起来，并引导求助者按这一理论来思考自己的问题。从上面的会谈可以看出，咨询师还没有指出求助者的某个具体的不合理信念，但他已经使求助者对下一步的工作——寻找不合理信念并加以辩论有了心理准备。这对下面的咨询很有好处。

【案例2—14】

咨询师：下面我们来具体谈一谈你和你丈夫的关系。

求助者：我对他很好，给他做饭、洗衣服，使他高兴，总之我尽到了一个做妻子的责任和义务。可是他呢？他总是不耐烦，甚至不理我，真是伤透了我的心。

咨询师：你是说你丈夫必须爱你，像你爱他一样爱你？

求助者：对，他必须，也应该这样做。

咨询师：你有什么理由要求他必须这样做呢？

求助者：因为他是我丈夫，我应该得到回报。

咨询师：为什么因为他是你丈夫，他就必须爱你？

求助者：这……你好像在为他辩护。难道他那样对我就有理吗？

咨询师：这不是为谁辩护，也不是有理没理的问题。你可以希望他爱你，实际上很多人都有这样的希望，但是你无法要求他必须爱你，因为这太难做到了，事实也证明了这一点。看，问题恰恰在这里，因为你有了这种必须的要求，而它又难以实现，所以你才像现在这样。

求助者：是的，如果我没有这种要求，我也许不会像现在这样。但是，我还是难以放弃。

咨询师：那是因为你已经习惯了这种想法。其实，每个人的感情都可能会变，你固然可以要求自己始终如一，但你无法保证别人也像你一样一成不变。

求助者：的确无法保证，感情这东西真是变幻莫测。

咨询师：我们再假设一种情境，有一个男人爱上了你，对你非常好，但你却不爱他——这非常有可能发生，对不对？

求助者：是的，实际上我在上大学时就遇到过这种情况。

咨询师：你是怎么做的？是不是也像他对你那样？

求助者：没有，我最终离开了他。

咨询师：为什么呢？

求助者：因为……因为没有什么理由要求我必须爱他。我也做不到这一点。

咨询师：你看，这件事和你与你丈夫的问题虽然具体情况不同，但本质一样，我们可能无法做到别人要求我们必须做到的事情，那么我们也就无权要求别人必须为我们自己做到什么。

求助者：……

咨询师：有一个关于人际交往的"黄金规则"，就是"像你希望别人如何对待你那样去对待别人"。你刚才对你丈夫的那种观念符合这个规则吗？

求助者：好像不是一回事。

咨询师：其实你把这个规则用反了，我们将这类想法称为"反黄金规则"：我如何对待别人，别人也应如何对待我。这是对他人的一种不合理信念，是一种绝对化的要求，因为我们无法要求别人必须为我们做什么。如果总这样想，你就会越想越恼火。

求助者：的确是这样，看样子，我确实不该有这样的想法……

咨询师：看，你的不合理信念又来了，刚才那个是对别人，这个却是对你自己的。谁说你不该有这样的想法？类似的想法我们每个人都会有，但是我们要学会把对自己或别人"必须""应该"做到的事情换成"希望"或"想要"。这样，当我们不希望或不想要的事情发生时，我们的情绪就会仅仅是一种失望，而不是过分强烈地怨恨自己或他人……

【分析】通过上面的对话，可以清楚地看到咨询师是如何与求助者的不合理信念"我对别人怎样，别人也对我怎样"进行辩论的。咨询师不仅通过各种质疑性的提问，也通过列举假想的情境来使求助者认识到这一信念的不合理性，并引导她对自己的问题加以主动思考。可以看出，咨询师在使求助者放弃这一信念的同时，也在教会她如何用新的、合理的信念来代替。也就是说，咨询师不仅是一个辩论者，也是一个正确信息的提供者。

上述案例中，求助者的情况很值得同情，但是咨询师并没有因此而站在求助者的立场，回避与她的辩论。虽然求助者指出"你好像在替他辩护"，但咨询师并没有因此放弃自己辩论者的角色。可以看出，咨询师并没有表现出对求助者过多的共情，也没有鼓励求助者宣泄自己的情绪。他一直处于现实、客观的位置，并引导求助者也从这一角度来思考她的问题。这是合理情绪疗法中至关重要的一点。

第七单元　克服阻碍咨询的因素

一、识别和处理多话现象

（一）学习目标

理解和掌握产生多话的原因，学会识别多话并在咨询过程中处理多话现象，推动咨询顺利进行。

（二）工作程序与相关知识

多话是咨询中求助者或咨询师大量叙述与咨询没有关系的内容，从而影响咨询效果、阻碍咨询进行的现象。

1. 多话现象的表现及原因

咨询中会遇到一些多话、健谈的求助者，他们讲话滔滔不绝，陈述的内容与咨询完全无关，既浪费时间，也干扰咨询的正常进行。多话还使缺乏经验的咨询师感到束手无策，不知道是打断好还是应该进行倾听，也不知道如何引导。

（1）对多话的判定。求助者或咨询师是否多话受咨询师角色定位、咨询内容的难易、咨询时间的长短等因素影响，不同的咨询师对多话的理解可能是不同的。

有些咨询师喜欢求助者简明扼要地说明情况，然后由咨询师给予解释、劝告、指导、训练等。此类咨询师把自己放在主动的、指导者的位置上，因而对求助者超出自己所希望的叙述，就感到不耐烦，视为多话。反过来，在一个非常重视倾听、以求助者为中心的咨询师那里，这个求助者的叙述不但不属多话，还会受到鼓励。

有些咨询师若认为求助者的问题比较严重，原因比较复杂，需要详细了解时，就希望求助者多谈些，反之，若认为问题一目了然，原因较简单，容易处理，就不希望求助者讲得太多，不然，就认为是多话。

有些咨询师喜欢短期咨询，而有些咨询则采用长时程咨询。对前者，由于时间短，次数少，目标明确，故不希望求助者过多地叙述，而是希望紧扣主题，叙述重点突出、层次清楚，甚至最好是事先准备好叙述提纲或书面材料，以节省时间。而在准备多次询问的咨询师那里，由于时间相对多些，所以有可能让求助者多述说，涉及的范围也可以广些，以便更多地掌握材料，作更大范围的调整。因而这两种咨询师对同一求助者是否多话可能会有不同的评价。

一般而言，判断多话应考虑是否大量及是否与咨询有直接密切的联系。例如，咨询师提问："您今年多大年纪了？"一般对于封闭式提问，只需封闭式回答，如回答"48岁"即可。若求助者回答"我今年48岁，1962年生的，属虎的"，虽然咨询师的提问中并没有哪年出生，属相如何的内容，但求助者回答的哪年出生、属相等有助于说明年龄，也不存在大量无关的内容，一般不判定为多话，不必进行干涉。但求助者一旦回答"我今年48岁，1962年出生，属虎的，1962年正是三年自然灾害时期……"，从自然灾害的产生原因，到产生的严重后果，从国内的政治形势，讲到原苏联的对华政策等，则完全应该判定为多话，因为求助者陈述的大量内容与咨询无关。

（2）与咨询师有关的原因。多话也可能来源于咨询师，咨询师没有正确的咨询理念，或不按咨询的职业要求进行，则可能多话。第一，咨询师有感而发的宣泄。例如，求助者为外来打工者，因无力买房子前来咨询。咨询师自己也被房价所困扰，此时就对求助者讲了自己的困惑和烦恼。大量的内容与咨询无关，属于多话。第二，咨询师的评价，求助者存在婚外感情，咨询师对此很反感，对人们的道德水平、社会风气、法律制度等进行了大量的评价，这与咨询无关，属于多话。第三，咨询师的逻辑能力欠缺，或解释过多等，也可能造成多话。

（3）与求助者有关的原因。与求助者有关的多话，可以概括为以下七种类型（见表2—4）。

表2—4　　　　　　　　　　与求助者有关的七种多话类型

序号	类型	类型分析
1	宣泄型	这类求助者只是为了宣泄一时的剧烈情绪，他们急需一个宣泄的对象，在倾诉时往往犹如倾盆大雨、排山倒海，喜怒哀乐都会表现出来。对此类求助者，咨询师只需认真、关切地倾听即可。待求助者宣泄后，一般都会雨过天晴，心平气和下来
2	倾吐型	此类求助者与宣泄者有些相仿，日常生活中他们多有不快而又缺乏倾吐的对象。由于咨询师的热情、耐心、尊重，使其备受感动，倾吐的闸门一开，便一发不可收拾，把多年来积压的大大小小的不满、烦恼、伤心都通通讲了出来
3	癔症型	此类求助者在讲话时眉飞色舞，表情丰富，抑扬顿挫，富有感染力，所述内容多有曲折的故事情节，但仔细分析，却都富有夸大色彩，而且并无多少急迫或困扰的问题，求助者似乎也没有什么需要咨询师予以帮助的，其目的主要是为了寻求注意和赞赏
4	表现型	与癔症型有些类似，此类求助者总是滔滔不绝地发表意见，乃至对心理咨询及心理咨询师品头论足，但很少谈论自己，即使谈论自己也是讲些自己的特长没有得到欣赏或重用等方面。他们喜欢表现自己，并不在意咨询师说什么，他们咨询的目的往往是发表意见，进行评论
5	表白型	此类求助者知道自己正面临某方面的问题，然而，面谈时，他们一味地谈论别人的不是：人际关系不和是因为别人太霸道、太小气、太不够朋友；考试成绩不好是因为老师教得太差，考题出得太偏，老师评分不公正等。总之全是别人的过错。他们来咨询，只是为了证明自己没问题，有问题也是别人的问题
6	掩饰型	这类情况需要咨询师细心观察。有些求助者不停地讲话只是为了掩盖他们被人真正了解的恐惧：他们一直在抢占讲话的机会，为了说话而说话，内心却害怕与咨询师正面交锋，害怕咨询师的发问，害怕沉默给自己带来的压迫及可能会泄露自己内心的恐慌不安。他们健谈正是内心焦虑的反映
7	外向型	有些求助者性格外向，活泼健谈，好交朋友，尤其是在遇到一位比较喜欢的、注意倾听的咨询师时，更是天南海北，无所不谈。倘若咨询师不善把握或也喜欢这样时，往往使咨询事倍功半

2. 对多话的处理

咨询师遇到健谈、多话的求助者时，应看到它的两重性：一方面，可能会影响咨询的正常进行；另一方面也是充分认识求助者的一个机会。对此，咨询师应根据咨询目标、咨询安排以及多话的类型作相应的调整。

比如对宣泄型、倾吐型的求助者，应充分尊重他们的需要，耐心地倾听，给他们以安全感、理解和爱护，必要时给予指导。不可粗暴地打断，显得不耐烦或不屑一顾。

寻求注意型的健谈者，可能有癔症的性格，他们的言谈举止富有戏剧性。这种人前来咨询可能并没有大的问题，如果要改变的话则是他们的人格，但这并不是那么容易的事。他们求助的目的是为了寻求注意，那么咨询师只要给予注意就能满足他的要求。对好表现型的求助者，也可采用相似的对策。

表白型的求助者没意识到自己的过错，他们往往缺乏自知，对此，咨询师一方面一定要认真倾听，不能对其指责或评论："你怎么总说别人不对""这件事明明是你自己有错"。另一方面，要帮助他们认识到自己的错误，要善于运用他们的话、他们的思维方式，以其之矛攻其之盾，摆事实讲道理，多从不同的角度启发引导。语言上要缓和，多用"你看这件事是不是还有一种可能""如果当时你不是这样……而是那样……事情是否会好些呢"如果咨询师口气很硬，过于肯定，求助者可能会拒不接受，更要寻找别人的不是来保护自己，会谈就会变成争论或陷入僵局。

掩饰型的健谈一般不会出现在开场，而是在将要涉及或已涉及某一敏感问题时出现。求助者有意或无意地谈论别的话题进行转移、掩饰，其讲话速度会加快，忙不择词，句与句之间、一个主题与另一个主题之间停顿短促，似乎是怕人插话。对这种情况，咨询师应考虑为求助者创造一个宽松、安全的氛围，可以请求助者慢慢讲，可以做出反应："我似乎觉得你有些不安。"或说："我觉得你似乎有什么话要说。"或者更直截了当请求助者回答敏感、想要掩饰的问题："你能否谈一下？"出现掩饰型的健谈时，往往是发现某些重要问题的时候，咨询师应善于抓住时机。有时求助者谈小问题而掩盖大问题，丢卒保车，咨询师要明察秋毫。

与外向型的求助者面谈，比较容易有气氛，但若不善引导，则形同聊天。为此，咨询师要善于及时把会谈引入正题。

无论哪种类型的多话，均可利用内容反应技术加提出新问题的方式处理。例如，咨询师的问题是"请你谈谈你们夫妻感情如何？"求助者的回答应该沿着夫妻感情的主线回答。但由于各种原因，求助者会多话，求助者回答："我们夫妻感情原来很好"，但话锋一转，变成"但自从我婆婆来了以后，矛盾就产生了，我婆婆也是的，明明有5个孩子，别人家不去，偏偏到我们家来"，内容已经转到婆婆身上。求助者还可能转到其他方面，如"其实，我婆婆尽管有5个孩子，但实际上其他孩子家都没法去，他们家老大……他们家老二……他们家老三……他们家老五……"此时求助者所陈述的是与咨询完全没有关系的内容，数量很大，应该判定为多话。咨询师对此必须处理，妥当的处理的方式是在求助者讲话的间隙，进行内容反应，并提出新问题，以此控制谈话的方向和内容。如咨询师说："你刚刚讲的是你婆婆的一些情况，我想了解你们夫妻之间的感情，请你重点谈谈你们夫妻之间的感情吧。"则将多话转到夫妻感情的内容上来。有时求助者讲话速度很快，咨询师一时没有机会作内容反应，此时也不必着急，可以再进行倾听，在求助者谈话出现间隙时进行内容反应，如"你刚刚讲的是你丈夫家老三的一些情况，我想了解你们夫妻之间的感情，请你来谈谈你们夫妻之间的感情吧"，可以实现对谈话方向和内容的调整、控制。

二、识别和处理沉默现象

（一）学习目标

理解并掌握沉默的定义、产生原因，学会识别沉默并在咨询过程处理沉默现象，推动咨询顺利进行。

（二）工作程序与相关知识

沉默是指当需要求助者进行自我探索而回答问题时，求助者出现了停止回答与探索的现象，阻碍了咨询的顺利进行。

1. 沉默的表现与原因

在咨询过程中，有时求助者会出现沉默。沉默就是在求助者进行探索、表达时的停止。咨询师要善于分析沉默的原因，从而采取针对性的解决办法。

有时，沉默的感觉来自于咨询师。故咨询师首先要判断沉默真的存在吗？还是咨询师的主观感觉？有时由于求助者对咨询师有一种压迫感，这种压迫感可能来自于其形象（如体型、容貌、服饰、地位等），也可能来自于求助者的问题（如咨询师感到问题比较复杂，过于棘手，或者耗时较长，或引不起咨询师的兴趣等），或者此时咨询师本身存在着不安、急躁、沉闷、压抑感等情绪。如果这样的话就很容易夸大沉默，并变得特别敏感。

当然，大部分的沉默是由求助者引起的，主要有以下六种类型（见表2—5）。

表 2—5　　　　　　　　　由求助者引起的沉默类型

序号	类型	原因分析及求助者的表现
1	怀疑型	由于求助者还不完全信任咨询师，因而不把某些信息说出来或尚在犹豫之中，他们往往会表现出不安的神情，用疑虑、探索的眼光打量咨询师
2	茫然型	有些求助者因为不知道该说什么好，什么是咨询师希望知道的，什么是重要的叙述内容；有时则是求助者搞不清自己到底是什么问题，故无法表达或表达不清；也有可能是想表达的东西很多，却不知如何说起；有时是咨询师的提问失误"请你告诉我关于你内心冲突的心理机制是什么"求助者因茫然陷入沉默状态。这时，求助者的目光常常是游移不定的，含有询问的色彩
3	情绪型	由求助者的气愤、恐惧或羞愧等情绪所致，就像求助者害怕出现某种情况。例如，当谈论自己不愿谈及的话题时，沉默表达了这样一种信息："我不愿涉及这个话题""我不想待在这儿了"。也可能是求助者由于谈到或回想起自己过去做错的事而非常羞愧，从而用沉默来躲避。这时他可能会回避与咨询师的眼光接触，低着头或手脚不停地乱动。当求助者对咨询师感到气愤时，也可能用沉默来传达信息，同时，还可能对咨询师瞪眼、气呼呼地看着周围
4	思考型	此时求助者正在反复体会咨询师说的话，并且似乎有所领悟；或正在回忆某一件对咨询有重要意义的往事；或正在体验某种情绪、情感。这类沉默是由于求助者正处于一种积极的自我探索之中。在外显动作上，求助者可能会睁大眼睛，使劲地想；也可能眯起眼睛，自言自语。这类沉默的标志性行为是凝视空间的某一点
5	内向型	这种沉默源于求助者比较内向、不善言谈的个性原因。沉默是他与人交往的经常性方式，尤其是在不熟悉的环境和人面前更是如此。这样的求助者容易表现出沉默，即使有话也是三言两语，即使在来前已经反复考虑过应该怎么讲，可一到询问室，很可能就什么都讲不出来了，会显得欲言又止，颇为不安
6	反抗型	求助者本人不愿意或不想接受咨询，没有咨询动机，不想进行咨询，用沉默表达对咨询的反抗态度。表现出怀疑、无所谓、随心所欲、很不耐烦，甚至是气愤、敌意等

沉默的出现，将使咨询暂时无法进行，还会导致气氛紧张、压抑或尴尬，阻碍咨询的进行。对此，咨询师应针对不同情况采取主动、有效的措施。咨询师在沉默出现时，要保持镇静，咨询师的急躁不安会加强求助者沉默时的紧张，有时甚至产生对立的气氛，同时

也会降低咨询师在求助者心目中的形象。反过来，给求助者一种不慌不乱、沉着冷静的印象，则会给求助者一种可信、充满信心和力量的感觉。

2. 沉默的处理

如果求助者是怀疑型沉默，咨询师应重视良好咨询关系的建立，同时注意提高面谈的技巧。咨询师发现求助者吞吞吐吐、欲言又止、犹豫不决，应给予鼓励和必要的保证，如"你不必担心""你放心，我们会给你保密的，保密是我们的原则""你不必怕，有什么尽管讲出来，我们可以一起来分析、解决"，有时或许需要再三的保证，有时也可以暂时搁一下。这种情况一般发生在面谈开始，或所谈问题在求助者看来很严重、内心很矛盾时。

如果是茫然型沉默，咨询师应进行很好的倾听，通过内容反应和表达技术，促进求助者的充分表达，帮助求助者深化认识，明确自己的问题、原因、表现所在。咨询师提出的问题尽量简洁、通俗、易懂。

如果是情绪型沉默，咨询师应多使用情感反应和表达技术，通过共情，缓解情绪。当求助者以沉默表示气愤、对抗时，咨询师要及时发现，主动寻找原因，采取主动、和好、鼓励宣泄的方针。若是由自己失误所引起，可以主动道歉。若有可能是误会，则应予以解释、消除。

如果求助者的沉默是思考型，由于思考问题所引起，咨询师可以等待，同时以微笑、目光、微微点头等表示自己的关注、理解和鼓励。一般来说，不宜打断求助者的思维。如果思考、沉默时间过长，咨询师可关切地询问，协助对方思考。

如果是内向型沉默，因个性原因导致沉默，咨询师应以极大的热情和耐心加以引导，多用倾听技巧，多作鼓励性反应，鼓励求助者表达，并善于领会他已说的和想说的。切不可急躁、不耐烦，否则，求助者可能会更退缩、更沉默。

如果是反抗型沉默，求助者本人不愿咨询引起沉默，咨询师的处理就更应注意方式方法。首先应辨明沉默原因：一是求助者对别人让他来咨询（有时还带有强制性）不满，并把这种不满转移到咨询中，但对咨询本身无偏见；二是对咨询本身也存在偏见，不愿配合。对前者，若咨询师工作经验丰富，态度诚恳、耐心，方法得当，善于理解求助者的心情，一般来说，沉默会慢慢被打破。而后者，偏见不深时还不复杂，也可消除；若逆反、对抗情绪很严重，则效果很差。可以向求助者讲明，心理咨询是向其提供帮助，咨询建立在自愿的基础上，如果此时不想咨询也没有关系，可以在自己想来时再做咨询；对于强烈反对咨询的，咨询师也可以终止咨询。

当然，沉默也可能是移情的作用，求助者把咨询师当作他以前生活中某个有影响的人物，不知不觉中把当时的那种情绪转移到咨询师身上，或者，这种移情是求助者生活中挫折情绪的转移。对此，咨询师应注意分辨，有时没有理由的对抗，很可能就有这种成分。故咨询师应妥善利用移情来了解求助者。

沉默也可能来自于咨询师，若咨询师缺乏面谈技巧，有时也会引起求助者沉默，这在第二、第三、第五种类型中都会出现。为此，咨询师应通过观察、练习、思考来改进，熟能生巧。

沉默现象有可能是咨询过程中的一种危机，但也可能是一种契机。沉默传达了许多信息，沉默有时是激战前的寂静或黎明前的黑暗，有时则是问题的爆发或无声的交流。咨询师对沉默现象应予以高度重视，把握机会、仔细分析，往往会有所突破。

三、识别和处理依赖现象

（一）学习目标

理解并掌握依赖的定义、产生原因，学会识别依赖并在咨询过程中处理依赖现象，推动咨询顺利进行。

（二）工作程序与相关知识

依赖是指当咨询师引导、帮助求助者探索、解决自身问题时，求助者却依赖咨询师，企图由咨询师代替自己解决问题，这种现象是依赖。

1. 依赖的表现及产生的原因

（1）依赖的表现。咨询的目的是帮助求助者探索问题、解决问题，通过咨询促进其成长，实现咨询目标，这一切都建立在求助者主动的基础上。但如果求助者自己希望、等待、要求、依靠咨询师替自己解决问题，则可能出现了依赖。依赖的表现形式可以是诸如"您帮我分析分析，我怎么就是对丈夫不放心呢"这种不宜察觉的形式；可以是"您让我思考没有与他人搞好人际关系的原因，可我想不出来"这种阻抗的形式；可以是"您说我是毕业参加工作，还是考研究生这件事上该怎么办呢"这种间接的形式；也可以是"您直接告诉我离不离婚吧"这种直接的形式。无论哪种表现形式，依靠他人而不是依靠自己解决问题是依赖最基本的特征。

（2）依赖产生的原因

①来自于求助者的原因。有些求助者可能不理解心理咨询的实质是咨询师通过促成求助者的心理成长，自己动手解决自己的问题，而是希望咨询师主动替自己解决问题。因此，当咨询师提出问题请其思考、自己解决自己的问题时，求助者会产生依赖。如咨询师提出"关于你说的夫妻感情危机问题怎样解决"时，求助者回答"请您告诉我，我该怎么解决"。咨询师提出："都有哪些途径或方法能解决你的问题呢？"求助者回答："你直接告诉我吧。"有些求助者多年来已经养成了依赖个性，遇事不是靠自己去解决，而是等待他人、依靠他人、要求他人，企图由他人解决自己的问题。有些求助者的个性懒惰，有时明明有能力自己解决问题，但不肯付出努力，等待他人现成的帮助。有些求助者虽然愿意解决自身的问题，但不愿意承受抉择的痛苦，希望咨询师替自己做出选择，把选择的痛苦转嫁到咨询师身上。这些都是依赖产生的原因，都在不同程度上阻碍着咨询的进行。

②来自于咨询师的原因。心理咨询是帮助求助者解决心理问题，从这个角度上讲，求助者应该是主动的。但有些咨询师的咨询理念存在偏差，认为咨询师应该更积极主动地帮助求助者解决问题，因此可能过于主动，致使求助者依赖。有时求助者性格内向，也缺乏解决问题的积极主动性，性格急躁、缺乏耐心的咨询师可能会主动地替求助者探索解决问题。有些咨询师可能经不住求助者的再三请求，对求助者有求必应。这些都可能使求助者产生依赖，阻碍咨询的顺利进行。

2. 对依赖的处理

依赖有时并不为双方所察觉，有时从表面看依赖对咨询的影响也许并不严重，但实则不然。一旦求助者产生依赖，求助者将不再主动对自己的问题进行探索，不再自己付出努力解决问题，势必对咨询效果产生严重影响。因此，咨询师必须学会识别和处理依赖。

第一，咨询师务必向求助者讲清心理咨询的性质、发生效果的机制，使求助者对心理咨询有正确的认识，对咨询效果有理性的期待。

第二，咨询师对求助者的依赖要及时发现、及时处理，一旦出现依赖，咨询师应鼓励求助者自己进行探索、自己努力来解决自己的问题。例如，面对产生依赖、直接请求咨询师告诉自己该怎么办的求助者，咨询师应该消除依赖，如"你在到底娶哪一个女孩的问题上苦恼，这应该由你来探讨如何解决，而不是由我告诉你该怎样解决，因为我无法代替你解决你内心的苦恼"。

第三，咨询师必须坚持正确的咨询理念，以促进求助者的心理成长为咨询的总目标，以促进求助者心理能力提高，视自己探索、解决问题为己任。咨询中应做好耐心的启发、引导工作，不主动替求助者解决问题，不替求助者选择，不给求助者出谋划策，不帮求助者"拿主意"，不对求助者有求必应，避免使求助者产生依赖。

四、识别和处理移情现象

（一）学习目标

理解并掌握移情的定义、表现及产生原因，学会识别移情，妥善处理移情现象，推动咨询顺利进行。

（二）工作程序与相关知识

移情是指求助者把对父母或对过去生活中某个重要人物的情感、态度和属性转移到了咨询师身上，并相应地对咨询师做出反应的过程。发生移情时，咨询师成了求助者某种情绪体验的替代对象。

1. 移情的表现与原因

移情通常分两种不同的类型。

（1）负移情。求助者把咨询师视为过去经历中某个给他带来挫折、不快、痛苦或压抑情绪的对象，在咨询情境中，原有的负性情绪转移到了咨询师身上，从而在行动上表现出不满、拒绝、敌对、被动、抵抗、不配合等。

（2）正移情。求助者把咨询师当作以往生活中某个重要的人物，他们逐渐对咨询师发生了浓厚的兴趣和强烈的感情，表现出十分友好、敬仰、爱慕甚至对异性咨询师表现出情爱的成分，对咨询师十分依恋、顺从。虽然求助的问题逐渐解决，但前来咨询的次数却越来越频繁，特别是生活中的大小事都要咨询师出主意，表现出无限信任，甚至关心咨询师的衣食住行和家庭生活等。

移情有直接和间接两种形式，前者是直截了当地向咨询师表达自己的体验："我与你交谈感到特别愉快和难忘，你使我想起了我的……"后者则间接地表达自己的感受："我觉得你的态度真好，我感到很轻松。"对此，咨询师要学会识别是否存在移情。求助者表达自己的情感并非都是移情，只有当求助者把自己以前的情感反应转移到咨询师身上，把后者作为过去情感对象的替代，对咨询师抱有超出咨询关系的幻想和情感时，才是移情的表现。

2. 处理移情现象

咨询师要学会区别移情与依赖。移情（这里主要指正移情）与依赖有相似之处，移情中多有依赖，但两者又有明显的区别。依赖主要是一种信任，而移情更是一种好感；依赖是寻求现实的帮助，而移情是弥补过去的感情；依赖者多在遇到困难时来寻求帮助，而移情者则时常想见到咨询师；依赖者寻求心理依靠，而移情者寻求感情依靠；依赖者的对象是现实的目标，而移情者是寻找替代物。相比之下，依赖者对咨询师的感情色彩淡，而移情者浓。咨询师要学会辨别两者，以便区别对待。

精神分析理论十分重视移情，认为移情再现了求助者往年尤其是儿童时期生活的某种情感，这种情感长期被压抑着而无处释放，甚至成了心理问题的一个"情结"。求助者把咨询师当作以往生活环境中和他有重要关系的人，把曾经给予这些人的感情（不管是积极的还是消极的）置换给了咨询师，借咨询师宣泄了积压的心理能量，从而有助于心理平衡。

出现移情是心理咨询过程中的正常现象，透过移情，咨询师可以更深入、准确地认识求助者，并运用移情帮助求助者宣泄情绪，引导其领悟。例如，可以分析求助者为什么会对自己的言行反感，或者有特殊的好感，"你好像不太喜欢我刚才的……""你能否告诉我，你喜欢我的原因是什么"求助者也许会回答，之所以不喜欢是因为咨询师说话的语气像他那整天爱唠叨的母亲，咨询师问话的方式像刚刚与自己离婚的丈夫，咄咄逼人，让人喘不过气来，或者咨询师像自己日夜思念但已离世的爱人、恋人、亲人，像自己敬爱的领导和老师，像自己暗恋的对象等。求助者有时自己也不知道为什么产生移情，但经深入询问，一般都能明白其中的原因。

如果求助者对异性咨询师产生正移情，咨询师不必害怕，应当婉转地向对方说明这是心理咨询过程中可能出现的现象，但这不是现实中正常的、健康的感情。咨询师要有策略地（不要伤害求助者的自尊心）、果断地（让求助者知道咨询师明确、坚决的态度）、及早地（要早期发现，早期采取明确态度）进行处理，将其引向正常的咨询关系上来。如果任其发展，不但会阻碍咨询的顺利进行，还可能给双方带来麻烦。至于别有用心地利用求助者的不健康心态下的感情以图达到某种目的，是一种严重违反心理咨询职业道德的行为。如果咨询师觉得自己难以处理移情现象，可以转介给其他的咨询师。移情是咨询过程中的过渡症状，咨询师应鼓励求助者继续宣泄自己压抑的情绪，充分表达自己的思想感情和内心活动。求助者在充分宣泄情绪后，会感到放松，再经咨询师的引导，得以领悟后，移情的心理症状会逐渐化解。

五、识别和处理阻抗现象

（一）学习目标

理解掌握阻抗的定义、表现及产生原因，学会识别阻抗并在咨询过程中突破阻抗，推动咨询顺利进行。

（二）工作程序与相关知识

心理咨询与其他职业活动不同，其工作对象是心理活动鲜活而变化莫测的求助者。这本身就注定了咨询过程将遭遇比其他职业活动更多变、更困难的阻抗。这些阻抗可能来自求助者，也可能来自咨询师。从咨询师的角度来说，只要对心理咨询有全面而深刻的认识，源自咨询师的阻抗是完全可以避免的。而对于来自求助者的阻抗，因为无法很好地预知，需要对其有较好的认识和处理。

1. 阻抗的表现

阻抗是指求助者在心理咨询过程中，以公开或隐蔽的方式否定咨询师的分析、拖延、对抗咨询师的要求，从而影响咨询的进展，甚至使咨询难以顺利进行的一种现象（乐国安，2002）。阻抗可以理解为在咨询过程中来自于求助者的某种抵抗咨询的力量。阻抗在本质上是求助者对于心理咨询过程中自我暴露与自我变化的精神防御与抵抗；它可表现为对某种焦虑情绪的回避，或是对某种痛苦经历的否认等。阻抗既会影响咨询师的工作满意度、个人价值感和自尊，也会导致求助者不再轻易袒露自己、退却或直接放弃治疗。但是，如果能积极地认识阻抗及其表现形式，并加以有效地克服，可增进咨询师与求助者之间的心理沟通，促使求助者对其特定思想、行为方式的领悟。因此，要使咨询成功进行，克服阻抗是心理咨询的重要组成部分。

阻抗的概念最早是由弗洛伊德提出的，他将阻抗定义为求助者在自由联想过程中对于那些使人产生焦虑的记忆与认识的压抑。因此，阻抗的意义在于增强个体的自我防御。在传统的精神分析学说中，阻抗也是所有精神防御机制的总和。总之，弗洛伊德对阻抗的定义强调了潜意识对于个体自由联想活动的能动作用，而罗杰斯则将阻抗看作个体对于自我暴露及其情绪体验的抵抗，其目的在于不使个体的自我认识与自尊受到威胁。这一观点体现了个体的认知对于自我结构与发展的防护作用。此外，一些行为主义心理学家把阻抗理解为个体对于其行为矫正的不服从。这有可能是由于个体对心理咨询心存疑虑，也可能是由于个体缺乏其行为变化的环境条件，这一立场反映了个体行为变化与环境控制的相互依赖。但是无论怎样，所有的理论均表明，阻抗对于心理咨询过程具有深刻的影响。只有对阻抗现象加以积极的认识与控制，才能达到预期的咨询效果。反之，如果对阻抗现象不能识别或处理不当，则会严重影响心理咨询的进展与效果。

阻抗的表现形式多种多样。它可以是语言或非语言的形式，也可以表现为求助者对于某种心理咨询要求的回避与抵制，或是求助者对心理咨询师或其他人的某种敌对或依赖；还可以流露出求助者的特定认知、情感方式以及对心理咨询师的态度等。

总的来说，阻抗的表现形式有如下四类：

（1）讲话程度上的阻抗。求助者的阻抗可以表现在讲话程度上，其形式为：沉默、寡语和赘言，其中尤以沉默最为突出。

①沉默可表现为求助者拒绝回答咨询师提出的问题，或有长时间的停顿。它是求助者对于心理咨询的最主动的抵抗，常需要咨询师通过耐心解说和真诚的态度才能消除。沉默往往表示了求助者对于心理咨询的某种强烈抵触情绪，要缓解这种情绪不可强求。与此同时，人们要注意将阻抗性的沉默与反省性的沉默区分开来，前者是敌对的表现，而后者则是领悟的需要。

②少言寡语也是求助者对心理咨询的抵抗。它通常是以短语、简单句以及口头禅（如嗯、噢、啊）等形式表现。它同样使咨询师产生困惑及挫折感，使其无法深入了解求助者的内心世界及对心理咨询的态度。少言寡语也常见于那些被迫前来接受咨询及对心理咨询

充满戒心的求助者。

③赘言的表现为求助者在心理咨询过程中滔滔不绝地讲与咨询无关的话。它多是无意识的，在积极回答咨询师提问的表象后面隐藏了某种潜在动机，如减少咨询师讲话的机会、回避某些核心问题、转移注意力等。其原因主要在于回避那些求助者不愿接触的现实问题，以免除由此而产生的焦虑与其他痛苦体验。如作业拖拉的学生来咨询时，往往大谈其作业多么困难与日程安排多么紧张，但避而不谈其个人意志对作业拖拉的影响。

（2）讲话内容上的阻抗。咨询中，求助者还经常通过其对会谈内容的某种直接、间接控制，来表现他对心理咨询及其个人行为变化的阻抗。其常见形式有理论交谈、情绪发泄、谈论小事和假提问题等。

①"理论交谈"。指求助者竭力用心理学或医学上的术语与咨询师交谈。表面上，这似乎增进了二者在语言和思想上的交流，但实际上是前者对后者的某种疑虑及其企图加以控制的欲望。因此，理论交谈是求助者进行自我保护的有效手段之一。如某位情绪低落的求助者，见面时他首先告诉咨询师，他读了许多有关心理咨询的书籍，并不断地就其中有关情绪低落的疗法部分向咨询师提问。他这样做不但试图回避谈其自身的情绪问题，也在于增强他在心理咨询中的地位。只有使他清楚地意识到其理论交谈的阻抗作用，才能使他真正接受心理咨询。

②"情绪发泄"。指求助者对于某些咨询内容的强烈情绪反应。求助者可表现为大哭大闹、泪流不止，或不自然地大笑。它旨在避开使求助者感到焦虑或精神痛苦的意念。从这层意义上讲，它也是一种精神防御的表现。如人们在谈论某些痛苦经历时，常伴有烦躁、易怒、爱哭等情绪反应。按精神分析理论的观点，它们都表现了个体对于重新体验痛苦经历的焦虑与抵触情绪。

③"谈论小事"。指求助者对会谈中无关紧要的小事谈论不止，目的在于回避谈论、解决核心问题，并转移咨询师的注意力。它往往是心理咨询中最轻微的也是最不易发现的阻抗表现。

④"假提问题"。指求助者通过向咨询师提出表面上适宜但实际上毫无意义的问题来回避谈论某一议题或加深某种印象。这些问题一般涉及心理咨询的目的、方法、理论基础及咨询师的私人情况等。往往与心理咨询本身没有密切联系，也常使得咨询师无从回答。因此，假提问题也代表了个体某种自我保护的需要。

（3）讲话方式上的阻抗。这种阻抗是通过求助者言语交流中不同的心理活动体现的。它的形式多样，因人而异，其中常见的有心理外归因、健忘、顺从、控制话题和最终暴露等。

①"心理外归因"。指求助者将其某种心理冲突与矛盾的原因完全归结于外界作用的结果，而回避从其自身的角度加以认识，它严重阻碍了求助者的自我反省，使其将一切错误客观化，并将所有责任推到外界，而不能认识到自身的问题。从这层意义上讲这也是自我中心主义的表现。在心理咨询中，它可以使求助者对自我暴露与分析的要求产生强烈的抵触情绪，例如，一个易于生气的求助者常怪罪别人惹他生气，而不愿在自己身上寻找原因。

②"健忘"。指求助者在谈论感到焦虑和精神痛苦的议题时所表现出的遗忘现象。它

是求助者对于某种痛苦经历长期压抑的结果，故具有很大的任意性。特别是当咨询师竭力启发求助者去唤起某种痛苦记忆时，对方常会通过各种方式来表现遗忘。例如，据研究表明，第二次世界大战中纳粹集中营的存活者往往不愿意提起往事，即使谈论，也常对一些细节表现出记忆模糊。

③"顺从"。指求助者对咨询师所讲的每一句话都表示绝对赞同和服从，使后者无法深入了解其内心世界。而且也使咨询师感到无所适从。例如，有些被迫接受心理咨询的人会对咨询师表现出格外的尊重和客气，从不与之争论。其结果是咨询师无法为其提供真正有效的帮助。由于顺从所具有的隐蔽特点，常使咨询师不易发觉求助者潜在的阻抗作用。

④"控制话题"。指求助者在会谈中，一味要求咨询师讲自己感兴趣的话题，而回避自己不愿谈论的话题。这样做也是为了减轻其因谈论不愿谈论的问题而产生的焦虑。此外，控制话题还可以强化求助者在心理咨询过程中的自尊与地位。

⑤"最终暴露"。指求助者故意在咨询会谈的最后时刻才讲出某些重要事件，使咨询师感到措手不及，从而借以表达他对心理咨询的某种抵抗。与此同时，要注意将阻抗性的最终暴露区别于犹豫性的最终暴露，不能简单地将最终暴露都视作阻抗的表现。

（4）咨询关系上的阻抗。这种阻抗是指求助者通过故意破坏心理咨询的一般安排与规定来实现其自我防御的目的，其中最突出的表现有不认真履行心理咨询的安排、诱惑咨询师以及请客、送礼等。

①不认真履行心理咨询的安排包括不按时间前来咨询，或借故迟到早退，不认真完成咨询师布置的作业、不付或延付咨询费等，这些行为均对咨询的顺利进展带来阻碍。迟到是反映阻抗较为可靠的指标，由于迟到，求助者往往要解释迟到的原因并道歉，从而观察咨询师的态度和反应。这样十多分钟的时间就过去了，造成了不必要的浪费。咨询师需要帮助求助者认识其迟到的含义，并进一步了解阻抗产生的原因。有的求助者取消预约或在预定时间不来咨询且事先不通知咨询师，这通常是极为严重的阻抗。不遵守时间的动机常包括恐惧和怨恨。如果在咨询中期求助者减少咨询次数，往往表明求助者此时已处于困境，或可能是由于咨询师的期望过高所致。

②诱惑咨询师指求助者通过引起咨询师注意其言行、装扮等来影响心理咨询的进程，并加强自己在心理咨询中的地位。如有的求助者对咨询师产生兴趣，就会通过自身的刻意打扮，或大讲自己的有趣经历来试图引起咨询师对自己的关注。这种密切私人联系的做法，是为了达到控制咨询关系发展的目的。

③在一定程度上，请客送礼也可以表示求助者的某种自我防御需要及其控制心理咨询关系的欲望。

以上简述了阻抗的四类表现形式，它们可以表现为求助者对某种行为变化的抵触，也可以表现为求助者对咨询师的某种敌对态度。但无论哪一种形式都是对求助者的自我保护及对其痛苦经历的精神防御。因此，它们对心理咨询的进展起着潜在的深刻影响。及时发现阻抗并积极、有效地加以认识，是建立良好咨询关系、强化求助者自我暴露与自我变化的关键。所以，传统的精神分析学说十分重视阻抗对于自由联想的影响，并将对此的解释与领悟当作精神分析的重要目标之一。虽然在一般的心理咨询中，人们不必那么苛求对于阻抗一词的确切解释，但人们应当对阻抗的性质与表现形式有最基本的认识，从而使正常的心理咨询关系不致受到干扰。事实上，在很多情况下，对于阻抗的认识往往是心理咨询突破的开端。

2. 阻抗产生的原因

卡瓦纳认为来自求助者的阻抗主要原因有如下三个：一是因为成长必然带来某种痛苦；二是因为行为失调是机能性的；三是求助者可能带有某种反抗心理咨询的动机。

（1）阻抗来自于成长的痛苦。多数求助者在咨询过程中都会产生某种变化。虽然变化的程度可能不同，但不论其变化大小、程度如何，成长中的变化总要付出代价，总会在消除旧有的行为习惯、建立新的行为习惯时伴随着痛苦。咨询师要使求助者明白，没有任何魔法能使他们毫不费力地发生奇迹般的变化。求助者初来咨询时，常会这样问：有没有什么药物给我开点？他们希望能有一剂灵丹妙药，使其心理问题一了百了，而自己不用做出任何努力就可以"大功告成"。在这种心理支配下，由于对成长所带来的痛苦没有心理准备，往往容易产生阻抗。这时，求助者可能会希望放慢改变的步伐，或停止改变旧行为、建立新行为的行动。果真如此的话，则对咨询的进展极为不利。

①开始建立新行为、新观念、新思维的问题。在咨询过程中，求助者需重新考察自己的基本信念和价值观。很多求助者前来咨询时，没有认识到其心理冲突与他的问题源于其信念与价值观的偏差。另外，改变一个人多年形成的信念与价值观及思维、行为习惯也很不易，不仅需要咨询师的努力，求助者自身的努力更为重要。这需要深刻的反省，瓦解自己过去相信的、习惯的某些东西是痛苦的，而建立新的信念和价值观、新的思维、行为习惯也是很艰难的过程。

a. 求助者可能需要转变成一个独立自主的人。有些求助者对家人和其他人过分依赖，总是寻求他人对自己的承认和接纳，寻求他人的建议和忠告。他们总是习惯于听凭别人安排自己的生活学习、工作中的事情，而自己没有应有的主见。当他们诉说别人让他们做这做那，而咨询师询问其自己想做什么时，他们可能会很吃惊。一旦意识到问题所在，他们会非常想改变自己，但当脱离他人，自己独立向前迈步时，又必然会感到非常紧张和焦虑。

b. 求助者可能需要承认自己在欺骗自己。有些求助者可能非常愿意相信自己对自己编排的那些话语，尽管事实并非如此，但他们却相信自己就是那样想、那样做的。例如，一个妇女说她很爱她的丈夫，但在咨询中，却发现她对丈夫的情感和行为是矛盾的。这种发现可能会使她感到痛苦、内疚，而且这痛苦还来自她需要在领悟的基础上对此做出改变。

上述是求助者在咨询过程中，需开始学习新行为的几个事例，其他的情况还有很多。但正如俗话所说："下坡容易上坡难"，要上坡就必须付出一定的代价。

②结束或消除旧行为的问题。求助者可能必须停止那些他很喜欢的行为，如饮酒、自己怜悯自己、操纵他人、退缩行为、无所事事地浪费时日等。这些旧有行为是日积月累养成的，而且可能还曾给他们带来过快乐，改变这些行为所带来的痛苦常使求助者为之却步。

a. 求助者可能需要不再装假，有些求助者在咨询过程中把自己的行为与情感过分夸大以博得他人的好感或同情。他们自称很勇敢，而实际情况并非如此；他们自称与他人有良好的关系，其实不然；他们声称有多么高兴和幸福，但事实上是一种过分的渲染。当然，他们也可能夸大自己的痛苦，言过其实地诉说不幸、抑郁和无望。在咨询中要使他们不再"演戏"，需要改变这种引人注意的行为方式，这也是很困难的事情。

b. 求助者可能需要面对一种痛苦的抉择，在有些情况下，求助者与他人关系的发展出现了异常不利的情况，可能这种关系对求助者来说很重要，但不结束这种关系，发展下去却会更糟。此时，求助者就面临着一种艰难的抉择。比如在求助者与其异性朋友之间、与其配偶之间或亲友之间的关系上，就有可能遇到此类问题。结束某种关系虽可以解决当前的重要问题，但也意味着失去许多可能得到的东西，此时，求助者内心激烈的矛盾冲突是可想而知的。

即使是心理上最坚强的人，改变旧有行为，建立新行为的过程也会给他带来心理上的冲突和焦虑。而对于某些本来心理就不易平衡的人来说，这一过程的痛苦程度可能更为严重。尽管如此，要实现咨询目标，向前迈进的步伐绝不能停止，咨询师在这一点上必须有清醒的认识。向后倒退一步，以后往往要再付出十倍的辛苦。

（2）阻抗来自功能性的行为失调。"功能性的行为失调"是指失调的行为最初是偶然发生的，因其使某方面的需要得到了满足，行为发生的次数增加，以致固定下来。求助者一方面为失调的行为感到焦虑，另一方面求助的积极性却并不很高。这种情况对咨询的阻碍极大，除非咨询师能使求助者相信，改变失调的行为可以使焦虑降低，同时设法在求助者以这种形式寻求满足的方面也有所改进，才可帮助求助者克服阻抗。

①阻抗的产生源于失调的行为满足了某些心理需求，即求助者从中获益。例如，一位妇女平时得不到丈夫必要的关心、爱抚。某次生病，丈夫变得关心、体贴她了，病好之后丈夫故态复萌，使她很伤心。以后又有几次身体不适，丈夫又对她关心了。渐渐地她感到疲乏无力的日子和次数多起来，这种情况在无意识之中被持续了下来。她自己也很痛苦，但咨询过程中却又表现被动，在关键时期退缩了回去。阻抗的来源是她惧怕这种行为改变之后，与丈夫的关系又回到原来的状况，她以患病为代价换来丈夫的关心。另有一位大学生，为自己的神经症症状感到苦恼，但咨询时却在与咨询师兜圈子，总强调自己痛苦，回避实质性问题。而真实的原因是他的症状一旦去除就必须面对学习上的竞争，而他自感无力在竞争中取胜，有病可使他逃避这一现实。其内心的想法为：不是我不如别人，而是我现在有病，我要是没有病，肯定不比任何人差。有病使其获益，因而不能承认没病或改变有病的想法。

②阻抗的产生源于求助者企图以失调的行为掩盖更深层的心理矛盾和冲突。例如，有些被人称之为酒鬼的求助者，其饮酒过度只是表面的行为问题，他们饮酒不过是为了掩盖其解脱不了的心理矛盾，比如，工作上的失败，婚姻中的不幸，对以往行为的内疚、悔恨等。如果咨询仅从表面问题入手，未能触及根本问题，咨询必然会遭到某种程度的抗拒。

对由功能性行为失调所引起的咨询阻抗，咨询师应有足够的认识，在消除旧有的不适应行为时，一定要帮助求助者以新的行为取而代之，同时对由于阻抗所暴露出的深层心理问题，必须采取相应的对策解决。

（3）阻抗来自于对抗咨询或咨询师的心理动机。前来求助的人各种各样，其求助动机也各不相同，其中有些求助者会带有抗拒咨询或对抗咨询师的动机。

①阻抗来自于求助者只是想得到咨询师的某种赞同或反对意见的动机。有些求助者在走进咨询室前，对自己前来求助的事情已经做出了某种决定，诸如决定与男朋友分手、要和某人结婚、要去做人工流产、要休学、要辞职等。其咨询的目的只是来寻求咨询师对其决定的肯定或反对，他们自己并未清楚地意识到这一点。所以当咨询师与他们一起讨论所要决定的问题时，特别是分析其他解决问题的可能性时，他们就会表现出不耐烦或不感兴趣，阻抗明显存在。例如，他们会说："您说的这一点很重要，我得回去认真考虑一下"，但下次咨询时却又可能这样说："我这一星期太忙了，根本没工夫去好好考虑这个问题"等。

有的求助者咨询的目的并非为了改变自己或解决已有的问题，而是为了证明自己是对的，别人应该受到批评或惩罚。他们把心理咨询门诊看作是声讨某些人的法庭。例如，他们觉得一切问题均由其他人一手造成，同学、朋友、家长、老师、同事或上司等应负全部责任。此时咨询师若直接涉及求助者本人的责任问题，就难使之心平气和地接受这种信息。

②阻抗来自于求助者想证实自己与众不同或咨询师对自己无能为力的动机。有些求助者前来咨询只是想证实自己或自己的问题是多么的与众不同，或咨询师无能，无法解决自己的问题。一旦达到这样的目的，就有理由不进行自我改变。在这种情况下，每当咨询师从各种角度提出建议或进行咨询时，他们都会说某些希望只是暂时的，或某些可能性对别人是有用的，对自己却不行，或某些道理自己已经知道了，说也是无益的等。

有的求助者前来求助仅仅是为了证实他们自己的"价值"。其目的不是为了改变自己，解决自己面临的某些问题，而是为了反驳咨询师，从中获得某种满足。对于这种求助者，常常难以进行有效的咨询。

③阻抗来自于求助者并无发自内心的求治动机。有些求助者并非自愿做咨询，可能只是因为上司、父母、配偶等人的压力，他们不来的结果可能更糟，故而在压力下前来咨询，而本人没有改变自己的愿望。他们也"自愿"前来，但其内心深处对咨询有抵触。这时，咨询往往难于进行或只在表层徘徊不前。

对于这种没有咨询的动机、被迫前来的人，咨询师首先要做的不是努力使之改变，而只需以循序渐进的方式使其认识内心的想法，并认识这种动机可能带来的消极结果。在这种认识的基础上，咨询师再激发其认识、解决自身问题的咨询动机。在个别情况下，当这种努力最终归于失败时，咨询师最好同意对方停止来访。但应告诉对方，心理咨询的大门永远是敞开着的，如果对方愿意，随时都可以得到帮助。

3. 处理阻抗现象

阻抗是抵抗咨询的力量，咨询师遇到阻抗时，如果不能识别或缺乏突破阻抗的方法技巧，就会使咨询失败，学会识别、突破阻抗是非常重要的技能。在处理阻抗时应注意以下几点。

（1）通过建立良好的咨询关系解除求助者的戒备心理。咨询师一方面要了解阻抗产生的原因和表现形式，以便在阻抗出现时能及时发现并进行处理；另一方面也不必"草木皆兵"，使咨询气氛过于紧张。咨询师不必把阻抗问题看得过于严重，似乎咨询会谈中处处有阻抗。若采取这种态度，可能会影响会谈的气氛及咨询关系。过分强调阻抗的结果，可能会把求助者当成咨询中的竞争对手,那样的话,咨询师的"成长动机"与求助者的"阻碍动机"将会使会谈变成了一场争夺输赢的斗争。另外,咨询师即便发现了阻抗所在,也不能认为求助者是有意识地给咨询设置的障碍。

咨询师还应注意,当求助者表示不愿接受某些建议或方法时,不能认为这些一定是某种阻抗。求助者可能会抵触改变自身的过程,也可能会抵制有可能对其造成伤害的任何事物。因此,咨询师对求助者首先要做到共情、关注与理解,尽可能创造良好的咨询气氛,解除对方的顾虑,使其能开诚布公地谈论自己的问题,这实际上就是对阻抗的处理。

(2) 正确地进行心理诊断和分析。正确诊断及分析有助于减少阻抗的产生。求助者最初所谈,可能仅仅是表层的问题,咨询师若能及早把握其深层问题,将有助于咨询的顺利进行。

有时,求助者的某些人格特征,如攻击性、退缩性、暴躁或防御心理等很突出,不仅在平时的人际关系中表现充分,也会反映到会谈之中。此时,咨询师首先应有明确的认识。其次,利用可靠真诚的态度及高超的专业知识与技能取得对方的信任,排除会谈的阻抗。

此外,求助者的阻抗也与咨询师个人有关。求助者有时出于对咨询师的气愤,害怕某咨询师,或感到咨询师伤害了他,或对咨询师产生了移情等,也会对咨询产生阻抗。在这种情况下,咨询师必须首先了解阻抗产生的原因,并着手解决引起阻抗的自身的有关问题。

对于阻抗,不同的情况要做不同处理。因此,对具体情况的明确分析就显得十分重要。

(3) 以诚恳的态度帮助求助者正确地对待阻抗。咨询师一旦确认存在阻抗,可以视情况把这种信息反馈给求助者。但一定要从帮助求助者的角度出发,并以诚恳的、与求助者共同探讨问题的态度向其提出。可以这样问:"每当我提到你和丈夫的关系时,总没有得到正面的回答。你自己是怎么看这件事的?"或者这样说:"我发现这两次的家庭作业你都没有做,而且你说根本就做不到。而当我们讨论做什么作业时,你都表示过愿意做。这是怎么回事呢?请你告诉我你是怎么想的?"咨询师进行信息反馈时实际上要做这样几件事:首先是告诉对方某处可能存在着阻抗;其次是争取得到对方对此的一致看法,确认阻抗的存在;进而了解阻抗产生的原因,以解释阻抗。这样去处理各种阻抗问题,有助于减轻求助者的紧张、焦虑,使之以合作的态度共同探讨阻抗问题。千万不能以气愤的、指责的态度讲出诸如"你总是回避这个问题,这背后肯定还有什么问题"或"你说你很愿意改变自己,但每次布置的家庭作业你都不做,你这是用阻抗来妨碍咨询的进行"等话语来。

有些求助者对咨询进展的抵抗十分强烈。对这种情况,一方面,咨询师要采取直接揭示其阻抗的方法(这与上述情况不同,不以一种直接的方式不足以对其阻抗产生影响);另一方面要考虑对求助者进行较为长期的咨询。例如说:"当我帮助你解决问题而你需要做出改变时,我感到有一种力量阻碍了咨询的进行,可能你也有类似的感觉,我想现在首先需要解决这个问题,否则,咨询很难向前进行,你认为呢?"

(4) 使用咨询技巧突破阻抗。咨询中常常遇到的阻抗是求助者不愿意付出努力进行改变。例如吸烟的求助者说:"我知道吸烟不好,但我改不了。"一个玩游戏上瘾的求助者说："我知道玩游戏不好，我知道我应该改掉玩游戏的毛病，但我做不到！"一个与他人有婚外情的求助者说："我知道婚外情的危害，我知道这是害人害己，但我改不了！"或说："道理我知道，就是改变不过来！"。知道吸烟、玩游戏、婚外情等不好，这是认知，但求助者没有行为改变，不能实现咨询目标，这些都是阻抗的后果。

　　咨询师要突破阻抗，首先要识别阻抗，了解阻抗产生的原因，还应具备相应的技巧。以上例子中求助者想改变自己，有明确的动机，但动机需要通过行为才能实现目标，而求助者缺乏的就是行为，不愿意付出行为努力，故而没有实现目标。求助者可能自己都不清楚问题所在，总在强调"改不了""做不到"，并形成暗示，反过来强化了"改不了""做不到"，最终导致恶性循环，致使问题依然存在。以往求助者的亲朋好友甚至咨询师总在正面激励求助者，企图突破阻抗："你只要努力，一定能做到""别人都改掉了毛病，你也一样能行"。这样的突破往往遭到求助者更严重的阻抗，越发苍白无力，注定没有效果。咨询师面对这种阻抗，需要掌握技巧，从求助者的阻抗背后给其致命一击，阻抗立即突破。咨询师："你说想戒烟，请告诉我你为戒烟做了哪些努力？"或说："你说你想改掉玩游戏机的习惯，请告诉我你做什么了？"求助者可能回答什么也没做，也可能回答做了一些，但这些与求助者的目标相差甚远。此时就暴露了矛盾，咨询师可以使用面质技术，促进求助者的统一。"你说你想戒烟，可又说到没有行为上的努力，这是存在矛盾的，你能进行解释吗""你说你想改掉玩游戏的毛病，可你实际上什么也没做，前后存在着矛盾，你怎样进行解释呢"面对这样的面质，求助者只能回答，想改变问题，但确实没想通过自己的努力实现。咨询师的面质使求助者认识到不是自己不能改变，也不是自己做不到想做的，而是自己没有付出相应的努力。突破阻抗后咨询师促进了求助者的统一，或通过自己的行为努力实现目标，或接纳自己的行为放弃改变，改变了"改不了""做不到"的认知、自我暗示，也解决了想改变行为又不愿意做努力的内心冲突。

　　通过以上的技巧，突破了阻抗，也使咨询师、求助者对阻抗有了深刻的认识。阻抗是求助者对于自我变化、自我暴露的精神防御，是来自于求助者的抵抗咨询的力量。求助者通过阻抗可以成功地保护自己，一个吸烟的求助者如果告诉亲朋好友，自己不想戒烟，必然遭到指责、打击。但如果告诉别人，自己很想戒烟，但就是戒不了，则将戒不了烟的原因成功转移了，自己可以免受打击，还能悠然自得地吸烟，求助者何乐而不为呢？而且受"戒不了"暗示的影响，求助者信以为真，也不愿意付出努力了，阻抗就这样产生了。同理，一个沉浸于游戏的学生如果告诉家长，自己不想改掉玩游戏的毛病，同样会遭到指责、打击。但如果告诉家长，自己很想改，但就是改不了，则改不了的原因就不在自己，家长也无可奈何，这样就保护自己免受打击，还能继续玩。"改不了""做不到"成为不去努力的"挡箭牌"，这是阻抗的本质原因。

　　应对阻抗的主要目的在于解释阻抗，了解阻抗产生的原因，以便最终突破阻抗，使咨询取得进展。突破阻抗的关键要调动求助者的积极性，使之能与咨询师一同寻找阻抗的来源，认清阻抗产生的根源。弗洛伊德认为克服阻抗，解释是重要的武器，要分析、解释阻抗的表现和性质，并向求助者说明无意识阻抗的真实意义，反复进行长期的修通工作。克服阻抗不是一件轻而易举的工作，需要进行反复多次的解释和讨论，直至求助者对此达到真正的领悟为止。

第八单元　咨询效果评估

一、阶段小结与效果巩固

（一）学习目标

掌握阶段性小结的时机和内容，学会如何进行阶段性小结，巩固咨询效果。

（二）工作程序与相关知识

咨询中，做好阶段性的小结是非常必要的。通过阶段小结，使求助者的问题更加清晰，目标更加明确，促进咨询顺利进行。阶段性小结可以分为每次咨询结束时的小结，或几次咨询结束后的小结等。

1. 每次咨询效果的小结

心理咨询常常不是一次完成的，可能要经过若干次，而每一次都将有若干阶段。而若干次咨询又构成全部咨询的其中一段。咨询师应及时对每一次、每一段咨询的状况及效果进行小结，便以总结经验，并作必要的调整。

阶段小结包括咨询师的小结、求助者的小结和来自双方共同的讨论。咨询师的小结主要应侧重对求助者及其问题的把握是否准确，所采取的步骤、方法等是否合理和有效，帮助求助者实现了哪些咨询目标，求助者获得了哪些成长，还存在哪些阻碍因素以及咨询过程中自己的言行是否得当等。

求助者的小结应包括自己是否积极与咨询师配合，是否把相关信息告诉了咨询师，是否很好地理解并接受了咨询师提供的帮助，是否对自身的问题进行了探索，通过咨询在哪些方面发生了变化，通过变化自己获得哪些成长，有何体验和感受，目前有哪些咨询目标还没有实现，没有实现的原因有哪些，等等。

双方共同的小结应包括交流咨询的体验和感受、已经实现的咨询目标，目前仍然存在的问题等，还包括商议下一步咨询的有关内容。进行共同小结时，咨询师应充分肯定求助者在咨询过程中的良好表现和取得的每一点进步："你开始意识到自己不是人际交往能力不足，而是自己不敢去交往，这一转变很重要。""我很高兴你今天与我交流时不再那么紧张了，我相信你只要这样去做，与人交往时就会越来越坦然的。"咨询师的鼓励肯定会提高求助者的信心，增加求助的动机，也进一步提高了改变自我的积极性。这种小结也是对咨询师的一种自我鼓舞。

无论是谁的小结，都应紧紧围绕着咨询目标进行，离开咨询目标的小结，没有实际意义。

2. 商讨下一步咨询的任务

一次咨询结束后，特别是一段时间的咨询后，咨询师和求助者应该对照咨询方案，检验是否已经取得了阶段性的成效，并探讨前一阶段咨询过程中尚未达到的目标、还未解决的问题；还应分析原因，是否咨询目标存在问题、是否遇到了阻抗、阻抗产生的表现形式及原因等，找到原因后，应采取相应的对策解决。

每次咨询结束时，咨询师应该与求助者探讨下一次（阶段）咨询的任务急需解决的问题："我们已经详细地交流了引起你不良情绪的事件，基本理清了事情的发展过程，但这件事如何会对你产生如此重要的影响，需要你回去认真探讨。下一次我们再具体分析讨论，你看怎么样？"

3. 布置家庭作业

咨询师应该帮助求助者理解，求助者通过咨询获得成长，解决自身问题，不仅仅是在咨询室中进行，更为重要的是在日常生活中完成。因此不少咨询流派都强调要给求助者布置"作业"，如记日记、写感受、做各种练习等，并把这视为进一步巩固和扩大咨询效果的重要措施。就像学校，不仅需要课堂的教学，还需要课后复习及各种实践练习。

咨询师给求助者布置的作业，其形式和内容可以多样。例如，咨询后的体会与收获，对咨询意见的思考，心理问题的进一步剖析，平时自己的实践体验与感受，前一阶段咨询效果的自我评估，有哪些改变和进步，还存在哪些问题，下一阶段咨询工作的建议等。求助者完成作业的过程，既是自我分析、自我领悟、自我改变、自我提高的过程，也是咨询师深入了解求助者及其心理问题和咨询效果的过程。做作业，使咨询从特定的咨询时间和场所延续到了更广阔的时空中。

4. 正视与处理咨询中的反复现象

心理咨询是一个过程，其间求助者出现反复是常见的，咨询师和求助者都应该有心理准备。有时，求助者在咨询室里觉得自己的问题解决了，可回到现实中感觉问题依然存在；前一阶段症状减轻了，可后一阶段状况又出现或更为严重了。这时，咨询师要有信心和耐心，不可表现出不耐烦、冷漠，不可横加批评、指责。而且，咨询师还要帮助求助者树立起信心："如同任何事物的发展都是螺旋式上升一样，心理问题的解决也是如此。你的问题看起来好像又回到了起点，但你仔细想想，就会发现你已经不是刚接受咨询时的你了，你已经有了比较大的进步，比如……现在遇到的这种反复是咨询过程中的常见现象，它预示着更大的突破将要来临。"此时，要多分析，特别是让其认识到自己的成长，了解咨询的反复性，以维持和巩固咨询动机，增强信心。

遇到反复甚至倒退，咨询师要分析具体原因，是咨询中出现了失误？还是求助者遇到了新的困难？或者是改变过程中的阵痛或暂时的倒退？明确原因后，就可以进行有针对性的处理。咨询经验证明，越是出现反复或倒退的时候，就越是有希望出现突破的时候。

5. 处理咨询失误

通过追踪研究，一般会发现以下四种咨询结果：

第一，求助者存在的问题已顺利解决，实现了咨询目标，求助者的适应能力明显提高，表明咨询效果显著。

第二，求助者存在的问题大部分解决了，大部分咨询目标实现了，表明咨询效果较好。

第三，求助者存在的问题解决了小部分，主要问题依然存在，咨询目标大部分没有实现，表明咨询仅有一定的效果。

第四，求助者存在的问题基本上没有解决，咨询目标基本没有实现，表明咨询效果不明显。

如果出现上述第一、第二种情况时，基本不需要特殊处理，针对第三、第四种情况，咨询师应认真分析原因，是否咨询师诊断有误或处置方法不当；或者是求助者没有积极配合，努力不够；或未听取咨询师的意见，未按咨询师的要求去做；或咨询目标过高等；或咨询中出现了新的问题，从而出现反复，没有取得咨询效果。

如果问题出在咨询师身上，咨询师应认真地反思咨询的每一个环节，找出失误之处，必要时可进行督导，制定新的方案和咨询目标。如果主要是求助者的问题，也要搞清具体原因，并采取针对性的咨询策略。有时看起来问题出在求助者身上，但可能是咨询师的原因，咨询师要仔细考虑自己是否及时地注意到了求助者的反应，并作了必要的调整，是否促使求助者认真思考和实践了等。如果是由于反复所致，需要进一步的咨询，巩固已经取得的成果；如果是因为遇到新的问题而使咨询效果减弱，则要分析求助者的进步是否还不牢固，是否未能把学到的东西举一反三，没有实现咨询效果的迁移。对此，咨询师要有的放矢地帮助求助者提高分析问题、解决问题的能力。

有时，咨询师可能由于自己能力和经验等原因不能满足某项咨询工作的要求，这时，咨询师应及时终止咨询关系，并在求助者同意的情况下，将其介绍给其他合适的咨询师或相关机构。

二、咨询效果的评估

（一）学习目标

理解并掌握评估咨询效果的时间、内容及评估指标，学会咨询效果评估的方法。

（二）工作程序与相关知识

1. 咨询效果评估的时间点

心理咨询效果评估不是一定要到咨询结束时才进行，在咨询过程中就应该不断地总结、评估咨询效果，及时对咨询进行调整。但结束前的评估是对整个咨询过程效果的评价，就显得更全面、更重要。咨询效果评估可以在咨询的任何时间内进行。

2. 咨询效果的评估内容

咨询效果的评价内容应围绕咨询目标展开，只有实现咨询目标，才是咨询效果的直接体现。例如，求助者因社交恐惧前来求助，最初商定的咨询目标是：第一，将焦虑减到原来的50%左右；第二，增加人际交往，为60分钟/天。经过数次咨询后，求助者自信心增强，但仍然存在社交恐惧，焦虑减轻到原来自我体验的70%左右，人际交往只增加到40分钟/天左右。这说明咨询对求助者产生了积极影响，有一定的咨询效果，但没有达到预期的咨询目标。

3. 咨询效果评估的维度（或指标）

咨询效果评估可以采用以下六个维度进行。

第一，求助者对咨询效果的自我评估（自评）。尽管这一指标是主观的，但却是评估效果最直接、最有效的指标之一。求助者因为存在具体或心理问题，前来寻求咨询师的帮助，经过一段时间的心理咨询，求助者自己可以感到心理问题或症状是否有了缓解或改变。例如，求助者原来认为自己害怕的事物现在不再害怕了，原来无法接受的现实现在开始正视了，对自己的满意程度上升了。

第二，求助者社会功能恢复的情况。求助者原有心理问题影响到社会功能，经过咨询，求助者的社会功能恢复了。例如，开始正常上班、上学，可以与人正常交往相处，工作、学习效率提高等。

第三，求助者周围人士特别是家人、朋友和同事对求助者的评定（他评）。例如，他人报告求助者不再乱发脾气、摔东西，与父母或孩子的关系融洽了。

第四，求助者咨询前后心理测量结果的比较。例如，通过咨询，求助者某些心理症状的量表分数得到改变，表明咨询取得了哪些效果。

第五，咨询师的观察与评定。根据咨询师的观察，求助者在情绪、认知和行为等方面的变化，如自我评价更积极、敢于面对困难等。

第六，求助者某些症状的改善程度。原来困扰求助者的心理、生理症状的改善情况也可以是评价咨询效果的指标之一。例如，求助者因为离不离婚的问题心理上非常焦虑，也表现出入睡困难等躯体症状，通过咨询，求助者解决了内心冲突问题，焦虑症状缓解了，入睡时间缩短了，这也能作为评估咨询效果的维度或指标。

以上评估咨询效果的维度或指标可以单独使用，也可以综合使用。为了避免出现偏差，应尽可能多地从多个维度或指标进行评估。需要说明的是，虽然求助者对咨询效果的评估是心理咨询效果评估不可缺少的，是其体验的反映，但这只是一种粗略的总体评价。因为它作为求助者的一种主观评定，可能受到很多因素的影响，如求助者的自我意识水平、言语表达能力、社会赞许性、移情的作用和咨询师隐含的压力等，所以导致求助者的主观体验与实际效果之间可能存在一定的差异。同样，虽然咨询师受过专业训练，比较详细地了解了求助者的情况，能运用多种有效的工具对求助者心理问题或症状的减轻程度及社会功能的恢复情况等进行评估，咨询师的评估相对较为客观，但这种评估往往也会受咨询师自己主观因素的影响而发生偏差。因此，必须采用多种维度或指标的评估，才能对咨询效果做出科学、客观地评估。

4. 咨询效果的阶段性、全程性分析

一个完整的心理咨询过程是由若干次咨询及一系列步骤所组成的。如何使每次咨询既有独立性又有连续性，达到循序渐进、步步提高的效果，是需要咨询师好好把握的问题。

每次咨询都应该有一个相对完整的过程，有咨询目标，有进入、有高潮、有收尾，形成一个相对独立的咨询单元。每次咨询都应体现出一定的效果，只有这样，求助者才会有信心继续咨询。特别是在中国目前的情况下，咨询次数很大程度上取决于求助者，如果没有咨询效果，有的求助者可能不再前来咨询了。而如果有些求助者的问题只需一次就能解决，也没必要再让求助者浪费时间和精力。因此，每次咨询都有一定的独立性，有始有终，有一定的效果，那么最后实现咨询目标或求助者症状的改善都会变成水到渠成的事。

由于许多咨询案例并不是一次就能完成的，因而需要把每次咨询都有机地联系起来，成为整个咨询环节中的一环，通向一个更高的目标，形成一个完整的咨询整体。也就是说，在保持每一次咨询相对独立性的同时，应具有连续性。但不能只是各次咨询的简单拼凑，而应存在着内在的联系。每一次咨询既为本次咨询画上一个句号，又为下一次咨询留有余地，下一次咨询是上一次咨询的深入和发展。咨询进程的深入主要表现在：包括能提供更多的资料，咨询关系更良好和巩固，更深入把握求助者心理问题的根源和实质，求助者在认知、情感和行为上都有不断地进步等。这种独立性与连续性的统一所带来的整体效果是集合每次咨询效果产生的累积成效。

(三) 相关知识

在评价心理咨询效果时,会遇到许多不同的条件和复杂的因素,因而造成对咨询效果评价的困难以及一系列矛盾的结果。

1. 咨询效果的标准问题

如何确定一个求助者的心理状况好转或痊愈呢?通常是靠求助者自己的主观报告和咨询师的报告,但两者都不一定可靠。与躯体疾病不同,求助者的(特别是心理异常者)的报告有时缺乏可信度。有许多原因可以使求助者声称自己有所好转或已经痊愈了。临床心理学中所谓"您好—再见"效应(Hello-Goodbye effect)在心理咨询中确实存在。即求助者最先来咨询时,常下意识地表示自己的问题很严重,希望得到帮助。随着咨询的进行,求助者得知咨询师的方法已用得差不多,或者对咨询师产生怀疑,或不愿得到心理帮助时,这时求助者就叙述自己的感觉好多了,声称受益于咨询,感谢咨询师,再见道别了。这很难真实地反映咨询效果,实际上求助者的报告无非是出于社会期望的动机。至于咨询师方面的评价,有时也存在很多问题,因为疗效标准取决于各咨询学派的不同理论。精神分析学派将疗效部分地定义为能够在意识领域内体验到原先是潜意识的感受和思想,而行为主义学派则设法克服由特定境遇引起的症状,他们感兴趣的不是潜意识与意识体验的关系,而是患有广场恐惧症或社交恐惧症的求助者能不能走出家门与人交往,并感受到交往的快乐。进一步说,咨询效果的评估并不是单一的,按不同的评价标准可以有不同的结果。

2. 安慰剂作用

曾有研究报告表明(D. Frank),65个精神科患者在服用无任何作用的"药物"之后,竟有一半人的症状显著的好转。研究者认为,这一现象是患者对治愈的期望产生的。这种安慰剂效应在心理咨询中也存在。有人曾对安慰剂的作用做过分析,认为例如经典精神分析的效应源于求助者的选择、消除对罪恶感的疑虑、结束了咨询等因素。即选择过程使人们产生最大的咨询反应;消除疑虑强调了求助者没有白费时间,成效是水到渠成的;咨询即将结束,咨询能够告终就是证明求助者已经"治愈"了。

3. 相互作用的复杂性

在心理咨询过程中双方的交互作用是不停顿的,他们之间的关系对心理咨询产生的后果也是连续的。求助者在接受心理咨询的同时,也可能接受其他人的帮助,这就给评定咨询效果带来了另一个难题。咨询进程中的进步,或许是受益于其他人的帮助,或者是因为生活处境的改善,而这种改善,也可能是心理咨询转变了求助者的态度和行为的结果。于是,确定咨询效果产生的原因就变得很复杂了。

在评定心理咨询效果时,除了上面讲到的困难外,还有其他值得注意的因素,如求助者预先经过选择的问题;诊断和咨询不够确切或错误的问题;用以说明咨询效果的被试样本问题;评定咨询效果所用的方法以及前述自然缓解问题等。

如果要对心理咨询的效果进行客观研究,应做好以下四个方面的工作:

第一,设对照组。除了咨询组作为研究对象外,还需要设立未做咨询的组进行对照研究。而且,对照组在动机、年龄、性别、问题类型及严重程度和病程长短等方面,都应尽量与咨询组相似。

第二,随机安排。然后,应随机分配求助者到咨询组及非咨询组,最好是两组人都不知道谁正在接受咨询。但问题是在采用药物治疗时，这样做并不难，只要让一组人真的服药，另一组人则给安慰剂就可以了。可是这种双盲法用在心理咨询中时，比如运用行为疗法和精神分析疗法时，几乎无法仿效。在这种情况下，最好跟那些尚未咨询的求助者说，他们被安排在下一批，还要等几个月。

第三，客观评分。对料想到可能发生变化的行为应事先讲清楚。咨询前、咨询中及咨询后，对那些关键性的变化（如焦虑、性欲、社会能力等）必须由客观的观察者采用可靠的技术进行评价。求助者和咨询师的报告都不一定可靠。考虑咨询师的胜任能力，应由最有能力的咨询专家选用最适合的咨询方法。这样一旦咨询失败，既不可能埋怨咨询师缺乏经验，也不会责备咨询方法不合适。

第四，进行随访。咨询开始3~6个月后、咨询结束时、数年之后，都要对疗效进行评价，这样才能说明心理咨询的近期疗效和远期疗效。

尽管从理想的角度说应符合以上研究条件，但是现实中还没有一种研究能完全符合上述理想标准，因为求助者不是实验用的动物。随机挑选的对照组也不能推迟到两年以后再进行咨询，即使推迟几个月也难。在人与人之间进行比较，或在不正常的行为之间进行比较，都是很困难的。同时，通过咨询而发生的确切变化也难以完全表述清楚。

然而，至今所积累的研究证据还是能说明心理咨询的有效性的。进一步的研究认为，所有的心理咨询方法均是有效的，但只有根据不同的求助者和他们具体的心理问题慎重地选用最合适的咨询方式、方法，才能发挥它们最大的效果。Luborsky等人1975年回顾了大量已发表的文献，研究了包括行为疗法、心理动力学疗法、医药疗法等，试图从另外一个角度来评价心理咨询。结果发现，所有的疗法均能起作用，但它们对不同的心理问题所起的作用不同。例如，行为主义疗法比求助者中心疗法更适用于治疗恐惧症，对身心疾病最有效的方法则是心理动力学疗法加药物。为此，寻求某种咨询方法所对应的适应证或某种问题的最佳解决方法，是许多咨询师努力的目标，也是提高咨询效果的重要保证。但目前还没有发现哪一种方法总是优于其他的方法，更没有一种方法是可以解决各种求助者的各种不同问题的，即使所有的心理咨询方法加起来，再配以一流的心理咨询专家，也总会有些问题难以解决。

由于不同的咨询方法常会产生相同的效果，因而研究不同方法均起作用的共同因素，对提高咨询效果、把握咨询实质就很有意义。其实，各种形式的心理咨询间的共同性远远超过其表面差异。英国的S. Brook（1986）曾指出，通常决定咨询效果的主要是各种原理和方法的共同功能，而不是它们不同的内容。这些共同功能使求助者摆脱孤立感，重新燃起希望之火，提供新的信息作为认识性和经验性学习的基础，激发情绪，使求助者产生支配成功的体验，应用他所学到的东西——所有这些交织在一起，振奋人心，从而帮助求助者重新树立起信念。也可以从以下三方面来分析制约心理咨询有效性的因素：一是一般性有效因素，如求助者希望改善自身状况的动机，对咨询师的信心，因得到帮助而产生的希望以及咨询师的尊重、关切等；二是特殊性有效因素，即针对性的咨询所产生的效果；三是求助者本身的潜在适应能力与生长、复愈的能力。在一个完整的咨询过程中，这三方面的因素是同时起作用的。

所以，如果一个咨询师的方法不能使求助者获益，不一定是理论、方法的过错，有可能是求助者不能适应咨询师所采取的方法或咨询师应用方法不当所致。不同的咨询方法有其适应证，寻求某种方法所对应的适应证或某种问题的最佳解决方法是许多咨询师致力的目标。只有根据具体的求助者和具体的问题，慎重地选用最适合的方法，咨询才能发挥最大效益。

心理咨询的效果常常通过以下机制起作用，即宣泄疏导求助者的情感而缓解情绪压力；鼓励求助者倾诉内心痛苦并进行针对性的指导；探寻求助者的潜意识并使求助者领悟；协助求助者改进认知结构，学会合理思维；通过学习与训练来建立积极、合理、有效的行为模式；帮助求助者排除心理行为障碍，促进自然复愈与成长等。

心理咨询的效果可视为咨询师、求助者与咨询方法三者的函数，它们相互作用，共同影响咨询效果。然而，进一步的问题是，三者之中，哪些可能对结果最有影响？有研究认为，一些咨询师比另一些咨询师的咨询效果更好，不管使用的方法如何，有经验的咨询师通常比没有经验的更有成效。也有人认为，咨询成功的决定因素是求助者和咨询师的个人特质以及他们之间的相互作用。

基于国外学者关于有效性因素的分析，结合国内的研究和实践，可把各种心理咨询方法有效的共同因素归纳如下：

第一，咨询师与求助者之间建立的和谐、信任的咨询关系，这是最基本的共同特点。A. Storr（1979）把这种关系称为"人际交往的专业"关系。

第二，求助者的强烈求治动机、积极态度，自己探索改变的信心和自觉性。Bergin 和 Lambert 指出，求助者原已具有的因素，如要求咨询的动机等，是影响咨询效果的最大变量。

第三，有一套双方都相信的理论和方法。B. D. Beitman（1989）认为，最重要的并不在于如何精确无误地发现求助者的问题，而是如何对问题作合乎逻辑的解释。

第四，咨询师本身的特征。准确的共情、不求报偿的热情以及诚恳，丰富的理论基础、娴熟的咨询技巧等对于能否取得积极的咨询效果是很重要的（E. Bourme 等，1976）。而对求助者的调查大多表明，他们强调咨询师应该是善于理解人、接纳人、尊重人、鼓励人的朋友，是乐于助人、令人信赖的人。同慈祥、善良的形象相比，技术手段就显得次要了（S. Brook，1984）。

第五，促进求助者的认知改变、情绪调节、行为改善。一切咨询的最终目的都在于启发求助者的主宰意识和激发应变能力，大多数学派都承认这是一个基本要领。虽然各种学派、方法在理论上存在较大分歧，立足于自己的某一点，然而实践中所有产生良好效果的方法，从广义上讲，都是注重行为，以求助者为中心，有心理分析，又合乎人性，并把求助者视为一个整体。这一点越来越成为现代心理咨询理论和方法的基础。

尽管准确地评价心理咨询效果并不是一件容易的事，但是仍然可以依据求助者自己的叙述、判断，也可根据他人的观察或者咨询师自己的判断来衡量，尤其是根据求助者的态度和行为或社会适应的状况来分析，此外，也可借助于心理测量等手段进行。咨询效果的判断可以从多方面进行，即主观的或客观的，包括症状、心理状态、行为方式、适应机制、人格成熟等。一般来说，只有在综合分析所有材料的基础上，才能做出比较全面、客观、准确的评价。一个比较理想的咨询过程，其效果表现为从外到里，由浅入深。初期咨询效果表现为自觉状态的改善，中期效果表现为行为表层的好转，后期效果表现为人格趋于成熟。

（四）注意事项

第一，在评估咨询效果时要注意以下可能出现的情况。通常来说，有些求助者在咨询刚开始时就明显地表现出一时的明显改善，犹如"蜜月"反应似的，显著地减轻不安、烦恼、忧郁等情绪上的症状。这样的情形可能有几种原因，首先是由于跟咨询师接触，觉得可以依靠咨询师解决问题，因而感到放心和轻松。有的是想讨好咨询师，马上描述症状的改善或问题的解除，让咨询师觉得咨询有效而高兴，以换取咨询师对自己进一步的关注。无论如何，这种初期的改善是一时性的，只表现在症状方面的减轻，但不是长久性的变化。蜜月反应过后，就又恢复到原有问题状态。然后随着咨询的进行而重新开始缓慢地出现效果。首先呈现的是症状的减轻，接着可以观察到行为方面的改进，同时也可以逐渐发觉求助者对事情的看法与价值观的修正等。这样的改善，可以呈现起伏的过程，一时好，一时坏，然后逐步地往复愈的方向进行。到了末期，经过长久的时间，才能开始发觉性格上的轻度改变，表现出明显的咨询效果。这种性格上的改变，只有年轻人才能容易发觉，而且有时是咨询过程停止后，在数年后的追踪调查时才可以发觉。总之，在咨询过程中，可以观察到求助者随着时间的推移发生的不同性质的改变。

第二，求助者症状改善与问题的解决，也可能经由咨询以外的诸因素而发生。最显然的就是所谓自然复愈。大凡个体都有自己恢复原状的能力，只要时间足够，自己就可以利用本身的能力而恢复健康的状态。有许多人没有经历咨询的过程而仍可复愈，有些就是实际生活环境里所产生的外来因素影响了人们的心理状态。例如，跟闹翻了的恋人又和好了，老师或领导的态度更改了，所欠的债偿还了，或者原来所患的躯体疾病复愈了等，都可以直接或间接地帮助求助者改善状态。相反，所经营的生意倒闭，发现配偶的婚外情，夫妻决定分居，和恋人分手，家人去世，考试失败等，这些生活上的打击，都可以严重地影响求助者的心理，即使咨询进行得适宜，仍会使心理症状与问题恶化。因此，在评估咨询疗效时，需要动态地、全面地分析各种有关因素。

三、咨询关系的匹配与转介处理

（一）学习目标

理解和掌握咨询关系匹配的重要意义，掌握匹配的内容和如何达到匹配的方法，学会对咨询关系不匹配的转介处理。

（二）工作程序与相关知识

心理咨询是咨询师的职业活动，心理咨询应该体现出让双方满意的咨询效果，为更好地体现咨询效果，咨询关系的匹配是非常重要的。

1. 选择合适的咨询对象

并非所有的求助者都适合咨询，也不是适合咨询的求助者都适合于每一位咨询师，求助者的某些个人因素可能直接影响咨询效果，咨询师与求助者之间也存在互相选择的问题，这些都属于咨询关系匹配的问题。咨询师要知道什么样的求助者适合咨询，什么样的求助者、什么样的心理问题适合自己，否则就可能事倍功半或者无效，甚至还可能带来副作用。

一般来说，适宜的求助者应具备以下八个方面的条件。

（1）动机正确。对咨询动机的正确含义可理解为，求助者希望通过咨询来改变自己，而不只是来满足咨询的欲望。有无咨询动机直接影响咨询效果，咨询动机越强烈，就越容易达到咨询双方的紧密配合，就越容易取得效果。那些没有咨询动机或经咨询师反复做工作后仍缺乏改变自身状态动机的人，一般不适宜进行咨询。

除了动机强度，动机的方向性也很重要。也就是说，来咨询的目的确实是为了调整自己的某种状况，而不是为了别的目的，才可能会有满意的效果。而有些求助者来咨询，仅仅是为了能见到某位咨询师，或者是为了获得心理安慰和满足，而并不想改变什么。有些求助者寻求咨询，是把咨询室作为避难室。例如，有一位学生虽然经常咨询，但却只是为了向自己和他人证明"我是有病的人"，从而逃避来自学习的压力，或减轻因成绩下降产生的愧疚心理，减少他人对自己的不良评价，以求得周围人的同情和谅解；还有一位四处求职的青年经常咨询，只是为了向父母表明"我在积极寻找职业"，可内心深处却害怕和不愿去工作。

因此，咨询师在咨询前应判明求助者的真实动机，否则很可能无法实现咨询目标。若发现求助者动机不端正，应首先设法调整其动机，或者中止咨询。

（2）人格正常。求助者的人格大致正常，无明显的人格障碍。因为求助者的人格障碍既可能阻碍咨询关系的建立，也会影响咨询的进行。一般认为，人格障碍的矫正比较困难，有人格障碍的求助者其人格障碍既是症状，也是导致其他心理问题的重要原因之一。具有偏执人格特征的求助者，很难实现咨询目标。那些比较乐观、开朗、坚强、合群的求助者，更容易从咨询中得到帮助。因此有效的咨询需要以人格正常为基础。

（3）信任度高。求助者对心理咨询、咨询师以及咨询师所持理论和方法应抱有较高的信任度。求助者越是相信咨询是有效的、咨询师是优秀的、某种咨询理论和方法是正确的，则咨询效果越好。因为咨询是一种心理过程，与暗示有关，"信则灵"在咨询中是有道理的，若求助者对咨询或咨询师、咨询意见半信半疑，则效果就将大受影响。

（4）行动自觉。心理咨询是一个双方共同投入的过程，求助者不仅要有求治的动机，而且要有与咨询师合作的诚意，愿意在咨询师的指导下充分发挥自己的主观能动性，能够按照咨询师的意见采取切实的行动，只有这样才能取得良好的咨询效果。

（5）匹配性好。匹配性是指求助者与咨询师的相互接受程度。求助者的一般情况可能多种多样，但只要与咨询师的专长相吻合，就可以算作适宜的求助者。因此，求助者与咨询师之间的匹配性十分重要。某些咨询师特别擅长于针对某一类人群（如大学生、公司职员、离异妇女等）、某一类问题（如性心理障碍、社交恐惧、学习态度等）、某一种理论（如精神分析理论、行为主义理论等）、某一种方法（如支持疗法、脱敏疗法等），若求助者的个体特征正好与咨询师的专长相吻合，则更容易取得咨询效果，这样的求助者对某一位咨询师来说就特别适宜。

（6）智力正常。已有的研究表明，智力与是否出现心理问题或障碍之间不存在线性关系，即求助者的智力水平高低，与容易或不容易产生心理问题或障碍之间，没有一定的联系。但心理咨询要求求助者具有正常的智力水平。只有如此，求助者才能够叙述自己的问题和情况，并能理解咨询师的表达，进行自我探索和改变等。因此，一定的智力水平是必需的，否则咨询将会异常艰难。一般来说，智力水平越高，文化层次越高，越适合咨询。咨询师采用深入分析、说理和探讨的方式，对于文化水平较高、理解力较强的求助者来说将更适宜；对于文化程度较低者，则应根据求助者所关心的问题进行简明扼要、针对性强和生动形象的解释，并运用成功案例现身说法，或给予适当的暗示等。

（7）年龄适宜。一般说来，青年人比其他年龄段的求助者更适合进行心理咨询。一方面，青年相对于少年、儿童来说有更好的认知能力和成熟程度，容易表达，也容易领会和接受；另一方面，青年相对于中老年来说可塑性更大，还没有完全、牢固地形成自己的行为方式和思维习惯；再者，他们多为适应不良和情绪性问题，受消极情绪和负性行为的强化为时不长，与儿时经验的间隔时间还不太遥远，比中老年人容易挖掘。当然不是别的年龄段就不适宜咨询，每个年龄段就适宜性而言都有长处和短处，有些问题更是只为某个年龄段所特有。

（8）内容合适。并不是所有与心理有关的问题都属于心理咨询范围。有些内容特别适合心理咨询，有些则不太适合。在此，需要将心理咨询与心理治疗结合起来一块考虑。

处于发作期的精神病患者，由于与外界接触不良，缺乏自知能力，难以建立人际关系，因此，一般不属于心理咨询范围。但恢复期和康复后的精神病患者可以从心理咨询中获益。

一般来说，心因性疾病、神经症、行为障碍、心身疾病等都属于心理咨询的范围，尤其与社会心理应激有关的各种适应不良、情绪调节、心理教育与发展等内容更适宜心理咨询。

2. 判断求助者是否适宜自己咨询

有些人不属于或一般情况下不属于心理咨询的对象，比如发作期的精神病人、躯体疾病为主的求助者、弱智儿童等。遇到这种情况，应介绍他们去更合适治疗的地方。就某位特定的咨询师来说，并非所有适合咨询的求助者都适宜于自己。其中，有些求助者是特别适宜的，咨询师熟悉这类求助者的生活背景，对其所遇问题的解决方法也轻车熟路，彼此有相近的价值观念和个性特征，容易产生信任感、亲切感；也有些求助者是一般适宜的，实际上这类人所占的比例最大。咨询师对这些求助者需要不间断地加深了解，增强适宜性，一般来说，都可以取得较好的效果。但是，也有少数求助者对特定的咨询师来说是不适宜的，或者说是比较不适宜的。这种不相适宜的情况可大致归纳为以下三类：

（1）欠缺型。由于咨询师受训的重点和擅长的内容有所不同，因而对某些类型的咨询内容很可能不懂、不擅长。比如，一位学校咨询师在婚姻咨询上可能并不十分擅长，不能说完全不懂，但却远不及擅长婚姻问题的咨询师那样得心应手；而一位擅长婚姻问题的咨询师，很可能在学生遇到学习问题时束手无策，这就需要学校咨询师的帮助。

有些求助者的问题涉及精神疾病范畴，咨询师有可能具备一定的精神医学知识，但并不具备这方面的咨询能力，需要及时介绍病人到更适合的部门去，以免因耽误时机而产生不良后果。

不仅如此，人员的搭配也很重要。一个年轻咨询师去咨询老年夫妻间的矛盾或许不如一位有阅历的中老年咨询师更可靠；有些咨询师不善于对儿童咨询；有些不善于对年轻女性咨询。所以，人尽其才，是提高咨询效率的重要途径之一，也是职业道德的要求。

（2）忌讳型。忌讳型是指有些咨询师在价值观念、情感方式上很可能对某些求助者、某些咨询内容持有一定程度的敏感、偏见和忌讳，这种情况很容易影响咨询效果。例如，一位刚与丈夫离婚的女咨询师很可能在面对类似问题咨询时，容易把自己的情绪掺杂进去，从而影响客观性。一位对性问题持十分谨慎态度的咨询师在接待对性生活持开放态度，并大肆夸耀的求助者时，很可能掩饰不住自己蔑视、厌恶的情绪，以致无法继续倾听和交流。

事实上，咨询师本人也应经常接受督导，以提高自己的心理健康水平，以便能更宽容地接受各种不同的价值观念和思维方式。

（3）冲突型。咨询师与求助者可能在个性等方面存在着某种不协调，甚至存在明显的冲突。例如，有的咨询师对那些盛气凌人、咄咄逼人、爱指手画脚的求助者感到不适应；

有些则对那些过于内向、谈吐畏缩的求助者很不习惯；有些对求助者的移情感到害怕。

另一种情况是有些求助者对咨询师信奉的某种理论方法持不信任态度，那么就不能使用该方法咨询。比如，有些求助者对弗洛伊德的精神分析印象不好，故不愿接受释梦、自由联想等方法，如同迷信中医的人可能不愿接受西医治疗一样。

3. 对咨询关系不匹配的处理

一旦咨询师意识到咨询关系存在不匹配的情况，咨询师应该主动加以处理。例如，可以进行主动调整，如存在冲突时，不把自己的价值观、生活态度或生活方式等强加给求助者，主动化解冲突。当无法实现匹配时，也可以进行转介。

转介是指当咨询中出现某些不适宜咨询的情况时，咨询师将求助者转介给其他咨询师，由其他咨询师帮助求助者解决心理问题。转介是一种职业的做法，是符合职业理念和要求的。

（1）调整咨询关系的匹配程度。求助者的特征正好符合咨询师的需要，这是一种比较理想的情况。但咨询实践中可能不一定经常遇到这种匹配的情况。因此咨询师在工作中要学会调适，使两者尽可能达到比较匹配。调适的基本思路是咨询师去适应求助者，而不是相反。

对于上述第一种咨询师欠缺的情况，可以进行转介，当不能顺利转介给其他合适的咨询师时，咨询师也可以凭借自己的咨询经验，去尝试着理解并帮助求助者解决心理问题，对于自己没有把握的咨询内容，不要急于发表意见，而要先多多听取求助者的叙述，明确问题的实质。在第一次咨询结束后，可以尽快查阅相关资料，或询问有关专家，同时更多地进行深入思考。事实上，许多从事心理咨询的专家都是在这种由不会到会、由知之甚少到了解更多的过程中逐渐成长起来的。重要的是善于学习，以科学的态度去大胆实践。

对于第二种咨询师忌讳的情况，咨询师应坚持价值中立的原则，不批评指责求助者，并主动调整自己对求助者问题的看法以及自己的情绪。心理咨询是一种比较特殊的助人活动，它需要咨询师站在求助者的角度去思考问题，最大限度地去理解和接纳对方。咨询师在咨询时应有良好的接纳能力，这是咨询师的职业要求。咨询师要尽量使自己保持客观、中立、理性的态度。

在第三种咨询师冲突的情况下，咨询师不应以自己的好恶、是非观念为评判标准，善于接纳不同类型的求助者，避免与求助者在个性和观点上发生冲突。

咨询师如果由于种种原因，无法与求助者较好地匹配，有可能影响到咨询效果。在这种情况下，比较明智的办法就是转介。

（2）在无法实现匹配的情况下转介。对于有些求助者来说，咨询师越早发现问题并及时采取有针对性的咨询策略，就越可能提供有效的帮助，否则将可能耽误时机，加重症状，酿成不良后果。为此，咨询师如发现自己与求助者有明显不相适宜之处，或发现自己确实不善处理时，就应以高度的责任感和良好的职业道德，尽快将求助者转介给其他更加合适的咨询师，或及时中止咨询，推荐其去寻找更有效的帮助。

转介是咨询过程中经常遇到的问题。咨询师因知识、技术和经验等原因，要想满足各种求助者的需要是非常困难的。加之咨询师也是普通人，也存在自身烦恼、困惑和弱点。因此，咨询师既要认识自己的长处，也要认清自身不足，在工作中扬长避短，不宜勉强接受那些并不擅长或难以处理的案例，尤其是对已确定或经尝试后证明效果不佳的案例更应如此。咨询师应实事求是地认识自己的咨询能力，不要做超出能力范围的咨询。

有些咨询师担心向同行求助会影响自己在同行和求助者心中的地位、形象而勉为其难；或随便给求助者一个解释，泛泛而谈，无关痛痒，或"大事化小，小事化了"，做些表面文章。咨询师应该理解，转介是一件十分正常的事情，是职业所允许的，那种自认为能"包打天下"、什么问题都能解决的心态才是一种不正常的心态。还有一些咨询师将以前从未遇见或较少遇见的个案当作"试验品"，对求助者咨询心中无数，甚至明知自己无能为力还要勉为其难。这种做法极为不妥，也是不负责任的行为。

因为咨询关系不匹配，咨询师难以胜任咨询，或咨询师因工作变动、较长时间不在岗位等情况，需要进行转介。

4. 转介的注意事项

有些咨询师认为转介不过是给求助者再推荐一个咨询师而已，其实问题并非这么简单。当把求助者推荐给其他咨询师时，必须持慎重的态度，防止对求助者造成伤害和负面影响。转介应注意：

第一，应当事先征求求助者的意见并说明理由。在说明理由时，要尊重求助者，不可过于直率。一般可说："考虑到咨询效果，另外一位咨询师能够更好地向你提供帮助，你能到他那里进行咨询吗？"或"你的情况我已经清楚了，我想给你介绍一位对此更有经验的咨询师。"求助者一般会同意的。征求意见时不能实话实说："你的那种脾气我受不了，我得找个能对付你的人。""我不喜欢你对那个问题的看法，我们的价值观念不一样，我觉得很难沟通，换个人给你咨询吧。"也不能说："我觉得你的心理问题很严重，我无能为力，还是换人吧。"这样说的后果，可能给求助者造成更大的心理压力，甚至可能带来不良的暗示，使求助者夸大自己的问题。

第二，咨询师应该向求助者介绍新咨询师的基本情况，尤其是其专业特长。让求助者觉得这是对他本人负责，从而容易接受咨询师的意见，而不致感到自己被不负责任地推给别人，自尊心和自信心都受到伤害，对咨询和咨询机构产生误解，并对新接手的咨询师产生抵触和怀疑。

第三，在转介时可向新的咨询师详细地介绍求助者的情况，提供自己的分析和看法，但不宜泄露求助者出于对自己的信任而提供的隐秘（如果求助者对新的咨询师信任，他会自己讲述），否则就是对求助者不尊重。

第四，如有必要，原咨询师可以与新咨询师交流，包括咨询情况，这属于职业的交流，但一般不得干预新咨询师的咨询活动。转介后不宜与求助者再进行交流，尤其不应该对新咨询师的方法、为人等评头论足，更不能指责，以免损害新咨询师的形象，影响新咨询关系的建立，进而影响咨询效果。

四、案例记录整理与保管

（一）学习目标

理解和掌握心理咨询案例记录的格式、内容，掌握案例记录管理技术。

（二）工作程序与相关知识

1. 案例记录的内容和要求

（1）心理咨询个案记录包括的主要内容

①求助者的一般背景资料（姓名、性别、年龄、民族、职业、职务、职称、文化程度、婚姻状况、联络方式等）。

②求助原因（求助者表达的关于学习、工作、婚恋、情绪、个性、家庭关系、人际关系、子女教育、疾病等问题及其他问题）。

③现在的主要症状（指当前问题引发症状的种类、程度、频率、发生时间和起因等）。

④家庭关系、人际关系、个人成长经历和社会支持系统。

⑤求助者的情绪、个性特征、兴趣爱好、自我认识评价和常用的应对方式。

⑥既往病史、家族病史（注重可能有遗传或相互影响的精神、神经系统症状或身心反应特征）。

⑦既往心理咨询的情况（时间、地点、咨询要解决的问题、咨询效果等）。

⑧心理测试结果（根据需要所做的智力、情绪、人格、适应性、心理健康状况、神经心理等测试结果）。

⑨咨询师对求助者的一般印象（包括外貌、仪表、情绪、注意水平、防御方式、语言表达和理解能力、配合程度等）。

⑩诊断与评价意见。

⑪处理意见与咨询方案。

⑫咨询各阶段记录及效果分析。

（2）心理咨询记录的基本要求

心理咨询关系是一种特殊的契约关系，在这一关系中进行专业性会谈所做的咨询记录，具有非常重要的作用，并体现着咨询关系的专业性。应该说，缺少咨询记录的咨询，是一种不负责任的咨询。

每次咨询之后，咨询师应认真做好详细的咨询记录，并反思咨询过程中的策略。对初学者来讲，养成在心理咨询后做好咨询记录和反思的习惯显得尤为重要。一个合格的咨询师，就是在做好每一次咨询记录的实践中不断成长的。经验丰富的咨询师都有在每次咨询之后就认真做好详细咨询记录的习惯，而不是因为工作忙，就对多个案例做一次综合记录，或直到每天下班时才对一天的案例进行记录。

心理咨询记录可分为三种，即每次的咨询记录、对多次咨询情况进行小结的记录和咨询终结或中断时的最终记录。

2. 每次咨询记录的基本程序

第一，记录求助者咨询时的特征。例如：是否按时到、比约定的时间提前或迟到多长时间、求助者当天外观（如男士的衣着及颜色、女士发型和化妆的浓淡改变等）、表情变化等是否与往常不同。

第二，对咨询中的会谈内容做简明扼要的记录。记录时用第一人称，并尽可能记录求助者当时的语气，准确反映出咨询会谈时的气氛。记录中既可逐条记录，也可做流水账式的记录。

咨询师做咨询记录所需时间长短不一，但一般都需用时15~20分钟。有的咨询师在日程安排上通常安排1小时，其中45分钟用于心理咨询，余下15分钟用于记录和总结。也有的咨询师安排1小时30分钟，其中50分钟到1小时用于心理咨询，余下30~40分钟用于做记录、总结和反思。这一点也可能会因咨询机构及咨询师所在机构、所处位置不同而有所不同。咨询师本人可根据自身具体情况，并结合自身咨询的实际经验灵活安排咨询和记录时间。

第三，对咨询中的印象进行总结。这一部分内容主要是记录咨询师对求助者的反应、状态等情况的感受、印象及情绪体验等。

第四，对咨询的话题及求助者主诉的内容、问题的记录进行综合，记录咨询过程中所产生的一些想法、存在的问题。

咨询记录用纸没有特殊的规格要求，可依据自己的咨询实际进行编制。表2—6是首次咨询记录表，表2—7是每次咨询记录表，可作为参考。

表2—6　　　　　　　　　　　首次咨询案例记录表
心理咨询案例记录

咨询时间：　　年　　月　　日　　咨询师：　　　　　　　　编号：

姓　名		性　别		年　龄		职　业	
出生地		文化程度		民　族		婚姻状况	
宗教信仰		收入水平		健康状况		紧急联系人	
单　位		电　话		住　址			
是否主动求医							
求助者主诉							
求助者自诉							
家属介绍							
心理测验结果							
既往病史							
家族病史							
初步诊断							
咨询方案与目标							

面询印象简录：（含躯体、心理、行为和社会支持系统的情况）

咨询过程记录：

咨询效果评价：

咨询中所运用的心理学方法与技术：

咨询结果：

备注：

表 2—7　　　　　　　　　每次咨询记录表

咨询日期：　　　　　咨询师：　　　　　　　　编号：

求助者姓名		咨询次数		

原有诊断：
_____

已经解决的问题：
_____

本次咨询要解决的问题：
_____

咨询内容：
_____

咨询过程：
_____

备注：
_____

3. 阶段性小结记录

咨询师在经过一段时间咨询之后，还应对数次咨询的经过进行详细记录。通过这种阶段性总结，有可能发现一些新的情况和问题，从而把握关键要素，促进心理咨询更加深入。

为了明确咨询的经过，可以使用表 2—8 "咨询经过一览表"和表 2—9 "咨询经过概要记录表"。

表 2—8 中的备注栏，可填写咨询师的感受或求助者的情况，如求助者迟到多长时间、所述做梦的情况等。如果求助者在约定咨询日之前打电话取消预约或无故失约时，都应将时间、原因等情况在备注栏内注明。经过一览表的记录，有可能发现一些意外的新的情况。

表 2—9 中所列经过概要栏，每栏大体上可以总结 4～5 次的咨询概要。也就是说，如一周一次心理咨询，即一个月做一次总结；如每周两次心理咨询，即每半个月做一次总结。

记录的要点如下：

第一，会谈内容概要。主要总结咨询时的会谈内容，特别要注意会谈内容可能发生的变化。

第二，咨询室内外求助者的变化。咨询室外，例如，过去不太出门的求助者开始经常外出，出现对他人的攻击性倾向等；咨询室内，例如，服装的变化、表情上的变化，是更兴奋还是更沉默了等。也可记录咨询师对求助者印象的变化。总之，如果求助者出现某些变化的情况，咨询师应对照咨询目标将这一系列变化情况予以详细记录。

表 2—8　　　　　　　　　　　咨询经过一览表
姓名：　　　　　性别：　　　　　　　　　　　　　　　咨询师：

日 期	次 数	咨询过程	备 注

表 2—9　　　　　　　　　　　咨询经过概要记录表
姓名：　　　　性别：　　　　日期：　　　　　　　　　咨询师：

起止日期	咨询概要

4. 咨询结束时或中断时的总结记录

　　心理咨询已经达到预期的咨询目标，或心理咨询因故中断时，咨询师应尽早做出总结记录，见表 2—10。

表 2—10　　　　　　　　　　　咨询结束记录表
　　　　　　　　　　　　　　　咨询师：　　　　　　　　　编号：

姓 名		性 别		年 龄	
初诊接待	年　月　日	咨询开始	年　月　日	结束	年　月　日

咨询次数：

咨询目标：

咨询简要过程：

咨询经过中的变化：

求助者结束时的状态：

结束理由：

今后应注意的问题及建议：

咨询师的评估：

一般来说，咨询师通过中断或失败的事例可以学到很多东西，因此在最终总结中，应将心理咨询过程中所存在的问题、失败原因等进行如实的记录。

总结记录既然是专业性很强的咨询工作活动记录，因此，当咨询结束或中断后，求助者再次前来咨询时，可对该求助者的历史记录有案可查。做好咨询记录，特别是最终的总结记录十分重要。

5. 电话心理咨询记录

电话心理咨询是利用电话这种通信手段实施心理咨询和治疗的一种方法和手段，以便及时帮助求助者解决心理问题，恢复心理平衡状态，提高其社会适应能力。这种心理咨询和干预措施比较便捷实用，是对求助者进行心理咨询及社区精神卫生服务的一种有效形式。由于这种形式具有间接、随机等特殊性，做好电话咨询的相关记录显得尤为重要。电话咨询记录表见表2—11、表2—12。

表2—11　　　　　　　　电话心理咨询记录表

咨询师：　　　　　　　　　　　　　　　　　　　　　　　　　编号：

电话咨询日期	年　月　日		时　间		时分至时分共分钟	
姓名		性别	男　女	年龄		文化程度
职业			现状	精神状态		
婚姻状态	已婚　未婚　离异		经济状态 个人月收入		1千元以下　1千~3千元　3千~5千元 5千~8千元　1万元以上	

求助者问题归类：（可在后面空格中打"√"）						
按诊断分	一般心理问题		严重心理问题		神经症	
	精神障碍		人格障碍		其他	
按问题分	家庭矛盾		家庭暴力或性骚扰		工作	
	婚姻情感		择偶或失恋		下岗或失业	
	离婚		人际关系矛盾		压力与挫折	
	子女教育		健康问题		其他问题	

求助的问题：

初步诊断：

心理咨询目标：

心理咨询记录：

求助者心理咨询效果自评	很好（　）　好（　）　较好（　）　一般（　）　失败（　）

咨询小结：

表 2—12　　　　　　　　　　　心理咨询后续记录表
咨询日期：　　　　咨询师：　　　　　　　　　　　　　　　　编号：

| 求助者姓名 | | 咨询次数 | |

原有诊断：

已经解决的问题：

本次咨询要解决的问题：

咨询内容：

咨询过程：

咨询师小结：

　　除上述几种表格外，还可根据咨询师自身需要选择或设计更加适用的咨询记录用表。
　　6．案例记录的保管
　　由于咨询记录涉及求助者个人隐私，一旦泄露给无关人员，可能造成严重后果。因此咨询师应该充分重视，对所做记录严格管理和保存，以对求助者个人隐私负责。对咨询案例记录，应由本人或专人专柜保管，禁止无关人员翻阅。本咨询机构人员为学习、研究而借阅时需做好登记，妥善保管，阅后及时归还。
　　咨询人员可用咨询记录进行科学研究，但在用于咨询机构内部使用或在外出开会研究及发表论文引用时需慎重对待。一般情况下，应该隐去求助者的身份信息，如姓名、单位、家庭住址、通信方式等。会议研究或发放的案例资料，必须在会议结束后予以收回。案例需要在论文、书籍中引用并发表时，应对个案作必要的加工，以避免求助者对号入座。此外，在可能的范围和条件下，应事先征得求助者本人的同意再予公开，特别是作为详细记录的案例报告更应如此。
　　保密在心理咨询中具有十分重要的意义。离开了保密，就失去了求助者对咨询师的信任感和安全感，从而影响咨询的正常进行。咨询师在被邀请作有关讲座时，会经常列举心理咨询中所遇的个别案例。此时，无论求助者本人是否在场，都要特别注意保护求助者的身份信息，不能触及求助者的个人隐私。
　　7．案例记录中的保密例外
　　保密既是职业道德的要求，也是咨询工作的需要。但在有些情况下，也需要有保密例外，这样可能对求助者更有利。如求助者表现出明显的自杀企图或蓄谋伤害他人、危害社会安全时，咨询师除进行危机处理外，还应及时与有关部门和相关人士及时取得联系，进行适当的处理。这样做似乎不符合为求助者保密的原则，但实际上是对求助者个人负责，同时也是对他人和社会负责的做法。因此，应根据实际情况和最终效果把握对求助者进行保密的含义。美国心理学会 APA 规定的心理学家道德标准中关于保密例外的描述是：只有经过认真考虑，确认对个人或社会有明显而又紧迫的危害时，才能向其他专业人员或有关部门进行透露。对求助者的这种保密例外，必须事先对这种例外可能造成的危害程度及其后果做出准确判断，并在此基础上考虑到如何对这种例外向求助者做出必要解释，以及在失去求助者信任后如何继续提供帮助等。

五、咨询关系的结束

（一）学习目标

把握结束咨询关系的时机，促进求助者的长远发展。

（二）工作程序与相关知识

1. 确定咨询结束的时间

咨询进行一段时间，基本实现咨询目标以后，便可考虑进入结束阶段。结束咨询的时机，一般可以根据咨询方案商定的时间、求助者的感觉及要求、咨询师的经验等来决定。一般来说，应该是在基本达到咨询目标后，双方都认为可以结束为宜。通常，如果是预定十余次的咨询，那么在结束前的最后一两次时就可开始进入结束阶段。

2. 全面回顾和总结

咨询结束前，咨询师应综合所有资料，结合咨询目标和实施情况，为求助者做一次全面的总结，帮助求助者回顾整个会谈的基本情况，强调咨询要点，使求助者对自己有一个更清醒的认识，进一步了解自己问题的前因后果，明确今后努力的方向。同时还可要求求助者复述咨询中的要点，使求助者开动脑筋，加深理解和印象。虽然在平时的咨询中，咨询师已对求助者及其问题进行了各种方式的辅导，但结束前的这种提纲挈领的总结仍是十分重要的。作总结性回顾时，咨询师不仅要强调咨询要点，而且要总结咨询效果，充分肯定求助者取得的进步、成功以及变化，强化求助者的正确思维和积极行动，帮助求助者获得独立返回社会生活的自信与能力。必要时，还可以讨论求助者应注意的地方。咨询师的言语中应包含这样的鼓励："这些问题你是有能力去解决的，我相信你是可以做好的。"这种总结若让求助者自己进行，咨询师予以鼓励，效果将更好。

3. 帮助求助者运用所学的方法和经验

心理咨询的本质是"助人自助"，通过咨询，提高求助者自知、自控、自我行动的能力，把咨询中获得的知识、方法、体验运用到日常生活中，实现知识与能力的迁移，举一反三，自己学会去如何有效地解决所遇到的各种心理问题和人生课题，逐渐走向成熟。

在结束阶段，咨询师要渐渐采取相对被动的姿态，而让求助者处于主动的角色，引导求助者以独立、自主、积极的角色和方式，运用咨询中接受的知识和态度来分析、处理自己的问题。其实，这一点应该贯穿于咨询的全过程，咨询师应把启发求助者的积极性、主动性和独立性放在重要的位置上。咨询师还要启发求助者："通过这件事，你是不是可以从中体会到很多的东西，比如如何思考问题才更合理，如何对待挫折才不会被挫折压倒，如何待人接物才能更受人欢迎，诸如此类的，你好好体会，并运用于今后的生活中，一定会使你受益匪浅。"当求助者能运用习得的新思维与行为方式独立地应对周围的环境时，那就是心理咨询的最大成功。

4. 让求助者接受离别

有些求助者经过较长时间的咨询，可能形成了依赖，不太愿意结束咨询。依赖性强的还可能使原来的症状重新出现，借此阻碍结束。咨询师应使求助者明白："当你什么时候能主动探索解决自己的问题了，不再需要咨询师的搀扶了，什么时候你就走向健康和成熟了。"鼓励求助者在现实生活中自力更生。对于出现依赖的求助者，咨询师可视求助者的情况和咨询进展，采取逐渐结束的方法，渐渐缩短每次咨询的时间，或加长咨询间隔，慢慢地减少求助者的依赖感，让其在不知不觉中离别。有的可以明确停止咨询的日期，但必须提前告诉求助者，使其心理上有所准备。

（三）相关知识

按照咨询的进程，有效的心理咨询大体可以划分为确立咨询关系、发展与保持咨询关系、结束咨询关系这样三个阶段。在不同的阶段，咨询所关注的重点、所使用的技术各不相同，咨询师必须对咨询关系保持高度的敏感，并根据求助者的需要加以适当的调整。

在心理咨询过程中，咨询关系的结束是指其中的一方或双方决定停止咨询。许多人认为，咨询关系结束会在咨询师和求助者获得满意的效果时自然发生，是一件非常简单的事。然而在咨询实践中却发现，咨询关系的结束会给咨询双方带来难以言状的感觉，如果处理不当，也很容易对双方造成伤害。因此，结束咨询关系是较为复杂的，咨询师必须根据咨询过程中的具体情况处理。

1. 结束咨询关系在心理咨询中的作用

与心理咨询中其他咨询过程一样，结束咨询关系在心理咨询中的作用也是多方面的：

第一，可以激励咨询双方努力地实现咨询目标。心理咨询需要在一定的时间内实现咨询目标，而这种认识本身就是求助者和咨询师共同工作的动力，明确在有限的时间需要努力的方向。有些咨询师也因此对咨询的次数加以必要的限制，使求助者意识到时间的价值，从而提高咨询效率，达到理想的效果。

第二，可以使求助者已经改变的情绪、行为和认知方式等得以有效的保持，并应用到日常工作、学习、生活中去。成功的心理咨询是使求助者的情绪、认知或行为产生有意义的、积极的改变，但这些改变不应该只是发生在咨询室内，需要在真实的生活和工作环境中得以保持和运用。结束咨询关系是求助者开始独立实践的标志，也为求助者创造了付诸行动的机会。

第三，结束咨询关系也标志着求助者的成长。咨询师常常在求助者的问题得到解决之后，选择恰当的时机结束咨询关系，使求助者独自面对社会和他人，处理各种问题，获得新的领悟和处理问题的技巧，最终成为求助者自己的一种能力，并形成更为独立的、满意的生活方式和态度。因此，结束咨询关系也具有特殊的意义。

2. 在结束咨询关系时，咨询师应遵循的原则

咨询关系的结束过程和咨询本身一样，包括了一系列要素，咨询师有必要对一系列与结束咨询关系相关的因素进行准确的评估。为此，Patterson 和 Eisenberg 提出了在结束咨询关系时，咨询师应遵循的原则：

第一，清晰地认识到求助者的需要和想法。在咨询关系结束时，求助者需要时间与咨询师讨论咨询关系的结束问题，这通常需要几次咨询才能够完成。

第二，清晰地认识到自己的需要和想法。心理咨询关系不像在马路上与熟人打打招呼这样简单，一般都会体验到结束时刻的困难性，因此，咨询师在结束前，应认真地检查自己对咨询关系的情感体验和需要。

第三，对自己的离别体验，以及由离别体验所引起的内部反应有明确的意识。由良好的咨询关系而产生的强烈情感，与生活中亲密的人际关系体验具有相似性，咨询师应对这种情感有足够的自我意识，避免反移情现象的发生。

第四，咨询师与求助者都会体验到因咨询关系结束而引发的情感，因此咨询师此时应更加注意求助者的情感，而不是观念，如果要想使这种结束具有积极的意义，咨询师应鼓励求助者尽可能地表达自己的体验。

第五，真诚地与求助者共同地体验自己对咨询经验的感受，尤其是向求助者描述自己作为一个咨询师是如何学习这些特殊的咨询经验的。

第六，对咨询经验中的主要事件加以总结，并与目前的现状相联系。这一过程是帮助求助者就自己目前的状态与咨询之前的状态进行比较，使他更多地体会到自己的成长与发展。

第七，对求助者已经取得的变化给予支持性鼓励。咨询师要让求助者看到自己已取得的进步，并积极地鼓励他们保持这种进步。

第八，让求助者坚持记录自己生活中所发生的事情。尽管咨询已经结束了，但咨询师对求助者的关心并没有随着咨询关系的结束而终止，让求助者知道咨询师对他生活中所发生的一切依然关心。

3. 咨询师结束咨询关系的注意事项

当然，咨询关系的结束既包括每次咨询过程的结束，也包括整个咨询过程的结束。那么对于如何有效地结束咨询关系，咨询师必须分别对待。

第一，每次咨询的时间是有明确规定的，一般为 50~60 分钟。这样，咨询师可用每次咨询的最后 5~10 分钟来对本次咨询所探讨的问题进行小结，以表示将结束本次咨询，并对下次咨询做出安排；或让求助者自己进行总结，从而有助于调整求助者结束咨询时的状态。提醒本次咨询即将结束的方法，可采用言语提示，也可以用一些非言语的暗示方式，如看表等。需注意的是，每次结束之前，还要对下一次咨询做出必要的安排。

第二，由于咨询关系是一种积极的人际关系，所以，咨询双方都需要一定的时间为结束这种有意义的关系做好准备，因此，应充分重视咨询关系的结束。一般而言，咨询双方在咨询的最后阶段应该对准备结束咨询关系进行讨论，并一起选择恰当的结束时机，这对求助者是有益的、有帮助的。有研究者认为，对经历 3 个月以上的咨询来说，在最后的 3~4 周，咨询双方就应该对结束咨询关系所产生的影响进行讨论。有些学者认为应该用 1/6 的咨询时间来讨论结束咨询关系这一主题。

第三，针对如何有效地结束咨询关系，有研究者指出，还有两种方法可发挥积极的作用：一种是逐渐消退法，即逐渐减少用非自然的、人为的方法去构造期望改变的目标，而多采用现实的方式去实现咨询的目标，以帮助求助者减少对咨询师的依赖和对咨询的依赖，使之可以独立地生活；另一种是发展求助者更为有效地解决问题的技能，帮助求助者掌握更多的、更为有效地处理问题的技能，提高他们摆脱咨询依赖的可能性，这也是一个把咨询经验扩展到日常生活中的过程。

（承蒙作者同意，本章第三节第五、六单元大部分内容摘自王登峰、谢东编著的时代文化出版公司1993年版《心理治疗的理论与技术》。在此致谢！）

（马建青、武国城、史杰、郭勇）

主要参考文献

［1］马建青. 辅导人生：心理咨询学. 济南：山东教育出版社，1992.

［2］马建青主编. 心理卫生学. 杭州：浙江大学出版社，1990.

［3］郭念锋. 临床心理学. 北京：科学出版社，1995.

［4］［美］S. 科米尔（Sherry Cormier），［美］B. 科米尔（Bill Cormier）著，张建新等译. 心理咨询师的问诊策略. 北京：中国轻工业出版社，2000.

［5］［美］Rita Sommers-Flanagan，［美］John Sommers-Flanagan 著，陈祉妍等译. 心理咨询面谈技术. 北京：中国轻工业出版社，2001.

［6］许又新编著. 神经症. 北京：人民卫生出版社，1993.

［7］曾文星，徐静. 心理治疗. 北京：人民卫生出版社，1987.

［8］张小乔主编. 心理咨询治疗与测验. 北京：中国人民大学出版社，1993.

［9］钟友彬. 现代心理咨询：理论与应用. 北京：科学出版社，1993.

［10］许又新，吕秋云主编. 现代心理治疗手册. 北京：北京医科大学、中国协和医科大学联合出版社，1997.

［11］钱铭怡主编. 心理治疗. 长春：吉林教育出版社，2002.

［12］钱铭怡编著. 心理咨询与心理治疗. 北京：北京大学出版社，1994.

［13］王登峰，谢东编著. 心理治疗的理论与技术. 北京：时代文化出版公司，1993.

［14］［美］考利（Gerald Corey）著，石林等译. 心理咨询与治疗的理论与实践，北京：中国轻工业出版社，2004.

［15］张亚林. 行为疗法. 贵阳：贵州教育出版社，1999.

［16］徐俊冕，季建林. 认知心理治疗. 贵阳：贵州教育出版社，1999.

第三章
心理测验技能

第一节 智力测验

智力测验（intelligence test）是一种重要的心理测验技术，它不仅能够对人的智力水平的高低做出评估，而且可在某种程度上反映出与病人有关的其他精神病理状况。因此，智力测验是心理测验中应用最广、影响较大的工具和技术。

专栏3—1 智力结构理论

智力究竟是由几种因素构成的？不同的学者有不同的看法。有人主张单因素，有人主张二因素，也有人主张多因素，形成各种不同的智力结构理论。分析智力构成的因素，有助于了解智力的本质，从而使智力测验设计得更合理。

一、斯皮尔曼的二因素论

第一个提出智力结构理论的是因素分析之父英国心理学家斯皮尔曼（C. E. Spearman），他在对心理测验材料进行统计分析的基础上，于1904年首创智力的二因素理论。

斯皮尔曼认为，智力主要是一种普遍而概括的能力，他称这种因素为G因素（普通因素）。人的所有智力活动，如掌握知识、制订计划、完成作业等，都依赖于G因素，即每一项智力活动中都蕴含着这种普通因素。谁的G因素数量高，谁就聪明；如果一个人的G因素极少，那他肯定愚笨。心理学家若想界定一个人的智力高低，则需想方设法测出他的G因素数量。

斯皮尔曼还认为，在G因素之外，人的智力活动中还存在着S因素（即特殊因素）的作用，它代表个人的特殊能力，只是在某些特殊方面表现出来。他发现有五类特殊因素：①口头能力，②算术能力，③机械能力，④注意力，⑤想象力。他认为可能还有第六种因素，即智力速度。如果说G因素参与所有智力活动的话，那么S因素则以一定的形式、程度不同地参与到不同的智力活动中。

智力的二因素论是根据统计学的相关原理推论出来的。图3—1显示了测验之间相关的基础，其中 V 代表词汇测验，A 代表算术测验，两套测验结果出现正相关，因为两种测验中有普通因素（图中斜线部分）。但它们又不是完全相关，因为每种测验中包含特殊因素（图中 S_1、S_2）。斯皮尔曼认为普通因素和特殊因素互相联系着，其中普通因素是智力的关键和基础。智力测验的目的就是通过广泛取样以求得普通因素。

图 3—1 斯皮尔曼的二因素论示意图

二、瑟斯顿的群因素论

与上述强调智力一般因素的二因素论相反，美国心理学家瑟斯顿（L. L. Thurstone）提出智力的群因素论。他认为，智力是由一群彼此无关的原始能力构成的，各种智力活动可以分成不同的组群，每一群中有一个基本因素是共同的。瑟斯顿对56种测验结果进行了统计分析，把智力归纳为7种基本的心理能力。

1. 语词理解能力（V）：阅读时对文章的理解能力，由词汇测验测量。
2. 言语流畅性（W）：语词联想速度和正确的能力。
3. 数字计算能力（N）：数字运算的速度和正确性。
4. 推理能力（R）：根据已知条件进行推理判断的能力。
5. 机械记忆能力（M）：机械记忆，包括强记单词、数字、字母的能力。
6. 空间知觉能力（S）：运用感官及知觉经验以正确判断空间方向及空间关系的能力。
7. 知觉速度（P）：迅速而正确地观察和辨别事物的能力。

瑟斯顿的智力结构理论可用图3—2表示。图中的椭圆形 V_1、V_2、V_3、V_4 代表四种言语能力测验，椭圆形 S_1、S_2、S_3、S_4 代表四种空间能力测验。从图中可以看出，各种言语测验和各种空间测验都有相当高的关联，图中的 V 和 S 分别代表言语能力和空间能力。

瑟斯顿曾根据上述7种基本心理能力编制了著名的基本心理能力测验，但测验结果和

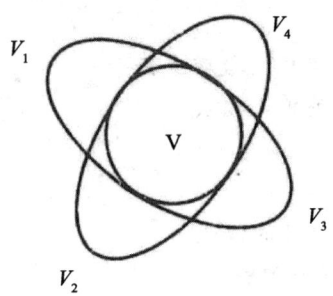 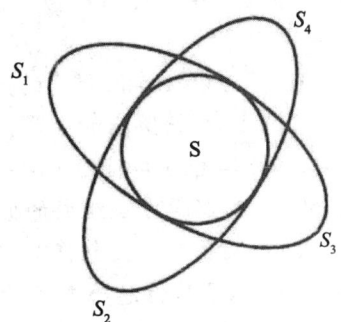

图 3—2 瑟期顿的群因素论示意图

他的设想相反，各种能力之间都有不同程度的相关，尤其在年幼儿童中表现得更为突出。这样看来，二因素论和群因素论并不是不可调和的。后来，瑟斯顿本人也承认可能有一种总的智力（Global Intelligence），但他继续强调分析各自的因子对智力的决定性作用。

三、吉尔福特的三维结构理论

美国心理学家吉尔福特关于智力结构的研究是非常著名的。他认为，智力结构应从内容、操作和产品三个维度去考虑，并用三个维度的立体模型来描述智力的结构（见图3—3）。

所谓内容，系指引起心智活动的各种刺激，亦即智力测验所包括的各类题目，包括4种因素：

1．图形（F）：形状、大小、颜色、位置或实际物体，是人们通过感官得到的具体信息。

2．符号（S）：字母、单词、数字或任何代码符号。

3．语义（M）：表达一定意义的词、句子或观点。

4．行为（B）：本人和他人行为的解释，即社会性智力。

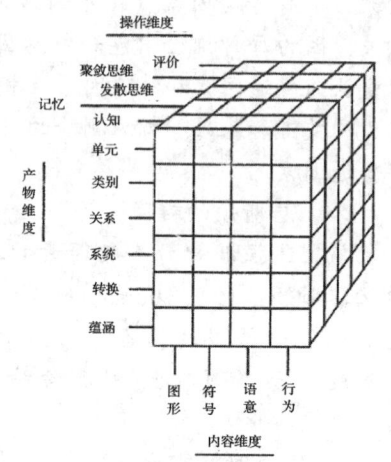

图3—3 智力的三维结构模型

所谓操作，系指由各种刺激引起的心智活动方式，也即解决问题的心理过程，包括5种因素：

1．认知（C）：对刺激物的发现、了解和识别的能力，以及发明的能力。

2．记忆（M）：保持信息的能力。

3．发散思维（D）：对刺激物做出的多样性的反应，或者说以不同的思维方式求得新的答案，它反映了人的创造能力。

4．聚敛思维（N）：用唯一的或"最好的"答案对刺激物做出反应，即得出一个正确答案的能力。

5．评价（E）：依据已有标准对信息作出判断，或者说是批评、鉴赏能力。

所谓产品，系指心智活动的产物，亦即运用各种心智活动对各类问题处理的结果，包括6种因素：

1．单元（U）：可以按单位计算的产物，如一个单词、数字或概念。

2．类别（C）：对事物做出的分类，由一系列有关单元组成。

3．关系（C）：单元与类别之间的关系。

4．系统（S）：用逻辑方法组成的概念。

5．转换（T）：某种改变，包括对安排、组织和意义的修改。

6．蕴涵（I）：从已知信息推测言外之意，包括了解寓意。

吉尔福特设想，每一个内容都可以运用不同的操作而产生不同的产品，因此，可以得到120种单独的智力因素。例如，一个词汇测验反映的是一种言语理解能力，在这个三维结构模型中属于"语义—认知—单元"这一方块所代表的特殊能力；而对一个数字复述测验则反映了模型中"符号—记忆—单元"这一方块所代表的特殊智力。经过吉尔福特与同事的长期研究，到1971年已经确认了98种智力因素，他们相信最终将发现120种智力因素。

四、卡特尔的流体智力与晶体智力理论

美国心理学家卡特尔（R. B. Cattell）等人主张智力由两种成分构成，一种是流体智力，另一种是晶体智力。他认为流体智力是人的一种潜在智力，主要和神经生理的结构和功能有关，很少受社会教育影响，它与个体通过遗传获得的学习和解决问题的能力有联系。例如，瞬时记忆、思维敏捷性、反应速度、知觉的整合能力等。神经系统损伤时，流体智力就会发生变化。这种智力几乎可以转换到一切要求智力练习的活动中，所以称为流体智力。

晶体智力则主要是后天获得的，受文化背景影响很大，与知识经验的积累有关，是流体智力运用在不同文化环境中的产物。例如，知识、词汇、计算等方面的能力，它包括大量的知识和技能，与学习能力密切联系着。这种智力表现为来自经验的结晶，所以称为晶体智力。

一些研究表明：流体智力与晶体智力的发展是不同的，流体智力随生理成长曲线而变化，到十四五岁时达到高峰，而后逐渐下降；晶体智力不仅能够继续保持，而且还会有所增长，可能要缓慢上升至25或30岁以后，一直到60岁才逐渐衰退（见图3—4）。从个体差异上看，流体智力水平的差异要比晶体智力水平的差异大。

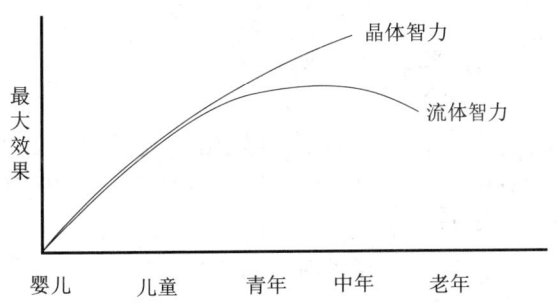

图3—4　流体智力与晶体智力成长图

五、斯坦伯格的认知成分理论

20世纪60年代，认知科学兴起。此后，由于它的影响力和渗透力，越来越多的心理学家开始在信息加工的理论框架下，试图探讨人类智力的内部信息加工机制与过程。在这一领域中具有代表性的研究成果，当属美国心理学家斯坦伯格（R. J. Sternberg, 1985）提出的智力认知成分理论。

斯坦伯格认为智力结构由"成分"组成。所谓成分，就是对物体或符号的内部表征进行操作的基本信息加工过程。根据成分的概括水平或功能可对其进行不同分类：

1. 根据成分概括水平分类，可分为一般成分、类成分和特殊成分。一般成分指所有智力任务操作所必需的成分；类成分指至少两种任务必需的解决某类任务的成分；特殊成分只是单一任务操作所需的成分。斯坦伯格以一个等级结构来说明这三种成分之间的关系，但并未对每类成分的具体内容作进一步的诠释。

2. 根据成分功能分类，可分为元成分、操作成分和知识获得成分。元成分是指问题解决过程中使用计划、监控和决策的高级执行过程，其功能包括：审阅问题；选择信息加工成分；选择信息的一种或多种表征；选择信息加工成分的组合策略；决定注意资源的分配；问题解决过程的监控及结果的检验和评价。操作成分是智力任务完成过程中实际施行的加工过程，其中最普遍存在的信息加工成分有：编码、关系推断、相关推理、应用、比较、证实、反应。知识获得成分是指用于获得新知识的过程，包括学习成分、保持成分和

迁移成分。三种主要功能成分相互作用，彼此激活或给予反馈（直接或间接），处于一种动态结构之中。

应该指出的是，智力结构理论在发展智力测验方面起着重要的作用，但并非所有的智力测验都是依据某个特定的智力理论编制的。

第一单元 韦氏成人智力测验（WAIS – RC）

一、学习目标

掌握韦氏成人智力测验的实施、记分及结果解释方法。

二、工作程序

（一）测验的实施

1. 测验材料

韦氏成人智力测验首先由韦克斯勒（D. Wechsler）于 1955 年所编制，以后于 1981 年、1997 年、2008 年又经过三次修订。这里我们选用的是龚耀先教授 1981 年修订的中文版本（WAIS – RC）。

本测验的全套材料包括：

（1）手册一本。
（2）记录表格一份（分城市和农村用两种）。
（3）词汇卡一张（分城市和农村用两种）。
（4）填图测验图卡和木块图测验图案，共一本（分城市和农村用两种）。
（5）图片排列测验图卡一本（分城市和农村用两种）。
（6）红白两色立方体一盒（9 块）。
（7）图形拼凑碎片四盒。
（8）图形拼凑碎片摆放位置卡一张（同时做摆放碎片时遮住受测者视线的屏风用）。
（9）数字符号记分键一张。

2. 适用范围

本测验适用于 16 岁以上的受测者，分农村和城市用两种方式。凡较长期生活、学习或工作在县属集镇以上的人口，称之为城镇人口，采用城市方式；长期生活、学习或工作于农村的称农村人口，采用农村方式。

3. 施测步骤

首先填写好受测者的一般情况、测验时间、地点和主测者，然后按测验的标准程序进行测验。

在进行成人测验时，一般按先言语测验后操作测验的顺序进行，但在特殊情况下可适当改变，如遇言语障碍或情绪紧张、怕失面子的受测者，不妨先作一两个操作测验，或从比较容易做好的项目开始。测验通常都是一次做完，对于容易疲劳或动作缓慢的受测者也可分次完成。

下面是各分测验的具体实施方法：

(1) 知识。包括 29 个一般性知识的题目，要求受测者用几句话或几个数字回答，问题按由易到难排列。一般从第 5 题开始施测，如果第 5 题和第 6 题均失败便返回做 1~4 题，受测者连续 5 题失败则不再继续下去。

例：一年中哪个季节白天最长？
一天中什么时候影子最短？

(2) 领悟。包括 14 个按难易程度排列的问题，要求受测者回答在某一情景下最佳的生活方式和对日常成语的解释，或对某一事件说明为什么。一般从第 3 题开始，如果 3、4 或 5 题中任何一项失败，便回头做 1、2 题，连续 4 题失败则不再继续下去。

例：城市里为什么要有交通警察？
种庄稼为什么要按季节？

(3) 算术。包括 14 个算术题，依难度排列。受测者只能用心算来解答，不得使用纸和笔。一般从第 3 题开始，如果第 3 题和第 4 题均得 0 分，便进行第 1 题和第 2 题，连续 4 道题失败则停止该测验。

例：拿一元去买六角钱的糖，还可找回多少？
6 角钱一尺布，3 元 6 角钱可买几尺？

(4) 相似性。包括 13 对名词，每对词表示的事物都有共同性，要求受测者概括出两者在什么地方相似。题目按难度排列，受测者均从第 1 项开始，连续 4 题失败时停止该项测验。

例：你看斧头和锯子有什么相似？
现在你看狗和狮子有什么相似？

(5) 数字广度。包括顺背和倒背两个部分，顺背最多由 12 位数字组成，倒背最多由 10 位数字组成，每一部分由易到难排列。任何一项一试背得正确，便继续进行下一项，如果有错误便进行同项的二试，两试均失败则停止该部分测验。两部分念出数目的速度均按每一秒钟一个数字，也不得将长数目分组念出，因为分组容易记忆（见表 3—1）。

表 3—1　　　　　　　　　　数字广度

3. 5—8—2 6—9—4	2. 2—4 5—8
4. 6—4—3—9 7—2—8—6	3. 6—2—9 4—1—5
5. 4—2—7—3—1 7—5—8—3—6	4. 3—2—7—9 4—9—6—8
6. 6—1—9—4—7—3 3—9—2—4—8—7	5. 1—5—2—8—6 6—1—8—4—3
7. 5—9—1—7—4—2—8 4—1—7—9—3—8—6	6. 5—3—9—4—1—8 7—2—4—8—5—6

8. 5—8—1—9—2—6—4—7 3—8—2—9—5—1—7—4	7. 8—1—2—9—3—6—5 4—7—3—9—1—2—8
9. 2—7—5—8—6—2—5—8—6 7—1—3—8—2—5—4—2—6—8	8. 9—4—3—7—6—2—5—8 7—2—8—1—9—5—6—3
10. 5—2—7—4—9—1—3—7—4—6 4—7—2—5—6—2—1—4—3—8	9. 6—9—4—3—6—5—8 9—4—1—6—9—7—6—3
11. 4—1—6—3—8—2—4—6—3—5—9 3—6—1—4—9—5—7—1—4—2—7	10. 6—4—5—2—6—7—9—3—8—6 5—1—6—2—7—4—3—8—5—9
12. 7—4—9—6—1—3—5—9—6—8—2—5 6—9—4—7—1—9—7—4—2—5—9—2	

（6）词汇。包括 40 个词汇，按难度排列，要求受测者解释词意。言语能力较差的受测者从第 1 题开始做，一般受测者从第 4 题开始，如果第 4～8 个词内有一个得 0 分，便回头测第 1～3 个词。受测者若连续 5 个词解释不出则不再继续进行。

例：修理是什么意思？

疲劳是什么意思？

（7）数字符号。1～9 诸数各有一规定符号，要求受测者按照这种对应方式，迅速在每个数字下空格内以从左到右的顺序填上相应的符号（见图 3—5），不得跳格。受测者从练习项目开始，正式测验限时 90 秒。

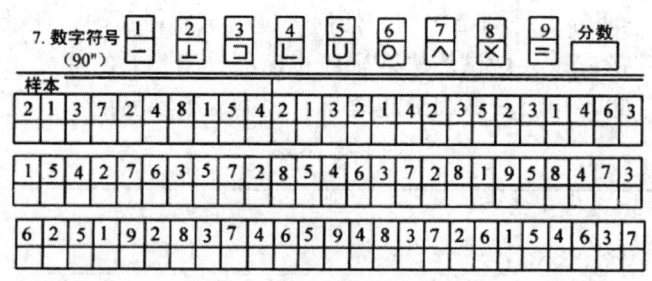

图 3—5　数字符号测验图例

（8）图画填充。由 21 张卡片组成，每张卡片上的图画有一处缺笔，要求受测者在 20 秒内能指出这个部位及名称（见图 3—6），其中 1、2 项失败主测者应指出缺失的部位及名称，从第 3 项开始不再给予这样的帮助。

（9）木块图。主测者呈现 10 张几何图案卡片，令受测者用 4 个或 9 个红白两色的立方体积木照样摆出来（见图 3—7），在连续 3 项失败后停止该项分测验，其中图案 1 或图案 2 两次试验均失败才算失败。

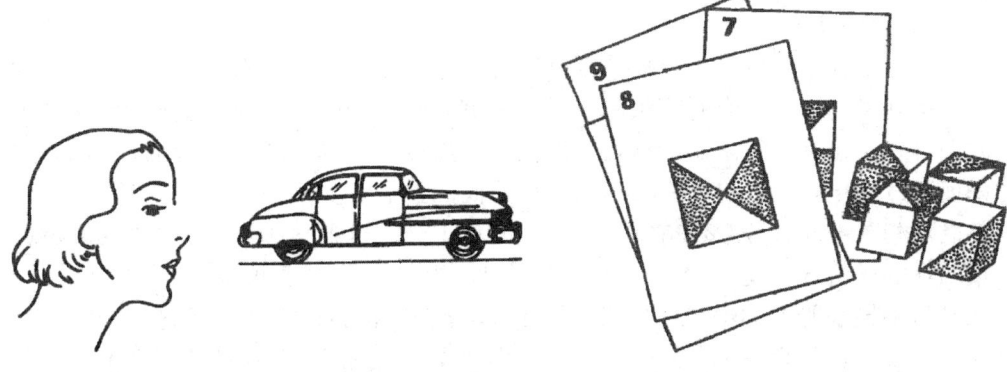

图 3—6　图画填充测验图例　　　　　图 3—7　积木图案测验

（10）图片排列。测验材料为 8 组随机排列的图片，每组图片的内容有内在联系，要求受测者在规定的时间内排列成一个有意义的故事（见图 3—8），其中第 1 项告之是"鸟巢"的故事，从第 2 项开始便不告之是何故事。如果 1、2 项演示后仍失败，便停止此分测验，否则应完成全部测验。

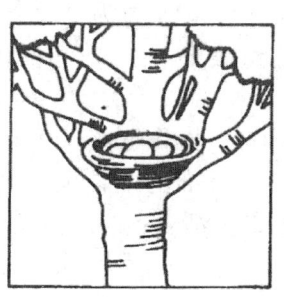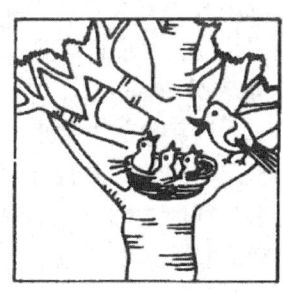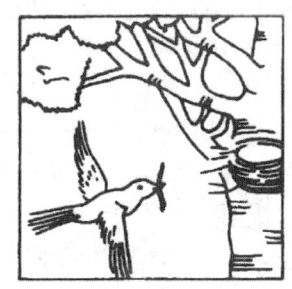

图 3—8　图片排列测验图案

（11）图形拼凑。共有 4 套切割成若干块的图形板，主测者将零乱的拼板呈现给受测者，要求他们拼出一个完整的图形（见图 3—9）。

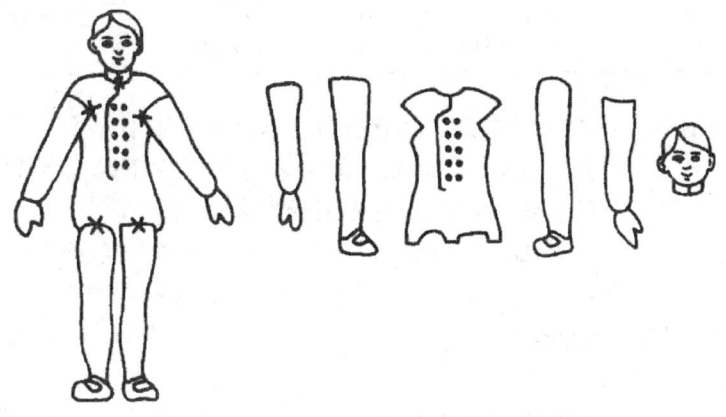

图 3—9　图形拼凑测验图例

（二）测验的记分

1. 原始分的获得

在每个分测验中，题目都是按难度顺序排列的。算术、数字符号、图画填充、木块图案、图片排列和物体拼凑有时间限制，另一些测验不限制时间，应让受测者有适当时间来标明并回答。对于有时间限制的项目，以反应的速度和正确性作为评分的依据。超过规定时间即使通过也记0分；提前完成的按提前时间的长短记奖励分；不限时间的项目，则按反应的质量给予不同的分数。有的项目通过时记1分，未通过记0分，如知识测验；有的项目按回答的质量分别记0、1或2分，如领悟、相似性和词汇测验。

在测验指导手册中对每一个分测验的评分都有详细说明。有些分测验记分很客观，对就是对，错就是错，容易记分。但有些言语测验如"理解""相似性""词汇"三个分测验和"知识"分测验的部分测题，有各种各样的回答，有些回答没有列在指导手册提供的"标准答案举例"之内，这就要求主测者根据评分原则做出主观判断。

一个分测验中的各项目得分相加，称分测验的原始分（或称粗分）。缺一项分测验时，要计算加权分。

2. 原始分的转换

各分测验的原始分按手册上相应用表可转化成平均数为10、标准差为3的量表分。分别将言语测验和操作测验的量表分相加，便可得到言语量表分（VS）和操作量表分（PS）。再将二者相加，便可得到全量表分（FS）。

根据相应用表可将 VS、PS 和 FS 换算成言语智商（VIQ）、操作智商（PIQ）和总智商（FIQ）。由于测验成绩随年龄变化，各年龄组的智商是根据标准化样本单独计算的，查受测者的智商一定要查相应的年龄组。同时要将城市和农村的分清，不能用错表格。

表3—2是一个22岁男性受测者测验的得分情况。

表3—2　　　　　　　　　　韦氏成人智力量表得分表

	言语测验	操作测验		言操总语作分
	知 领 算 相 数 词 合 识 悟 术 似 广 汇 计	数 填 积 图 拼 合 符 图 木 排 图 计		
原始分 量表分	20 21 15 12 14 56 12 13 13 8 12 11 69	47 13 27 24 20 11 10 8 11 8 48	量表分 智　商	69 48 117 108 93 102

另外，在 WAIS—RC 的手册中，还附有各分测验的粗分转换成年龄量表分的表格。年龄量表分也是以10为平均数、以3为标准差的量表分，但它不是与受测者总体比较而是按年龄组的成绩分别计算的。年龄量表分主要用于临床诊断，其意义与前面所讲的用于计算智商的量表分有所不同。例如，某一城市60岁受测者数字广度的粗分为11分，查得量表分为9，年龄量表分为11。这表明，这一受测者在此项测验上的成绩低于受测者总体的平均值，而高于同年龄组的平均成绩。

（三）结果的解释

按照智商的高低，智力水平可分为如下若干等级，可作为临床诊断的依据（见表3—3、表3—4）。

表 3—3　　　　　　　　　　智力等级分布表

智力等级	IQ 的范围	人群中的理论分布比率（%）
极超常	≥130	2.2
超常	120～129	6.7
高于平常	110～119	16.1
平常	90～109	50.0
低于平常	80～89	16.1
边界	70～79	6.7
智力缺陷	≤69	2.2

表 3—4　　　　　　　　　　智力缺陷的等级

智力缺陷等级	IQ 的范围	占智力缺陷的百分率（%）
轻度	50～69	85
中度	35～49	10
重度	20～34	3
极重度	0～19	2

三、相关知识

（一）关于韦氏智力测验

韦氏智力量表（Wechsler Intelligence Scale）由美国心理学家韦克斯勒所编制，是继比内—西蒙智力量表之后为国际通用的另一套智力量表。

韦克斯勒长期从事心理测验的编制和研究工作，为发展国际知名的智力量表做出了极大的贡献。1939 年他首先编制成韦克斯勒—贝勒维量表（W－B），可用于成人及儿童。随后又编制出平行本，称 W－BII，因此称前者为 W－BI。1949 年将 W－BII 发展和修改成韦氏儿童智力量表（Wechsler Intelligence Scalefor Children，WISC），成为继比内测验之后又一个应用最广的儿童智力量表。1955 年将 W－BI 修订成韦氏成人智力量表（Wechsler AdultIntelligence Scale，WAIS），使之与 WISC 相衔接。1967 年又编制了韦氏学龄前及幼儿智力量表（Wechsler Preschool and Primary Scaleof Intelligence，WPPSI），至此，一套从 4 岁幼儿到成人（74 岁）的三个著名智力量表编制成功。

20 世纪 70 年代初，韦氏着手修订他自己编制的智力量表，1974 年出版了韦氏儿童智力量表修订本（WISC－R），1981 年出版了韦氏成人智力量表修订本（WAIS－R），1989 年出版了韦氏学龄前及幼儿智力量表修订本（WPPSI－R）。此外，分别于 1991 年和 2003 年出版了韦氏儿童智力量表第三版（WISC－III）和第四版（WISC－IV），1997 年和 2008 年出版了韦氏成人智力量表第三版（WAIS－III）和第四版（WAIS－IV），2002 年出版了韦氏学龄前及幼儿智力量表第三版（WPPSI－III）。

韦氏智力量表主要指 WAIS、WISC 和 WPPSI 这三个量表，三者均包括相同的分测验，因年龄关系，有一些在形式上作了一些变更，还有少数量表中的分测验有增减（见表3—5）。

表3—5　　　　　　　　　　韦氏各智力量表的分测验名称

	WAIS （适用于16岁以上成人）	WISC （适用于6~16岁儿童）	WPPSI （适用于4~5岁幼儿）
言语量表	知识（I） 领悟（C） 算术（A） 相似性（S） 数字广度（D） 词汇（V）	常识（I） 类同（S） 算术（A） 词汇（V） 理解（C） ［背数（D）］	常识（I） 词汇（V） 算术（A） 类同（S） 理解（C） ［填句（Se）］
操作量表	数字符号（DS） 填图（PC） 木块图（BD） 图片排列（PA） 图形拼凑（OA）	填图（PC） 排列（PA） 积木（BD） 拼图（OA） 译码（CO） ［迷津（Ma）］	物体拼凑（OA） 图画补缺（PC） 迷津（Ma） 几何图形（GD） 积木图案（BD） ［动物房子（AH）］

注：［］内项目为在WISC和WPPSI中的备用分测验。

1979—1981年，在龚耀先主持下完成基于WAIS的修订工作，称中国修订韦氏成人智力量表（WAIS—RC）。考虑到中国城市和农村的现实情况，WAIS—RC分别制定了城市和农村两个版本。城市和农村两式的测验项目相同，记分标准也一样，但各分测验项目的难易排列顺序和计算量表分与智商的标准不同。

两式各包括11个分测验，其中言语部分包括知识、领悟、算术、相似性、数字广度、词汇6个分测验，操作部分包括数字符号、图画填充、木块图、图片排列、物体拼凑5个分测验。

（二）WAIS—RC各分测验的主要功能

1. 知识

此测验主要测量知识广度、一般的学习及接受能力、对材料的记忆及对日常事务的认识能力。

2. 领悟

此测验主要测量判断能力、运用实际知识解决新问题的能力以及一般知识。该测验对智力的G因素负荷较大，与知识测验相比，受文化教育影响小，但记分难以掌握。

3. 算术

此测验主要测量数学计算的推理能力及主动注意的能力。该能力随年龄而发展，故能考察智力的发展，同时对预测一个人未来心智能力很有价值。

4. 相似性

此测验设计用来测量逻辑思维能力、抽象思维能力与概括能力，是G因素的很好测量指标。

5. 数字广度

此测验主要测量人的注意力和短时记忆能力。临床研究表明，数字广度测验对智力较低者测的是短时记忆能力，但对智力较高者实际测量的是注意力，且得分未必会高。

6. 词汇

此测验主要测量人的言语理解能力，与抽象概括能力有关，同时能在一定程度上了解其知识范围和文化背景。研究表明，它是测量智力 G 因素的最佳指标，可靠性很高。但其记分较麻烦，评分标准难掌握，实施时间也较长。

7. 数字符号

此测验主要测量一般的学习能力、知觉辨别能力及灵活性，以及动机强度等。该测验与工种、性别、性格和个人缺陷有关，不能很好地测量智力的 G 因素，但具有记分快、不受文化影响的特点。

8. 图画填充

此测验主要测量人的视觉辨认能力，以及视觉记忆与视觉理解能力。填图测验有趣味性，能测量智力的 G 因素，但它易受个人经验、性别、生长环境的影响。

9. 木块图

此测验主要测量辨认空间关系的能力、视觉结构的分析和综合能力，以及视觉—运动协调能力等。在临床上，该测验对于诊断知觉障碍、注意障碍、老年衰退具有很高的效度。

10. 图片排列

此测验主要测量受测者的分析综合能力、观察因果关系的能力、社会计划性、预期力和幽默感等。它也可以测量智力的 G 因素，可作为跨文化的测验。但此测验易受视觉敏锐性的影响。

11. 图形拼凑

此测验主要测量处理局部与整体关系的能力、概括思维能力、知觉组织能力以及辨别能力。此测验与其他分测验相关度较低，并对受测者的鉴别力要求不高。

（三）对韦氏智力量表的评价

韦氏从实践出发所编制的 WSs 系列，不仅受到临床心理学家和教育家的关注，也广泛应用于其他专业，成为当今最通用的个体智力测验。尽管韦氏智力量表有某些不足，但是到目前为止还是被广泛用作智力诊断的工具。至 1981 年，有关韦氏智力量表的资料已在各种出版物上刊登了 3 000 多篇，足见其影响之大。

1. 韦氏智力量表的优点

它与斯坦福—比内量表相比，具有以下一些优点：

（1）韦氏智力量表具有复杂的结构，不但有言语分测验，还有操作分测验，可同时提供三个智商分数和多个分测验分数，能较好地反映一个人智力的全貌和测量各种智力因素。整个韦氏智力量表的三套量表互相衔接，适用的范围可从幼儿直至成年，是一套比较完整的智力量表。

（2）韦氏智力量表用离差智商代替比率智商，既克服了计算成人智商的困难，又解决了在智商变异上长期困扰人们的问题。当然，离差智商的概念并不是韦克斯勒发明的，如奥蒂斯测验、宾特纳一般能力测验中也曾用过离差智商，但自韦克斯勒之后，离差智商这一概念才在智力测验中广为应用。

（3）韦氏智力量表临床应用的多，积累了大量的资料，已成为临床测验中的重要工具。除可测量智力外，还可研究人格，而且可以作为神经心理学的主要测量量表。韦克斯勒报道，如数字广度、数字符号、木块图案等分测验的成绩随年龄增高而降低，这些测验与另一类不受年龄影响的分测验（词汇、知识和图片排列等）成绩的比值，即"退化指数"，可作为脑功能退化的商数。

2. 韦氏智力量表的缺点

韦氏智力量表的主要缺点如下：

（1）韦氏智力量表的三个独立本的衔接欠佳，表现在同一受测者用两个相邻量表测验如 WAIS 和 WISC 时，其智商水平在 WAIS 的系统性高于 WISC。

（2）测验的起点偏难，有的分测验（如相似性测验）方法对低智力者难以说明，故不便测量低智力者。

（3）有的分测验项目过多（如词汇测验），增加测验时间；有的相反，项目过少（如物体拼凑测验），难以调整项目难度，且不便作分半相关信度检验。

3. 韦氏智力量表的版本

为了克服测验程序复杂费时这一缺点，韦氏三个智力量表均有简式版本，如二合一、三合一至五合一（或六合一）简式。Sattle（1982）认为，使用词汇和木块图案来估计智商为最理想的二合一简式组合，而四合一的简式组合通常选用词汇、算术、图片排列和木块图案四个分测验。龚耀先（1983）计算了 WAIS—RC 各分测验与言语量表、操作量表和全量表得分的相关，结果言语部分以知识、相似性和词汇分测验为代表测验，操作部分以图画填充、木块图案和图片排列三个分测验为代表测验，这六个分测验可组合成各种形式的二合一至六合一简式。但使用简式量表要慎重，因其效度和信度比全量表为低。

四、注意事项

第一，在操作修订韦氏量表时，一定要按本量表的标准程序进行。这些程序在手册中均有规定，所以采用此量表的人员，一定要阅读手册。除非在临床应用时，因某些特殊情况，在不得已的情况下可进行适当变动。

第二，主测者必须受过进行个别和团体测验的训练，掌握了本量表的测验技术——提问技术、鼓励回答的技巧、书写回答格式、记分方法、记分标准、原始分（粗分）换算标准分（量表分）的方法、计算智商的方法、对结果作解释等。

第三，测验材料有组织，以方便测验时取用，能得心应手，不致紊乱，不影响进行时间。主测者井井有条，受测者操作自由；主测者忙乱不堪，会对受测者的操作带来不良影响。

第四，测验时间要选择恰当，这是与受测者建立良好协调关系所必需的。受测者应在精力充沛、身体舒适、没有急事的时候来接受测验。

第五，主测者应努力取得受测者的合作，尽量使他们保持对测验的兴趣，用如下一些鼓励之词往往是有效的，如"好""这不花你许多时间吧""这里还有另一些不同方式的""我想你一定会感兴趣"。但不说"对""不错""再来试试看"等。

第六，有些项目无时限，但不是让受测者任意延长。如果肯定受测者已经无回答了，再延长时间也没有意义,这时便进行下一项目。一般来说有 10 秒或 15 秒钟可以考虑好回答。

第七,每一个测验均有指导语。主测者即使很有经验,在测验时也要经常阅读指导语,不然,会不照原语句讲,或者会改变原意,这是不允许的。

第八,受测者对每一项目的回答均按原话记录,并将其分数全部记录在该项目后面。有些分测验开头几项免作,但要记上应有分数。

第二单元 联合型瑞文测验(CRT)

一、学习目标

掌握联合型瑞文测验的实施、记分及结果解释方法。

二、工作程序

(一)测验的实施

1. 测验材料

本测验为非文字智力测验,由李丹、王栋等(1989)根据瑞文(J. C. Raven)的渐进矩阵测验的标准型与彩色型联合而成。测验材料是由 72 幅图案、72 个测题构成的一本图册,内分六个单元(A、A_B、B、C、D、E),每单元 12 题,前三单元为彩色图案,后三单元为黑白图案。

2. 适用范围

5~75 岁受测者皆可借此测验粗评智力等级。此测验可用于有言语障碍的智力测量,亦可作为不同民族、不同语种间的跨文化研究工具。

3. 施测步骤

测验开始时,主测者先发记录纸,要求受测者填好姓名、性别、年龄等项,并用阿拉伯数字填上出生日期,然后发测验图册。

本测验施测很简单,给每个受测者发一本题册和一张答卷纸即可。测验时,只需主测者用例题做一下示范,受测者就能明白测验规则。每个题目由一幅缺少一小部分的大图案和作为选项的 6~8 张小图案组成,测验中受测者根据隐藏在一系列抽象符号和图案中的规律,选择某个小图案放入大图案中缺少的位置上(见图 3—10)。

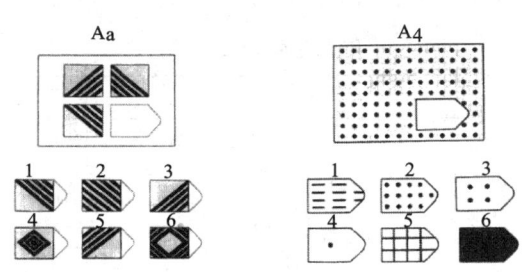

图 3—10 瑞文测验图例

下面是本测验实施的一些具体要求：

（1）一般正常的三年级以上的儿童与65岁以下成人均可团体施测，幼儿、智力低下者和不能自行书写的老年人则可个别施测。

（2）测验开始时，主测者先发记录纸，要求填好姓名、性别、年龄等项。然后发下测验图册，请受测者打开第一页（A_1）说："看上面一张图，图下角缺一块，请你从下列的6块图片中选最合适的一块补上去。"先让受测者尝试一下，最后将正确答案"4"号告诉大家，并请他们将号码"4"写在记录纸上与A_1对应的空格里。个别施测时，由受测者指出他确认的图形，由主测者在记录纸上记录相应的号码。

（3）在受测者都掌握了方法后，接着翻到下一页（A_2），并告诉大家以下每图都有缺少的一角，要求从下面的几个小块图中找到一个最合适的补上去，并把它的号码写到记录纸相应的空格内。"注意，A_2的答案应是'5'，大家核对一下，错了可以改正"稍停，"好，现在开始一页一页做下去。注意不要翻过了页，不要跳过去做，要对好题号写，不要写错位置。"

（4）"本测验限在40分钟内交卷，能做多少即做多少。"说完，开始计时。测验进行到20分钟及30分钟各报一次时间，请大家在刚完成的答案下划一记号"——"。测验时间满40分钟时，要求立即交卷。

（5）幼儿及弱智者在个别施测中当进行到C、D、E三单元时，每单元如连续3题不通过，则该单元不再往下进行，未测项目都按不通过计，但A、A_B、B三单元不管做对多少都必须做完。

（二）测验的记分

1. 原始分的获得

本测验题一律为二级评分，即答对给1分，答错为0分。受测者在这个测验上的总得分就是他通过的题数，即测验的原始分数。

2. 原始分的转换

本测验的量表分数是先将受测者的原始分数换算为相应的百分等级，再将百分等级转化为IQ分数。例如，一个16岁城市儿童测得原始总分为55分，先查百分等级常模表中得55分相应的百分等级为70，再查智商常模表得IQ为108。

（三）结果的解释

联合型瑞文测验也是采用离差智商的计算法，但应测题形式不同于韦氏智力量表，故智商的分级标准也不同于韦氏智商（见表3—6）。

表3—6　　　　　　　　　　　　瑞文智商分级标准

类别	IQ	理论分布
极优	≥130	2.2
优秀	120～129	6.7
中上（聪明）	110～119	16.1
中等（一般）	90～109	50
中下（迟钝）	80～89	16.1

		续表	
	边缘	70~79	6.7
弱智	轻度	55~69	2.2
	中度	40~54	
	重度	25~39	
	极重	≤24	

三、相关知识

（一）关于瑞文测验

瑞文测验，又称瑞文渐进测验（Raven's Progressive Matrices），是由英国心理学家瑞文（J. C. Raven）于1938年设计的一种非文字智力测验，因其使用方便，至今仍为国际心理学界、教育界和医学界所使用。该测验是以智力的二因素理论为基础，主要测量了一般因素（G因素）中的推断性能力（Eductive Ability），即个体做出理性判断的能力。它较少受到本人知识水平或受教育程度的影响，努力做到公平，故心理学家们尤其喜欢采用这个测验作为跨文化研究的工具。

瑞文测验共包括标准型、彩色型和高级渐进方阵三套测验。标准型（Standard Progressive Matrices，SPM）是瑞文测验的基本型，于1938年问世，适用于6岁到成人受测者，有5个黑白系列，共计60个项目组成。彩色型（Colour Progressive Matrices，CPM）编制于1947年，适用于5.5岁到11.5岁的儿童及智力低下的成人，分为三个系列，共计36个测验项目组成。高级型（Advanced Progressive Matrices，APM）包括渐进矩阵Ⅰ型（12题）及Ⅱ型（36题），类似于瑞文标准渐进测验，但难度更大，可对在标准型测验上得分高于55分的受测者进行更精细的区分评价。

瑞文测验在许多国家都有其修订本。我国1986年由张厚粲及全国17个单位组成的协作组完成了对瑞文标准型测验的修订，出版了瑞文标准型测验中国城市修订版；1989年，李丹、王栋等完成了彩色型和标准型合并本联合型瑞文测验（Combined Raven's Test，CRT）中国修订版的成人、城市和农村儿童三个常模的制定工作。

（二）瑞文测验的理论基础

J. C. Raven 曾同 C. Spearman 一同工作，并受到 Spearman 的影响。Spearman 认为任何活动都包含一般和特殊两种因素（即"G"和"S"因素），通常个体的智力可以用G因素解释。

但是，Raven（1927）认为笼统地用智力一词还不足以描绘人的多种认知能力，指出存在着两种既对立又有内在联系的行为，即再生性能力和推断性能力。所谓再生性能力是指个体当前所具备的回忆已获得信息并进行言语交流的能力，表明个体通过教育所达到的水平，同学校的教育内容有着密切联系；所谓推断性能力是指个体做出理性判断的能力，是智能活动的能量，较少受到本人知识水平或受教育程度的影响，对于个体适应社会生活具有重要意义。Raven 用编制的一套词语量表（The Mill Hill Vocabulary Scale）评估再生性能力，用他自己创制的另一套全部由图片组成的非言语测验测量推断性能力，这就是著名的瑞文测验。

四、注意事项

第一，主测者逐字照读指导语，对受测者提问可以重复指导语，不应擅自补充或更改。

第二，团体施测时特别要防止相互抄袭或交谈，有条件的地方最好将座位分开，并注意绝对不要让受测者直接在图册上写数字或涂画任何痕迹，因为图册是准备多次使用的。

第三，团体施测对象如超过30人，除主测者外应增加主测者助理1~2人。每次施测团体应不超过50人。

第四，主测者与主测者助理在受测者进行前5题时，应进行巡视，对不能理解解题方式或前5题不能正确回答者，单独重复指导语。

第三单元　中国比内测验

一、学习目标

掌握中国比内测验的实施、记分与结果解释方法。

二、操作步骤

（一）测验的实施

1. 测验材料

比内测验首先由比内（A. Binet）和西蒙（T. simon）于1905年编制而成，是世界上第一个正式的心理测验。我们这里选用的是吴天敏教授1982年完成的中文版第三次修订本，称"中国比内测验"。

本测验共包括51个试题，从易到难排列，均印在测验指导手册上，并准备下列必备的测验材料：

（1）两个1寸半×2寸半的长方形（最好用卡片纸），把其中一个剪成两个三角形。

（2）黑（或灰色）纽扣13个。

（3）三张卡片分别写上："桌子""饼""老鼠""汽车""工人""河""妈妈""老师""我"。

（4）3寸见方白纸若干张（每人用一张）。

（5）五张卡片分别写上："爱""残暴""光荣""狡猾""隆重"。

（6）剪刀一把。

（7）铅笔两支。

（8）橡皮一块。

（9）小草稿纸若干张。

（10）跑表（或有秒针表）一只。

（11）记录纸若干份（每人一份）。

2. 适用范围

本测验适用于2~18岁受测者，农村和城市受测者共用一套试题。

3. 施测步骤

（1）测验开始之前，主测者让受测者或替受测者填明记录纸上的简历，并签上自己的姓名。请主测者签名是为了日后遇有情况不清之处，请主测者协助解决。

（2）施测时，先根据受测者的年龄从测验指导书的附表中查到开始的试题，如2~5岁儿童从第一题开始作答，6~7岁儿童从第7题开始作答等。然后按指导书的实施方法进行测验。

（3）对照着记录纸，逐题熟读各题的指导语，要求能在指导受测者做每个试题时自然而准确地说出，不至于张口结舌或自行编造。

（4）受测者连续有五题不通过时，停止测验，并对他说："好了，就到这儿吧，谢谢你。"

（二）测验的记分

1. 原始分的获得

（1）通过1题记1分。各试题附带的答案，有的是唯一正确答案，是不能牵强附会的；有的则只是代表性答案。凡符合该答案含义的答案，即使语句与正确答案不同，也是可以通过的。

（2）将受测者答对若干试题的分数，加上承认他能通过的试题的分数，即"补加分数"，便得到测验的总分。

2. 原始分的转换

根据受测者的实足年龄和总分，从指导书的智商表中即可查到相应的智商。在这里，实足年龄的计算是用测验的年、月、日减去出生的年、月、日，结果计年和月份，凡超过15天或整15天的日数按一月计，不足15天的一律不计。

（三）结果的解释

中国比内测验现在也是采用离差智商的计算法，但因其智商的平均数为100，标准差为16，故智商的分级标准也不同于韦氏智商（见表3—7）。

表3—7　　　　　　　　　　比内—西蒙量表的智商分布表

智力等级	智商范围	理论百分数
非常优秀	≥140	1.6
优秀	120~139	11.3
中上	110~119	18.1
中等	90~109	46.5
中下	80~89	14.5
边缘状态	70~79	5.6
智力缺陷	≤69	2.9

另外，智力缺陷又可分为愚鲁（IQ为50~69）、痴愚（IQ为25~49）和白痴（IQ为25以下）三个等级。

三、相关知识

（一）比内—西蒙量表的发展

该量表的最早版本是由法国心理学家比内（A. Binet）和医生西蒙（T. Simon）于1905年编制而成，称比内—西蒙量表。1905年的量表有30个由易到难排列的项目，可用来测量各种各样的能力，特别侧重于测量判断、理解、推理能力，亦即比内所谓智力的基本组成部分。1908年，比内发表修订后的比内—西蒙量表，删掉了1905年量表中不合适的测验项目，增加了一些新的测验项目，使总数达到59个。此外，在修订本中，他将测验成绩用"智力年龄"表示，并建立了常模，这是心理测验史上的一个创新。比内—西蒙量表的第二次修订本于比内不幸去世的1911年发表。这次修订没有重大变化，只是改变了几种年龄水平分组，并扩展到成人组。

专栏 3—2 人物：比内

比内（Alfred Binet 1857—1911）法国实验心理学家、智力测验的创始人。1857年7月8日生于尼斯，1911年10月18日卒于巴黎。他是其所处时代最杰出的法国心理学家。比内年轻时从医，后对心理学感兴趣。1889年，他与H.博尼在巴黎大学创立法国第一所心理学实验室，1892—1911年任该室主任。1895年，在他和同事V.亨利的倡导下，法国出版了第一种心理学杂志《心理学年报》。他最初对心理变态现象发生兴趣，并以易受暗示性的研究而闻名。

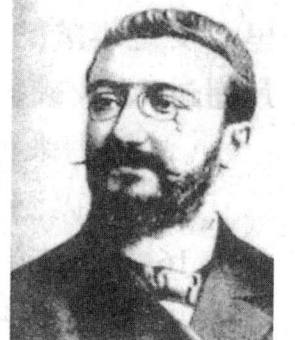

后来，他的兴趣逐渐转到试图发展一种测量推理能力和其他高级心理过程的实验技术，其中他的更重要的贡献是与T.西蒙一同创造了测量智力的方法。1904年秋，比内因法国公共教育部长的邀请组织了一个专门的委员会，研究智力落后儿童的教育问题。1905年，同T.西蒙在一份报告中强调，为执行专门委员会的建议，必须诊断儿童的智力，把智力落后儿童与正常儿童区分开来。为此，他们编成了《比内—西蒙量表》，也称《1905年量表》，这是世界上第一个正式的心理测验。在该量表中，有30个难度不同的试题，用以区分判断、理解和推理的能力。

1908年，比内和西蒙发表了《比内—西蒙量表》的修订本，这个修订本不仅增加了试题，而且使试题的难度随年龄的增加而上升，量表的应用年龄是3～16岁，最主要的改变是以"智力年龄"来表示测验结果。1911年又发表了这个量表的第二次修订本，把应用年龄改为3～18岁。不幸的是，比内在这次修订本出版之前逝世。

不久，比内—西蒙的智力量表就被移植到许多国家，其中在美国著名的是推孟（L. Terman）所修订的斯坦福—比内智力量表。比内著述也很多，其《智力的实验研究》（1902）、《语句的记忆》（1895）、《推理心理学》（1886）等都有重要的科学意义。

自比内—西蒙量表发表以后，尤其是 1908 年量表发表之日起，比内—西蒙量表就吸引了全世界心理学家的注意，各种文字的翻译本和修订本相继出现。1908 年首先由戈达德（H. Goddard）把它翻译成英语并加以应用，之后有明尼苏达大学的库尔曼（F. Kulman）的修订本，其中以斯坦福大学推孟教授于 1916 年修订的斯坦福—比内量表最负盛名，史称 1916 年量表。此量表对比内—西蒙量表作了许多修改，增加了近 1/3 的新题，修改了部分原有题目和部分测题的年龄水平。并在 1916 年的量表中，首次引入了比率智商的概念，以 IQ 作为比较人聪明程度的相对指标。

20 年后，推孟和助手梅里尔（M. A. Merrill）于 1937 年第一次对斯坦福—比内量表进行修订，修订后由 L 和 M 型两个等值量表构成。1937 年量表比 1916 年量表所测年龄范围扩大，1916 年量表范围为 3～13 岁，1937 年量表范围为 2～18 岁。并且，此次修订重新选择样本的代表性使量表信度和效度符合编写要求。

1960 年，推孟和梅里尔再度合作，将 1937 年量表 L 型和 M 型中的最佳项目合并成单一的量表，称 L - M 型。此次修订除对样本的代表性较 1937 年时更广泛外，重大的改革是采用了韦氏量表的离差智商替代比率智商，其平均数为 100，标准差为 16。1972 年，推孟和梅里尔对斯坦福—比内量表又作了一次修订，测验本身无修订，只是随着时间的推移制定了新的常模，其修订本于 1973 年出版。

1985 年桑代克（R. L. Thondike）、哈根（E. P. Hagan）和沙特勒（J. M. Sattler）等人对斯坦福—比内量表进行了重大修改，称斯坦福—比内量表第四版（S - B_4）。这次修订的版本与以往各次修订的版本相比有很大的不同，从智力模型、实施测验、记分与结果解释，都做了很大改变。

专栏 3—3　斯坦福—比内第四版简介

一、S - B_4 的理论模型

S - B_4 的编制者用一个三层次的认知能力结构模型作为编制量表的框架。这一模型的最高层是一般智力 G 因子；第二层采用了改良过的卡特尔的流体智力与晶体智力，在此之外又增加了短时记忆能力。其中晶体智力之下又分为语言推理和数量推理两种能力，流体智力又称为抽象/视觉推理能力。在这里我们可以看出，S - B_4 比其他任何总体智力测验更为强调记忆能力。

二、S - B_4 的分测验

S - B_4 由 15 个分测验组成，其中 9 个测验来源于第三版，另外 6 个是新添项目，这是 S - B_4 第一次使用分测验的形式。这 15 个分测验是对 4 个认知区域的评估，它们分别是：(1) 语言推理，包括词汇、理解、谬误和语词关系 4 个分测验；(2) 数量推理，包括数量、数列关系和建立等式 3 个分测验；(3) 抽象/视觉推理，包括图形分析、仿造、矩阵和折纸剪纸 4 个分测验；(4) 短时记忆，包括珠子记忆、语句记忆、数字记忆和物品记忆 4 个分测验（见图 3—11）。

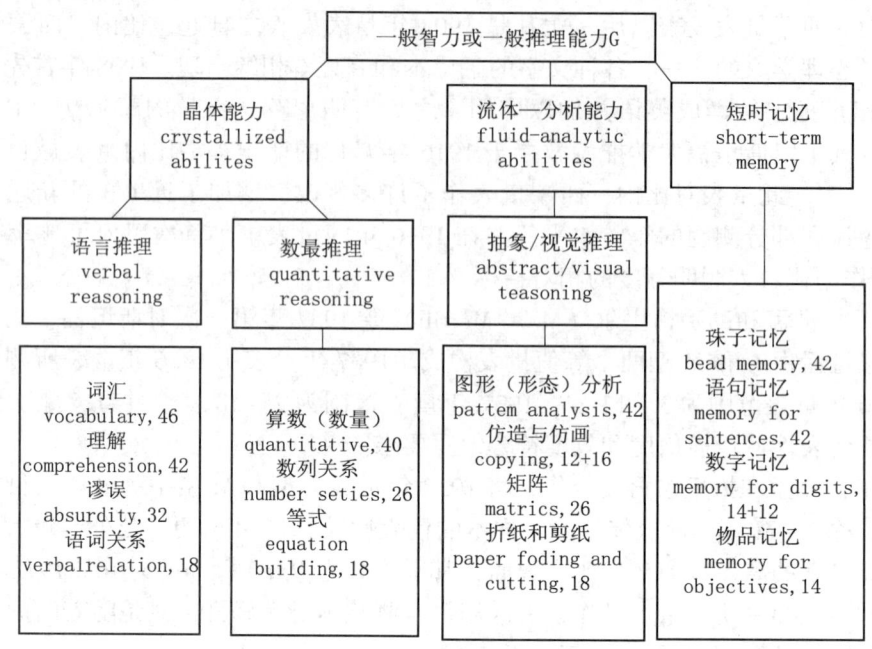

(注：图中的数字表示分测验的题数)

图 3—11 斯比量表第四版的理论框架和测验的构成

在 S-B₄ 中，对每个受测者不一定都要实施全部的 15 个分测验，有些测验只限于一定的年龄范围。例如，语词关系和建立等式对年幼儿童来说太难了，通常只施测于 8 岁及 8 岁以上的受测者；而找错和复制分测验对年长受测者来说过于容易，所以一般用于 10 岁以下的受测者。一个全套的测验一般包括 8~13 个分测验。实际的测验数量由受测者的年龄来决定。有时为了特殊的目的或原因，也可以采用简式。简式大约包括 4~8 个分测验。

三、S-B₄ 的实施与记分

在 S-B₄ 的实施中，词汇测验总是为第一个分测验，它的功能是作为唤起测验，根据词汇分测验的分数和实际年龄，施测者就能决定受测者在其余分测验上从哪一个水平进行测验。施测其他分测验时，主测者需为每个分测验决定基准水平（Basal Level）和最高水平（Ceiling Level）。基准水平就是在 S-B₄ 的分测验中，低于此水平受测者基本都能正确回答的项目水平；而最高水平，就是在此以上，受测者几乎不能正确回答的项目水平。确定了基准水平和最高水平，测验也就终止了。

S-B₄ 和 L-M 型一样，也是采用离差智商记分法。首先把各分测验的原始分数转换为标准年龄分（SAS），SAS 以 50 为均值，8 为标准差，其计算公式如下：

$$SAS = 50 + \frac{8(X - \bar{X})}{SD}$$

式中，SAS 为标准年龄分数；X 为原始分；$\bar{X}$ 为原始分均数；SD 为标准差。

其次，将每个认知区域所含分测验的标准分相加，分别得到言语推理、数量推理、抽象/视觉推理和短时记忆四个区域分。最后，各认知区域分相加转换为合成标准年龄分

（composite SAS），按均值为 100、标准差为 16 的公式计算。

S－B$_4$标准化样本是按 1980 年美国人口调查结果进行的分层抽样，总体样本为 5013 个受测者，产生了 2 岁 0 个月到 23 岁 11 个月的常模。由于 S－B$_4$适用于任何年龄受测者，因此产生 24 岁及以上年龄个体的常模也仅是一个时间问题。

自从比内—西蒙测验在世界上广为传播以来，我国心理学家就试图把智力测验移植到中国来。1924 年，陆志韦先生在南京发表了他所修订的《中国比内—西蒙智力测验》，它实际上来源于美国 1916 年修订的斯坦福—比内量表，本测验适合于江浙儿童使用。1936 年，陆志韦和吴天敏又发表了第二次修订本，使用范围扩大到北方。第二次修订本对 6～14 岁受测者较为可靠，对 6 岁以下及 14 岁以上受测者虽能测验，但准确性稍差。1982 年，吴天敏教授对陆志韦第二次修订的比内测验又进行了第三次修订，称作"中国比内测验"。

与第二次修订本相比，第三次修订的中国比内测验作了较大修改，增删了部分项目，测题按难度顺序排列，测验对象年龄范围扩大到 2～18 岁，基本上每一年龄段 3 个试题，共计 51 个题目。在评定成绩的方式上，放弃了比率智商，而采用离差智商的计算方法来求 IQ。

（二）中国比内测验的内容（见表 3—8）

表 3—8　　　　　　　　　　　中国比内测验

1. 比圆形	18. 找寻数目	35. 方形分析（二）
2. 说出物名	19. 找寻图样	36. 记故事
3. 比长短线	20. 对比	37. 说出共同点
4. 拼长方形	21. 造语句	38. 语句重组（一）
5. 辨别图形	22. 正确答案	39. 倒背数目
6. 数纽扣 13 个	23. 对答问句	40. 说反义词（二）
7. 问手指数	24. 描画图样	41. 拼字
8. 上午和下午	25. 剪纸	42. 评判语句
9. 简单迷津	26. 指出谬误	43. 数立方体
10. 解说图画	27. 数学技巧	44. 几何形分析
11. 找寻失物	28. 方形分析（一）	45. 说明含义
12. 倒数 20 至 1	29. 心算（三）	46. 填数
13. 心算（一）	30. 迷津	47. 语句重组（二）
14. 说反义词	31. 时间计算	48. 校正错误
15. 推断情景	32. 填字	49. 解释成语
16. 指出缺点	33. 盒子计算	50. 区别词义
17. 心算（二）	34. 对比关系	51. 明确对比关系

现将几种常见类型的题目各举例如下：

27. 数学技巧。要求受测者填出空缺的数字，使数字矩阵中每一行与每一列的和都相等。

```
  * 7 *        * * 3
  9 4 4        * * *
  * * *        0 8 5
```

28. 方形分析（一）。要求受测者在方形上画线，分割成指定形状的部分。共有6个项目，其中两个项目如图3—12所示。

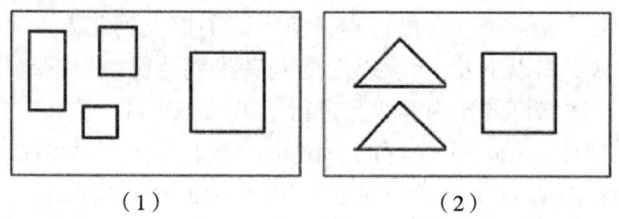

图3—12　方形分析示例

29. 心算（三）。共3个项目，其中第2题为：有一个人每小时能走8里半路，现在他走的这条路是25里半，请问他得走几小时呢？

38. 语句重组（一）。要求受测者将句子中颠倒的词整理好，使之成为通顺的一句话。共6个项目：

(1) 我早农村去到晨。
(2) 的谁也不他朋友是。
(3) 帮助同互相学应该。
(4) 的中秋跳月晚上舞在下。
(5) 人的大种田数是中国多。
(6) 时候吃感觉的别好饿吃饭特。

此外，吴天敏教授考虑到教育、医疗部门对智力测验的实际需要，又编制了《中国比内测验简编》（简称"简编"）。它由8个项目组成，题目均选自《第三次订正中国比内测验指导书》。吴天敏认为"简编"项目虽减少，使用省时简便，虽粗略但尚属可靠。

四、注意事项

第一，主测者对受测者必须保持一般的和善态度。对于受测者的有关试题内容的探索性问题，一概支吾过去，比如对他说："你自己想一想。"对于他的答案，不论对与不对，都不要表示肯定或否定的神态，以免影响他的测验结果。

第二，施行测验之前，应安排一间安静的房子，内设一桌两凳。施测时主测者与受测者相对而坐。主测者可将指导书立在面前，以免受测者窥视主测者的记录，思想受到干扰。

第三，主测者必须按照各试题的时限控制时间，不可随意延长或缩短。时限不包括主测者用的时间。

第四，记录要尽量用受测者原话，以便根据真实材料核对分数。在测验进行过程中，主测者除按指导语让受测者回答试题外，凡属闲话，一概不说。

第二节 人格测验

人格测验多达数百种，由于其依据的人格理论不同，所采用的方法也不同。但总的来讲，主要分为两大类：一类为结构明确的自陈量表，一类为结构不甚明确的投射技术。由于投射技术的施测、记分和结果解释均太复杂，不是专业的心理测验人员很难掌握，故这里仅介绍几个常用的自陈量表。

专栏3—4 自陈量表的编制方法、题目形式及其特点

自陈量表（self-report inventory）又称"自陈问卷"，是由受测者本人对自己的人格特质按自己的意见进行评定的一种方法。它的一个特点是高度结构化，另一特点是都建立了标准化常模，因此它有时又被称为"客观式人格问卷"。

一、自陈量表的编制方法

1. 逻辑分析法

在用逻辑分析法编制测验时，首先确定要测量的特质，然后编写出一些看来能测量这类特质的题目，编制成问卷。这类人格测验主要包括爱德华个人偏好量表（EPPS）、詹金斯活动调查表（JAS）和显性焦虑量表（MAS）等。

2. 经验效标法

在用经验效标法编制测验时，测验项目的选择完全是以实证资料为依据，也就是说只保留那些能够将效标组与控制组区分开的项目，而不管其内容看来是否合理。这类人格测验主要包括明尼苏达多相人格测验（MMPI）和加州心理量表（CPI）等。

3. 因素分析法

这种方法是以因素分析的统计方法为基础，先以大量的测验题目给大量的受测者施测，然后找出相关的题目构成一个因素，一种因素代表一种人格特质。这类人格测验主要包括卡特尔16种人格因素测验（16PF）和艾森克人格问卷（EPQ）等。

4. 综合法

较新的人格测验编制方法是将以上三种方法结合起来，而不是采用其中之一。首先采用逻辑分析法经由推理获得一大批题目，然后采用因素分析法编制出若干同质量表，最后将同质量表中没有效标效度的题目删掉。这种人格测验编制的新方法最有代表性的是杰克逊人格问卷（JPI）。

二、自陈量表的题目形式

1. 是非式

提供一个陈述句或疑问句，并列出"是"和"否"两种选项，要求受测者选择其中的一个选项。例如：

我喜欢看机械方面的杂志。　　　　　是□　　　否□

你曾无缘无故觉得"真是难受"吗？　是□　　　否□

2. 折中是非式

提供一个陈述句或疑问句，并列出"是""否"和"不一定"三种选项，要求受测者选择其中的一个选项。例如：

在群众集会中，我：

A. 谈吐自然；B. 介于 A、C 之间；C. 保持沉默。

3. 选择式

每题陈述两种个性特质（A、B），让受测者根据自己的意见选择其中符合自己实际情况的一种。例如：

A. 我常批评那些有权威和有地位的人。□

B. 在长辈或上级面前，我总是感到胆怯。□

4. 文字等级式

提供一个问句，同时列出几个程度不同的文字描述，让受测者选择。例如：

我往往把事情看得很复杂。总是□　通常□　有时□　几乎没有□

5. 数字等级式

实际上是文字等级式的变式，只不过是将文字式选项改为数字式选项。例如：

你对自己的工作满意吗？

非常满意--------------非常不满意
　　　　1　2　3　4　5

三、自陈量表的特点

第一，自陈量表的题量较大，多数用于测量人格的若干特质。例如，著名的"明尼苏达多相人格测验"总共有 566 个是否项目，包含 4 个效度表和 10 个临床量表，其中临床量表可以测量人格的 10 种特质；"卡特尔 16 种人格因素量表"共有 187 个项目，用以测量人格结构的 16 种特质。当然，也有的量表尽管题量较大，但只测人格的一个方面，如"内—外向量表"。

第二，自陈量表通常采用纸笔测验，即将测验项目印在纸上装订成册，另有一张答卷纸，将备选项印在答卷纸上，受测者一边阅读测验项目，一边在答卷上选择适合于自己的选项。这样可以同时测量许多人。近年来，由于计算机的发展和普及，人们为了省去评分和计算上的麻烦，将测验编成计算机程序，受测者直接在机器上作答，计算机根据受测者答题的情况直接打印出测量结果。

第三，自陈量表的计分规则简单而客观，施测手续比较简便，测量分数容易获得解释。因此，一般对测验情境和施测者的要求不像智力测验那样严格。

第一单元 明尼苏达多相人格测验（MMPI）

一、学习目标

掌握明尼苏达多相人格测验的实施、记分与结果解释方法。

二、工作程序

（一）测验的实施

1. 测验材料

明尼苏达多相人格测验（MMPI）问世于 1943 年，由明尼苏达大学哈特卫（S. R. Hathaway）和麦金利（J. C. Mckinley）根据经验效标法编制而成。这里我们选用的是宋维真教授1989年修订的中文版本。

MMPI 共包括 566 个自我报告形式的题目，实际上为 550 个题目，其中 16 个题目为重复题。这些题目有的印在卡片上，有的印在小册子上。使用时可分个人式及分组式两种。所需时间最多的是 90 分钟，经常是 45 分钟。如果文化水平低可能超过 2 小时，精神病患者更长，如果只为了精神病临床诊断使用，可做前 399 题。

2. 适用范围

年满 16 岁、具有小学毕业以上的文化水平、没有什么影响测验结果的生理缺陷者均可参加此测验。也有一些研究者认为，如果受测者合作并能读懂测验表上的每个问题，13～16 岁的少年也可以完成此测验。

3. 施测步骤

施测 MMPI 有两种主要形式：第一种为卡片式，即将测验题目分别印在小卡片上，让受测者根据自己的情况，将卡片分别投入贴有"是""否"及"无法回答"标签的盒内。

第二种为手册式，通常都是分题目手册和回答纸，让受测者根据题目手册按自己的情况在答案纸上逐条回答。如果受测者比较慌乱，不能按指导语要求去做，可以由固定的一个人将题目读给受测者听，并由主测者记录反应，这样结果会更有效。

卡片式适用于个别施测，手册式既可用于个别施测，也可用于团体施测。

除以上两种操作形式外，还有供特殊受测者用的录音带形式及各种简略式（题目少于 399 个），但无特殊情况时，一般都采用 399 题或 566 题的问卷式。而目前使用更广泛的是人机对话形式的计算机施测方式。

在进行测验前，主测者必须熟悉测验的全部材料（包括调查表的内容、简介及指导语），了解受测者的情况（如受测者的理解力、识字能力及身体状况）。进行测验的房间在亮度与温度方面要适当，并且尽可能保持安静。

在开始测验时，首先要把问卷封面的指导语读给受测者听，并说明做完全部测验大约需要多少时间。测验开始后，主测者要看一下每个受测者是否已在答卷纸上把姓名、性别、住址等项填写好，所答题目号数与答卷上的题号是否符合等。

(二) 测验的记分

1. 原始分的获得

记分方法有两种：一种是微电脑记分，将特制的回答纸放入光电阅读器内，结果便可计算出来。另一种是模板记分，需借助14张模板，每张模板上均有一定数量的与记分键相应的记分圆洞。具体步骤如下：

（1）将答卷纸上受测者对同一题目上划上两种答案的题号用颜色笔划去，与"无法回答"的题数相加，作为Q量表的原始分数。如果566题版本原始分数超过30分，或399题版本原始分超过22分，则答卷无效。

（2）将每个量表的记分模板依次覆盖在答卷纸上，数好模板上有多少个圆洞里画上了记号，这个数目就是此量表的原始分数，然后登记在答卷上此量表的原始分数栏内。

（3）在下列5个量表的原始分数上分别加上一定比例的K分：$H_s+0.5K$、$Pd+0.4K$、$Pt+1.0K$、$Sc+1.0K$、$Ma+0.2K$。

2. 原始分的转换

（1）由于每个量表的题目数量不同，各量表的原始分数无法比较，因此需要换算成T分数。转换分数的方法采用如下公式：

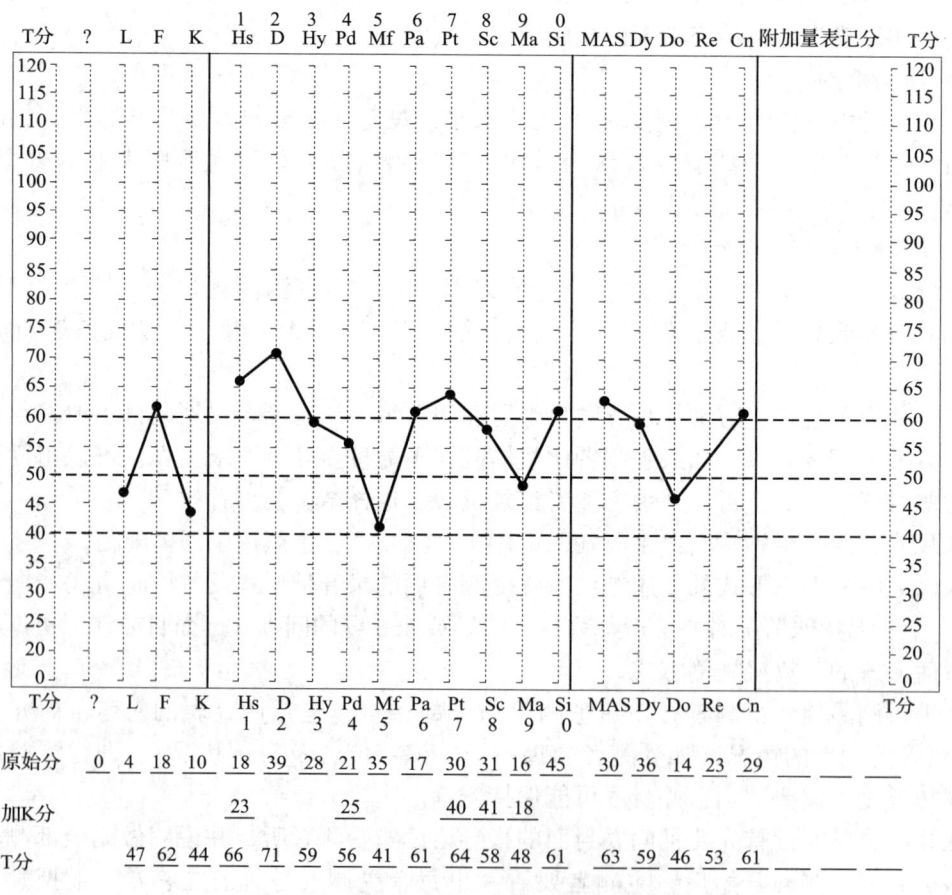

图3—13 某受测者MMPI剖析图示意图

$$T = 50 + \frac{10(X - \bar{X})}{SD}$$

式中 X 表示某一受测者在某一量表上所得的原始分数，$\bar{X}$ 表示受测者所在样本组原始分数的平均数，SD 表示该样本组原始分数的标准差。在测验说明书中附有换算表，可通过查表将原始分数直接换算成 T 分数。

（2）将各量表 T 分数（Hs、Pd、Pt、Sc、Ma 为加 K 后的 T 分数）登记在剖析图上，各点相连即成为受测者人格特征的剖析图（见图 3-13）。

（三）结果的解释

MMPI 的解释主要是考虑各量表的高分特点，如果那个分量表的 T 分在 70 以上（按美国常模），或 T 分在 60 分以上（中国常模），便视为可能有病理性异常表现或某种心理偏离现象。

三、相关知识

（一）关于明尼苏达多相人格测验

明尼苏达多相人格测验（Minnesota Multiphasic Personality Inventory，MMPI）问世于1943年，由明尼苏达大学教授哈特卫（S. R. Hathaway）和麦金利（J. C. Mckinley）合作编制而成。该测验的问世是自陈法人格测验发展史上的一个重要里程碑，对人格测验的研究进程产生了巨大影响。到目前为止，它已被翻译成各种文字版本达100余种，广泛应用于人类学、心理学和医学领域，是世界上最常引证的人格自陈量表。我国宋维真等已修订成适合中国情况的量表。

MMPI 是根据经验性原则建立起来的自陈量表。在选择调查表的每个问题时，哈特卫和麦金利二人进行了深入细致的工作。首先从大量病史、早期出版的人格量表及医生笔记中搜集了一千多个题目，然后就这些题目施测于正常人与病人受测者，并比较两组人对题目的反应。如两组对题目的反映确有差别，则该题保留，反之则予以淘汰。按此原则，共选取了 550 个题目，每一题目都是通过两组受测者的实际反应确定的，因而在以后测量其他人群时自然有辨别作用。

在 MMPI 之前的人格测验，只能测量很少的人格特征。哈特卫和麦金利二人希望编制一个能同时对人格做出"多相"评价的工具。为此，他们在编制此测验时不只采用一个异常组，而是根据当时流行的精神疾病分类，每种疾病确定为一个异常组，通过重复测验、交叉测验，最后确定出八个临床量表。后来增加的"男子气—女子气"量表的题目，是根据男女受测者的反应选择的；而"社会内向"量表的题目是根据大学生内向和外向两组的反应选择出来的。为了克服受测者的态度和反应定势的影响，在测验中还设定了 4 个效度量表。

临床量表如下：

（1）Hs（Hypochondriasis）疑病量表。

（2）D（Depression）抑郁量表。

（3）Hy（Hysteria）癔症量表。

（4）Pd（Psychopathic deviate）社会病态量表。

（5） Mf（Masculinity - femininity）男子气—女子气量表。

（6） Pa（Paranoia）偏执狂量表。

（7） Pt（Psychasthenia）精神衰弱量表。

（8） Sc（Schizophrenia）精神分裂症量表。

（9） Ma（Hypomania）轻躁狂量表。

（10） Si（Social introversion）社会内向量表。

效度量表如下：

（1） Q（Question）不能回答的问题，或用"?"代表。

（2） L（Lie）说谎分数。

（3） F（Validity）诈病量表。

（4） K（Correction）校正分量表。

1966年编制者对 MMPI 作了修订，称 Form R，即现在的通用本。Form R 的内容无改变，只是对题目的顺序作了重新排列，把与临床有关的题目集中在前399题，后面的题目主要用于研究。如果只是为了精神病的临床诊断，仅做前399题便可以了。1989年，MMPI 出版者对 MMH 作了重大修改，推出了 MMPI-2。目前，我国也有 MMH 及 MMPI-2 的修订版本，但后者不及前者应用广泛。

（二）**MMPI 的量表及其意义**

MMPI 共有14个量表（研究量表未算在内），其中临床量表10个，效度量表4个，均集中在1~399题。

1. 临床量表

（1）疑病（Hs）。共33个题目，它反映受测者对身体功能的不正常关心。得分高者即使身体无病，也总是觉得身体欠佳，表现疑病倾向。量表 Hs 得分高的精神障碍患者，往往有躯体化障碍、疑病症、神经衰弱等临床诊断。

（2）抑郁（D）。共60个题目，它与忧郁、淡漠、悲观、思想与行动缓慢有关，分数太高可能会自杀。得分高者常被诊断为抑郁性神经症或抑郁症。

（3）癔症（Hy）。共60个题目，评估用转换反应来对待压力或解决矛盾的倾向。得分高者多表现为依赖、天真、外露、幼稚及自我陶醉，并缺乏自知力，往往被诊断为癔症（转换性癔症）。

（4）社会病态（Pd）。共50个题目，可反映受测者性格的偏离。高分数的人为脱离一般的社会道德规范，蔑视社会习俗，常有复仇攻击观念，并不能从惩罚中吸取教训。在精神障碍患者中，多诊断为人格异常，包括反社会人格和被动攻击性人格。

（5）男子气—女子气（Mf）。共60个题目，主要反映性别色彩。高分数的男人表现敏感、爱美、被动、女性化，他们缺乏对异性的追求。高得分的妇女被看作男性化、粗鲁、好攻击、自信、缺乏情感、不敏感，在极端的高分情况下，则应考虑有同性恋倾向和同性恋行为。

（6）偏执狂（Pa）。共40个题目，高分提示具有多疑、孤独、烦恼及过分敏感等性格特征。如 T 超过70分则可能存在偏执妄想，尤其是合并 F、Sc 量表分数升高者，极端的高分者被诊断为精神分裂症偏执型或偏执性精神病。

(7) 精神衰弱（Pt）。共48个题目，高分数者表现紧张、焦虑、反复思考、强迫思维、恐怖以及内疚感，他们经常自责、自罪，感到不如人和不安。Pt量表与D和Hs量表同时升高则是一个神经症测图。

(8) 精神分裂症（Sc）。共78个题目，高分者常表现异乎寻常的或分裂的生活方式，如不恰当的情感反应、少语、特殊姿势、怪异行为、行为退缩与情感脆弱。极高的分数（T>80）者可表现妄想、幻觉、人格解体等精神症状及行为异常。几乎所有的精神分裂症患者都有80~90T得分，如只有Sc量表高分，而无F量表T分升高常提示为类分裂性人格。

(9) 轻躁狂（Ma）。共46个题目，高得分者常为联想过多过快、活动过多、观念飘忽、夸大而情绪高昂、情感多变。极高的分数者，可能表现情绪紊乱、反复无常、行为冲动，也可能有妄想。量表Ma得分极高（T>90）可考虑为躁狂症或双相障碍的躁狂症。

(10) 社会内向（Si）。共70个题目。高分数者表现内向、胆小、退缩、不善交际、屈服、过分自我控制、紧张、固执及自罪。低分数者表现外向、爱交际、富于表情、好攻击、健谈、冲动、不受拘束、任性、做作、在社会关系中不真诚。

2. 效度量表

(1) 疑问（Q）。对问题毫无反应及对"是"和"否"都进行反应的项目总数，或称"无回答"的得分。高得分者表示逃避现实，若在前399题中原始分超过22分，则提示临床量表不可信。

(2) 说谎（L）。共15个题目，是追求过分的尽善尽美的回答。高得分者总想让别人把他看得要比实际情况更好，他们连每个人都具有的细小短处也不承认。L量表原始分超过10分时，就不能信任MMPI的结果。

(3) 诈病（F）。共64个题目，多为一些比较古怪或荒唐的内容。分数高表示受测者不认真、理解错误，表现出一组互相无关的症状，或在伪装疾病。如果测验有效，F量表是精神病程度的良好指标，其得分越高暗示着精神病程度越重。

(4) 校正（K）。共30个题目，是对测验态度的一种衡量，其目的有两个：一是为了判别受测者接受测者验的态度是不是隐瞒，或是防卫的；二是根据这个量表修正临床量表的得分，即在几个临床量表上分别加上一定比例的K分。

（三）对MMPI的评价

MMPI是目前国际上应用最广的人格测验，范围之大已远远超过了传统的罗夏测验。它适用于多种不同的情况，对于临床工作和理论研究均不失为一项杰出的工具。MMPI的各个分量表都是根据经验法编制的，而且对于分数的解释也是以经验为基础，较为客观，不像其他人格测验那样随意性大，故用此量表鉴别各种精神病患者，与临床诊断的符合率较高。因为MMPI在编制过程中采用正常与异常两组受测者为样本，所以不但可提供医疗上的诊断，而且也可用于正常人的个性评定。其次，MMPI首次将效度量表纳入人格测验，并成为解释过程中的一个组成部分，提高了测验的诊断价值。

MMPI是一个极好的人格测验，但因项目较多，测试需要的时间很长，故临床上许多病人在测查时不能坚持做完，或勉强完成而影响结果。简化MMPI是心理学家十分关心的问题之一，但一直存在争论。如MMPI编制者本人就反对使用简式量表。然而有一件重要工作值得注意，范森及其同事（1984）经过几十年的努力，编制成 MMPI-168。他们发现 MMPI-168 与原量表相比具备其各种特点和诊断价值，而其他人所做的分析中，似乎表明 MMPI-168 更优于标准版本。

从 1980 年开始，宋维真等人对 MMPI 进行了修订，并在全国范围内试用。经过近十多年的研究，一致认为该量表在我国使用有一定的信度与效度。但因我国与西方国家的文化背景不同，对某些题目的理解也有所不同。如我国正常人的 D、Sc 量表 T 分明显高于西方国家，这一结果与东方国家，尤其是日本的结果极为一致，即都表现为 D、Sc 量表分明显升高。因此，在使用 MMPI 时，必须考虑到受测者所处的文化背景，并根据本民族的常模做出结论。

四、注意事项

第一，进行测验之前，一定要让受测者知道这个测验的重要性以及对他的好处，以便得到他的合作。如果有的受测者仍然轻率从事或不愿暴露自己，主测者就要凭自己的经验尽可能弄清情况，做好工作，争取受测者的合作，并详细记录测验时受测者的表现。

第二，应该向受测者讲清楚，如果他遇到什么问题不能回答，可以空下来，但应尽量回答，不要让空着的问题太多。还要告诉受测者不要对每个问题做过多考虑，个性各有不同，对每个问题的回答无所谓正确与不正确，好与不好，完全不必有任何顾虑。

第三，如果受测者问"有些想法以前有过，而现在没有了，该如何作答"时，可以告诉他以目前情况为准。

第四，填写此调查表耗时长而又枯燥，如果一个人情绪焦虑或不稳定，经常表现出对完成这个任务不耐烦，这时可将测验分成几次完成。也可以用录音带或由一个固定的人将题目读给受测者听，由受测者或主测者记录下反应，这样可能得到满意的结果。

第五，在使用 MMPI 的临床量表时，最好用英文缩写字母或者数字符号，而不要直接使用中文全译名称。因为，有些量表的名称与量表所测量的内容已经有较大的出入，容易导致误解、误判、误读。例如，用"量表7"，或"Pt 量表"字样，而不用"精神衰弱量表"字样。

第二单元　卡氏 16 种人格因素测验（16PF）

一、学习目标

掌握卡氏 16 种人格因素测验的实施、记分与结果解释方法。

二、工作程序

（一）测验的实施

1. 测验材料

卡氏 16 种人格因素测验首先由美国卡特尔（RB. Cattell）教授所编制，是用因素分析法编制问卷的典范。我们这里选用的卡氏 16 种人格因素测验中文版由戴忠恒和祝蓓里于

1988年修订完成。

本测验共有187个题目,印在一本小册子上,都是关于个人的兴趣和态度等的问题,另有答卷纸一张。

2. 适用范围

本测验适用范围很广,凡是有相当于初中以上文化程度的青年、壮年和老年人都适用。16PF属于团体实施的量表,当然也可以个别施测。

3. 施测步骤

测验时,先给每个受测者发一份答卷纸,受测者首先必须把姓名、性别、年龄、测验日期等写在答卷纸上。然后下发试题,翻到测题的说明部分,让受测者边看边听主测者朗读说明部分。接着,回答答卷纸左上方的四个例题,受测者必须掌握了答题方式之后,才可开卷进行正式测验。

本测验每一测题有三个可供选择的答案(A、B、C),答卷纸上相应地附有三个方格,请受测者将所选择的答案以"√"为符号,填到相应的方格内,即:如果选择"a"答案,就在第一个方格内划"√";选择"b"答案,就在第二个方格内划"√";选择"c"答案,就在第三个方格内划"√"。按此规则,对答卷纸上方的四个"例题"进行练习。

本测验没有时间限制,但受测者应以直觉性的反应,依次作答,无须迟疑不决,拖延时间。对每个问题的回答并没有"好"与"不好"之分,只是表明自己的态度,请受测者尽量表达自己的意见。

应当记住的是:

(1) 每一测题只能选择一个答案。

(2) 不可漏掉任何测题。

(3) 尽量不选择中性答案。

(4) 有些题目受测者可能从未思考过,或者感到不太容易回答。对于这样的题目,同样要求受测者做出一种倾向性的选择。

(二) 测验的记分

1. 原始分的获得

每一测题有a、b、c三个答案,根据受测者对每一问题的回答,分别对a、b、c记为0、1、2或2、1、0分。聪慧性(因素B)量表的题目有正确答案,每题答对得1分,答错得0分。测验一般用模板记分,模板有两张,每张可为8个量表记分。未记分前,应先检查答案有无明显错误及遗漏,若遗漏太多或有明显错误,则必须重测以求真实可信。

2. 原始分的转换

使用记分模板只能得到各个量表的原始分数,尚需要通过查16种人格因素常模表将其换算成标准分数(标准10分)。然后按各量表标准10分在剖析图上找到相应圆点,将各点连接成曲线,即可得到受测者的人格剖析图(见图3—14)。

(三) 结果的解释

本测验的16种人格因素中,1~3分为低分,8~10分为高分。根据受测者在各因素上的得分,对照图3—14或相关知识部分各因素的高低分特征,即可了解受测者的人格特征。

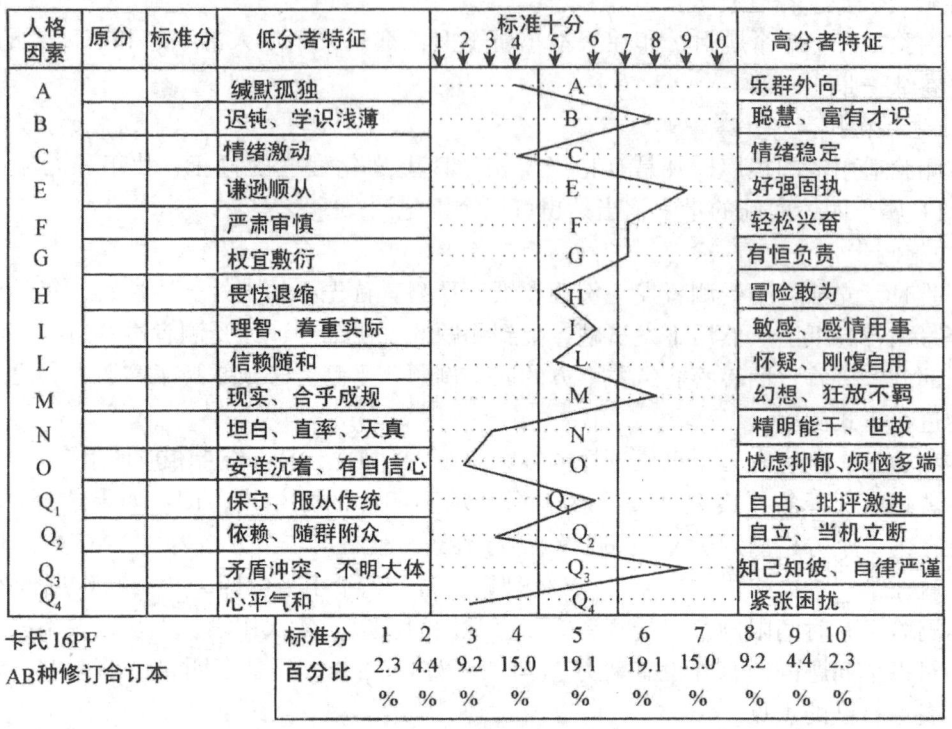

图 3—14 16PF 示意图

如果再将相应的标准分代入次元人格因素分数的计算公式或特殊应用公式，还可诊断并预测其他的各种人格特点（见专栏 3—5）。

专栏 3—5 次元人格因素及特殊演算公式的应用

一、一次元人格因素

（一）适应与焦虑性 ＝ （$38+2L+3O+4Q_4-2H-2H-2Q_3$）÷10

低分者生活适应顺利，通常感觉心满意足，但极端低分者可能缺乏毅力，事事知难而退，不肯奋斗努力。高分者通常易于激动、焦虑，对于自己的境遇常常感觉不满意，高度的焦虑不但降低工作的效率，而且也会影响身体的健康。

（二）内向与外向性 ＝ （$2A+3E+4F+5H-2Q_2-11$）÷10

低分者内向，通常羞怯而审慎，与人相处多拘谨不自然。高分者外向，通常善于交际，不拘小节，不受拘束。

（三）感情用事与安详机警性 ＝ （$77+2C+2E+2F+2N-4A-6I-2M$）÷10

低分者情绪多困扰不安，通常感觉挫折气馁，遇到问题需经反复考虑才能决定，但平时较为含蓄敏感，温文尔雅，讲究生活艺术。高分者安详机警，果断刚毅，有进取精神，但常常过分现实，忽视了许多生活的情趣，遇到困难，有时不经考虑，不计后果，便贸然行事。

（四）怯懦与果断性 ＝ （$4E+3M+4Q_1+4Q_2-3A-2C$）÷10

低分者常常人云亦云，优柔寡断，受人驱使而不能独立，依赖性强，因而事事迁就，以获得别人的欢心。高分者独立、果断、锋芒毕露、有魄力，常常自动寻找可施展所长的环境或机会，以充分表现自己的独创精神。

二、特殊演算公式的应用

（一）心理健康者的人格因素

公式：$C + F + (11 - O) + (11 - Q_4)$

心理健康标准分通常介于 4～40 分之间，均值为 22 分，一般不及 12 分者情绪颇不稳定，仅占人数分配的 10%。担任艰巨工作的人都应有较高的心理健康标准分。

（二）从事专业而有成就者的人格因素

公式：$2Q_3 + 2G + 2C + E + N + Q_2 + Q_1$

总分可介于 10～100 之间，平均为 55 分。67 分以上者应有其成就。

（三）创造力强者的人格因素

公式：$2(11 - A) + 2B + E + 2(11 - F) + H + 2I + M + (11 - N) + Q_1 + 2Q_2$

总分可介于 15～150 之间，分数在 88 分以上者属于创造力强者范围，应有其成就。

（四）在新的环境中有成长能力者的人格因素

公式：$B + G + Q_3 + (11 - F)$

总分可介于 4～40 分之间，均值为 22 分。不足 17 分者仅占人数的 10% 左右，从事专业或训练成功的可能性极小。27 分以上者，则有成功的希望。

三、相关知识

（一）关于卡氏 16 种人格因素测验

卡氏 16 种人格因素测验（Sixteen Personality Factor Questionnaire，16PF）是美国伊利诺伊州大学人格及能力测验研究所卡特尔教授（R. B. Cattell）经过几十年的系统观察、科学实验以及用因素分析统计法慎重确定和编制而成的一种精确可靠的测验。与其他类似的测验相比较，它能以同等的时间（约 40 分钟）测量更多方面主要的人格特质，并可作为了解心理障碍的个性原因及心理疾病诊断的重要手段，也可用于人才的选拔。凡具相当于初三及以上文化程度的青年、壮年和老年人均适用。

16PF 英文原版共有 5 种版本：A、B 本为全版本，各有 187 个题目；C、D 本为缩减本，各有 106 个题目；E 本适合于文化水平较低的受测者，包括 128 个题目。1970 年经刘永和、梅吉瑞修订，将 A、B 本合并，发表了中文修订本。合并本共有 187 个测题，分成 16 个因素，每个因素包括 10 或 13 个测题。为防止受测者勉强作答或不合作，每个测题有三个可能的答案，这就使受测者在回答时能够有折中选择，避免"二选一"不得不勉强回答的弊病。而且，被选用的测题有许多表面上似乎与某种人格有关，但实际上与另外一种人格因素关系密切。如此，受测者不易猜测每一题目的用意而做出如实回答。

题目举例：

1. 我喜欢看球赛

A. 是的 B. 偶尔的 C. 不是的

2. 金钱不能使人快乐

A. 是的 B. 介于A与C之间 C. 不是的

3. "妇女"与"儿童"就像"大猫"与

A. 小猫 B. 狗 C. 男孩

16PF中国版的修订工作是在辽宁省修订本的基础上由戴忠恒与祝蓓里主持完成的，取得了全国范围内的信度和效度资料，制订了中国成人（男、女）常模、中国大学生（男、女）常模、中国中学生（男、女）常模、中国产业工人常模、中国专业技术人员常模、中国干部常模以及上海市的各种常模。

16PF所测量的人格因素的名称及其字母代号见表3—9。

表3—9　　　　　　　　　　16种人格因素的名称及其字母代号

代号	因素名称	代号	因素名称	代号	因素名称	代号	因素名称
A	乐群性	F	兴奋性	L	怀疑性	Q_1	实验性
B	聪慧性	G	有恒性	M	幻想性	Q_2	独立性
C	稳定性	H	敢为性	N	世故性	Q_3	自律性
E	恃强性	I	敏感性	O	忧虑性	Q_4	紧张性

（二）卡特尔的人格理论

卡特尔是持特质理论的心理学家，他的理论观点与其他特质论者一样，认为人格基本结构的单元是特质。特质是从人的行为推论而得来的，它表现出特征化的、相当持久的行为特征，特质也代表行为的倾向性。因此，特质这一概念表示在不同时间和不同情况下行为的某种类型和规律性。

在卡特尔的人格理论中，他把每一个人所具有的独特的特质称之为"个别特质"（Unique Traits），一个社区或一集团的成员都具有的特质称之为"共同特质"（Common Tmits）。一个社区中的每个成员虽然都具有共同的特质，但这些特质在个别人身上的强度和情况是不同的，并且这些特质在同一个人身上也是随不同时间而有所不同。

卡特尔把人的个性结构分为表面特质和根源特质是十分重要的。他认为人的表面特质（surface traits）是指一个人经常发生的、从外部可以直接观察到的行为表现；而根源特质（source traits）则是通过因素分析方法发现的，是制约着表面特质的潜在基础。卡特尔从许多人的行为表现中，共抽取出16种根源特质，他称之为"个性因素"，认为人的所作所为无一不受根源特质的影响。根源特质是内蕴的，是构成个性的基本特质。

卡特尔还认为，在16种根源特质中，有的起源于体质因素，他称之为"素质特质"（constitutional traits），有的起源于环境因素，他称之为"环境铸模性特质"（environmental-mold traits）。这两种特质又都同动力特质、能力特质和气质特质有关。动力特质（dynamic traits）促使人朝着一定的目标去行动，它们是人格的动机性因素；能力特质（ability traits）决定一个人如何有效地完成预定的目标，其中最为重要的是智慧；气质特质（temperament traits）是遗传而来的因素，决定一个人对情境做出反应时所表现的能力强弱、速度快慢和情绪状况，主要与目标方向活动的情绪性方面有关。

这些特质构造之间的关系见图3—15。

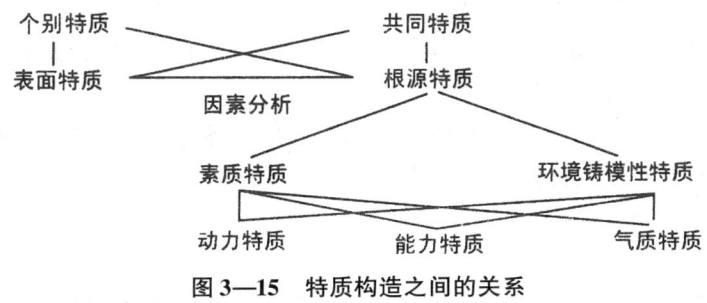

图3—15　特质构造之间的关系

事实上，卡特尔的特质理论比以上所述要复杂得多，并已成为以后几个人格问卷编制的基础理论。

(三) 16个因素的名称和高分、低分人格特征

因素A——乐群性：高分者外向、热情、乐群，术语称"环性情感"或"高情感"；低分者缄默、孤独、冷淡，术语称"分裂情感"。

因素B——聪慧性：高分者聪明、富有才识、善于抽象思维，术语称"高8"；低分者思想迟钝、学识浅薄、抽象思维能力弱，术语称"低3"。

因素C——稳定性：高分者热情稳定而成熟，能面对现实，术语称"高自我力量"；低分者情绪激动，易生烦恼，术语称"低自我力量"。

因素E——恃强性：高分者好强、固执、独立、积极，术语称"支配性"；低分者谦逊、顺从、通融、恭顺，术语称"顺从性"。

因素F——兴奋性：高分者轻松兴奋、随遇而安，术语称"澎湃激荡"；低分者严肃、审慎、冷静、寡言，术语称"平静"。

因素G——有恒性：高分者有恒负责，做事尽职，术语称"高超我"；低分者苟且敷衍，缺乏奉公守法精神，术语称"低超我"。

因素H——敢为性：高分者冒险敢为、少有顾虑，术语称"交感免疫性"；低分者畏怯退缩、缺乏自信，术语称"威胁反应性"。

因素I——敏感性：高分者敏感、感情用事，术语称"娇养性情绪过敏"；低分者理智、着重现实、自食其力，术语称"积极度现实感"。

因素L——怀疑性：高分者怀疑、刚愎、固执己见，术语称"投射紧张"；低分者信赖随和、易与人相处，术语称"放松"。

因素M——幻想性：高分者幻想、狂放任性，术语称"我向性"或"自向性"；低分者现实、合乎成规、力求完善合理，术语称"实际性"。

因素N——世故性：高分者精明能干、世故，术语称"机灵性"；低分者坦白、直率、天真，术语称"朴实性"。

因素O——忧虑性：高分者忧虑抑郁、烦恼自扰，术语称"易于内疚"；低分者安详、沉着、通常有自信心，术语称"信念把握"。

因素Q_1——实验性：高分者自由、激进，不拘泥于现实，术语称"激进性"；低分者保守，尊重传统观念与道德准则，术语称"保守性"。

因素 Q_2——独立性：高分者自力自强、当机立断，术语称"自给自足"；低分者依赖、随群、附和，术语称"团体依附"。

因素 Q_3——自律性：高分者知己知彼、自律谨严，术语称"高自我概念"；低分者矛盾冲突、不顾大体，术语称"低整合性"。

因素 Q_4——紧张性：高分者紧张困扰、激动挣扎，术语称"高能量紧张"；低分者心平气和、闲散宁静，术语称"低能量紧张"。

四、注意事项

第一，测验过程中必须使用经协作组修订过的卡氏16种人格因素问题和答卷，不得改变任一测题所规定的语句或者超出允许的范围给予受测者以帮助。

第二，本测验共有187个问题，都是有关个人的兴趣和态度等问题。每个人对这些问题是会有不同看法的，回答也是不同的，因而对问题如何回答，并没有"对"与"不对"之分，让受测者不要有所顾虑。

第三，测验时，先完成答卷纸上的4个例题，让受测者在小方格内对每一例题用在相应的小方格内打上符号的方式表示自己的选择。受测者必须掌握了答题方式之后，方可开卷进行正式测验。

第四，要按手册规定的程序和方式实施。确保受测者每一测题只选择一个答案，没有遗漏任何测题，尽量不选择中性答案。并使用统一的指导语和严格遵守时间的限制。

第三单元　艾森克人格问卷（EPQ）

一、学习目标

掌握艾森克人格问卷的施测、记分与结果解释方法。

二、工作程序

（一）测验的实施

1. 测验材料

艾森克人格问卷（EPQ）是由英国艾森克（H. J. Eysenck）教授和其夫人根据因素分析法编制的，最早于1975年出版。我们这里选用的是龚耀先教授1984年修订的艾森克人格问卷中文版。

EPQ分为成人和幼年两套问卷，各包括精神质（P）、内外向（E）、神经质（N）和说谎（L）四个量表，均为88个项目。一个项目只负荷一个维度因素，P、E、N和L量表在成人和幼年问卷分别包括23、21、24、20个项目和18、25、23、22个项目。

2. 适用范围

EPQ成人问卷用于调查16岁以上成人的个性类型，幼年问卷用于调查7～15岁幼年的个性类型。不同文化程度的受测者均可以使用。

3．施测步骤

EPQ 的成人和幼年问卷的每一个项目只要求受测者回答一个"是"或"不是"（或"否"）。一定要作一回答，而且只能回答"是"或"否"。发卷后向受测者说明方法，便由他自己逐条回答，这是纸笔测验的一种。

问卷上印有所有项目，幼儿答卷上印有题号和"是"与"不是"，成人答卷上印有"是"和"否"。受测者将问卷与答卷对齐，然后逐条回答，只需在"是"或"不是"上划"V"便可。可以个别进行，也可以团体进行。

（二）测验的记分

1．原始分的获得

每一项目都规定了答"是"或"不是"。如果规定答"是"，则在划了"是"时记1分，划了"不是"不记分；同理，如果规定答"不是"，则在划了"不是"时记1分，划了"是"不计分。

2．原始分的转换

根据受测者在各量表上获得的总分（粗分），按年龄和性别常模换算出标准T分，便可分析受测者的个性特点。

在中国修订版的报告单上一般有两个剖析图，一个是EPQ剖析图，一个是E、N关系图，据此可直观地判断出受测者的内、外向性、精神质以及情绪稳定性，还可判断其气质类型。

第一剖析图是仿MMPI等个性问卷剖析图的方法制出。在各量表位置注明了T分度，画了区分中间（实线）和倾向（虚线）各范围的划界线。得到某一受测者的各量表粗分后，在性别和年龄相应的T分表上查出T分，在各量表位置上加以标明，然后将各量表标点连接，便得到一个量表剖析图（见图3—16）。

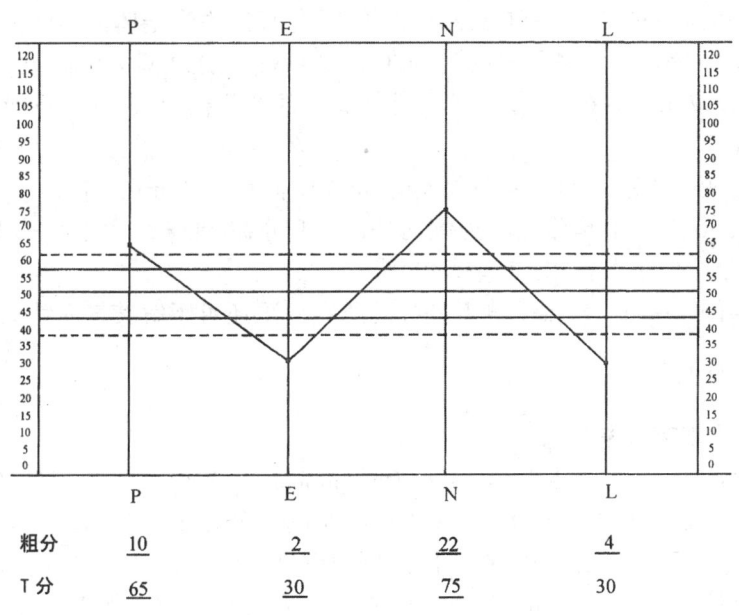

图 3—16 EPQ 量表剖析图

为了说明量表的相互关系，还可将 E 和 N 另作一剖析图，即第二图（见图 3—17）。因为无论是内向或外向的人，可以再有情绪稳定或不稳定。因此将 x 轴为 E 维度，y 轴为 N 维度，于 T50 处垂直相交，划分四相：即内向，稳定；内向，不稳定；外向，稳定；外向，不稳定。同时画有中间（实线）和倾向（虚线）的划界线。得知某人的 E 分和 N 分后，在此剖析图可找到 E 和 N 的交点（EN 点），便得知此受测者个性特点。

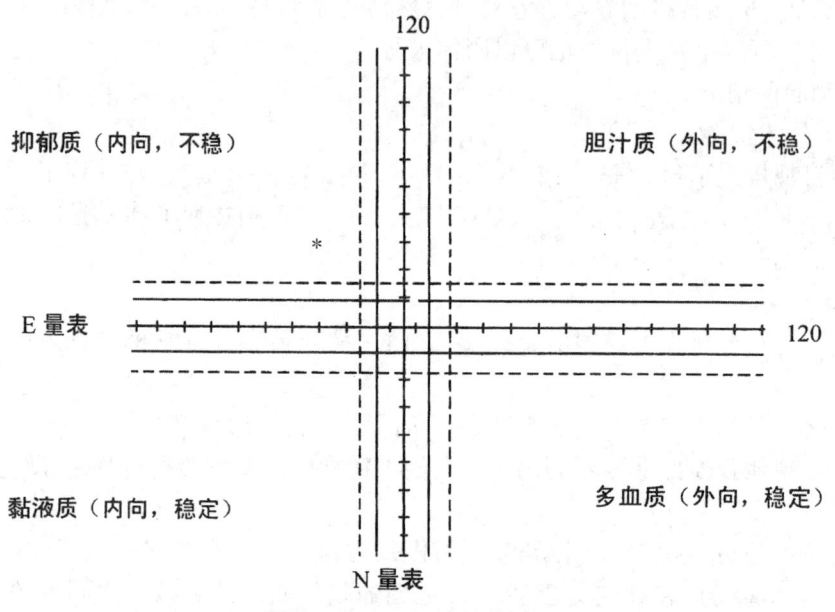

图 3—17 E 和 N 的关系图

（三）结果的解释

根据标准差的面积分布，得知 $M \pm 0.67SD$ 所占面积约为全体的 50%，$M \pm 1.15SD$ 时约为全体的 75%。因此规定各量表的 T 分在 43.3~56.7 分之间为中间型，各量表的 T 分在 38.5~43.3 分或 56.7~61.5 分之间为倾向型，而 T 分在 38.5 分以下或 61.5 分以上为典型型。

以内外向为例，T 分在 43.3~56.7 分之间为中间型，T 分在 38.5~43.3 分之间为倾向内向，T 分在 56.7~61.5 分之间为倾向外向，T 分在 38.5 分以下为典型内向，T 分在 61.5 分以上为典型外向。P、N、L 量表类推。

另外，按照图 3—16，根据受测者得分的所在象限还可了解其气质特点。

三、相关知识

（一）关于艾森克人格问卷

艾森克人格问卷（Eysenck Personality Questionnaire，EPQ）是英国伦敦大学心理系和精神病学研究所艾森克教授（H. J. Eysenck）编制的，分儿童（7~15 岁）和成人（16 岁以上）两种类型。经过多次修订，在不同人群中测试，已经获得可靠的信度和效度，在国际上广泛应用。这一问卷于 20 世纪 40 年代末已开始拟定，1952 年正式发表，称 Maudstey 医学问卷。随后又于 1959 年及 1964 年进行增改和修订，最后于 1975 年再次修订并命名为艾森克人格问卷（EPQ）。

英文原版的成人问卷中有 101 个项目，儿童问卷中有 97 个项目。我国修订的 EPQ 有多种版本，北方地区有陈仲庚等人的修订本，南方地区有龚耀先、刘协和等人的修订本，其中龚耀先教授主持修订的儿童问卷和成人问卷各由 88 个项目组成。每个项目都有"是"和"否"两个选项，供受测者根据自己的情况进行选择，然后按 E（内向—外向）、N（神经质）、P（精神质）和 L（掩饰性）四个量表记分，前三者分别代表艾森克人格结构的三个维度，L 是后来加进的一个效度量表，但也代表一种稳定的人格功能，即反映受测者的社会朴实或幼稚水平。

一般结果认为，此量表的项目较少，易于测查，项目内容较适合我国的情况，被认为是较好的人格测定方法之一。

专栏 3—6　人物：艾森克

艾森克（Hans Jurgen Eysenck，1916—1997）英国心理学家。1916 年出生于德国柏林，并在德国接受早期教育。1934 年迁居英国，1935 年入伦敦大学学习心理学，1938 年获得学士学位，1940 年获得博士学位。在他的生涯中，伯特（Cyril Burt，1883—1971）的智力遗传观、斯皮尔曼的统计学、荣格和克雷奇默尔（Emst Kretschmer，1888—1964）的类型论以及赫尔（Clark Leonard Hull，1884—1952）的学习论对他都有较深刻的影响。1945 年任伦敦 Maudstey 医院专职心理学家，1955 年任伦敦大学心理学教授兼伦敦精神病研究院心理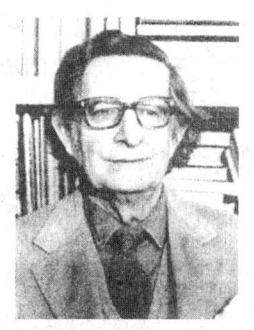学部主任。他带领许多研究人员进行了卓有成效的研究，其中心研究领域为人格的实验研究。艾森克主张人格心理学和实验心理学应紧密结合，而不应当各做各的。并认为，我们虽有许多"人格理论"，但却没有支持这些理论的具体事实。要克服这种可悲的现象，首先应辨明人格的主要维度，然后设计出测量方法，并用实验的定量程序把它们结合起来，这样才能建立一个完整的人格理论。在初期，他研究人格的因素分析、社会态度的因素分析和政治心理学。1950 年之后，用实验方法研究变态心理、临床心理。他反对弗洛伊德的精神分析理论，不断地对其予以批判。同时以条件学习理论为基础，研究并提倡行为的心理疗法，并于 1952 年编制了 Maudstey 医学问卷（MMQ），后经几次修订成为现在的艾森克人格问卷（EPQ）。另外，对动机知觉、心理测量的统计分析和智力的基础等也进行了多方面的研究。艾森克的著作很多，其中主要著作有：《人格的生物学基础》《人格的结构与测量》《人格的测量》《人格与个体差异》《变态心理学手册》《性心理学》《智力的模式》等。1983 年退休，直到 1997 年 9 月 4 日病逝前仍在继续写作和积极进行研究工作。

（二）EPQ 的发展及理论

EPQ 是从艾森克以往的几个个性调查表发展起来的。首先是 Maudstey 医学问卷（Maudstey Medical Questionaire，简称 MMQ，1952），有 40 个项目，主要调查神经质（N 量表，即 Neuroticism 之略）；其后是个性调查表（Maudstey Personality Inventory，简称

MPI, 1959），由 E 量表（外向 Extrovision 和内向 Introvision）和 N 量表组成；1964 年在上述 N 和 E 量表外再加上 L 量表（Lie，掩饰，虚假）成为艾森克个性调查目录（EPI）。1975 年再加入 P 量表（Psychoticism 之略，精神质）成为现在的艾森克人格问卷（EPQ）。

内、外向个性维度首先是 C. G. Jung 提出的，他是从精神动力学出发，按力比多（Libido）表现方式来分的。艾森克只用此名称，他是以实验室和临床依据来做基础的。他认为 E 维因素与中枢神经的兴奋、抑制的强度密切相关，N 维因素与植物性神经的不稳定性密切相关。艾森克认为遗传不仅对 E 和 N 因素有强烈影响，而且也与 P 因素有关。

他认为正常人也具有神经质和精神质，高级神经的活动如果在不利因素影响下向病理方面发展，神经质可发展成为神经症，精神质可发展成为精神病。因此，神经质和精神质并不是病理的，不过有些精神病和罪犯是在前者的基础上发展起来的。

P 量表发展较晚，其中的项目是根据正常人和病人具有的特质经过筛选而来的，不及 E 量表和 N 量表成熟。L 量表是测验受测者的"掩饰"倾向，即不真实的回答，同时也有测量受测者的淳朴性的作用。L 量表并没有划分有无掩饰的确切标准，要看所测样本的一般水平以及受测者的年龄。一般来说成人的 L 分因年龄而升高，儿童则因年龄而降低。

（三）量表的构成与解释

EPQ 是由 P、E、N、L 四个量表组成，主要调查内外向（E）、情绪的稳定性（N）和精神质（P）三个个性维度。这也是艾森克的多维个性论。

关于各量表的简要解释分述如下：

E（内向—外向）：分数高表示人格外向，可能好交际，渴望刺激和冒险，情感易于冲动。分数低表示人格内向，可能好静，富于内省，除了亲密的朋友之外，对一般人缄默冷淡，不喜欢刺激，喜欢有秩序的生活方式，情绪比较稳定。

N（神经质）：反映的是正常行为，并非指神经症。分数高者常常焦虑、担忧、郁郁寡欢、忧心忡忡，遇到刺激有强烈的情绪反应，以至出现不够理智的行为。分数低者情绪反应缓慢且轻微，很容易恢复平静，他们通常稳重、性情温和、善于自我控制。

P（精神质）：并非暗指精神病，它在所有人身上都存在，只是程度不同。高分者可能是孤独、不关心他人，难以适应外部环境，不近人情，感觉迟钝，与他人不友好，喜欢寻衅搅扰，喜欢做奇特的事情，并且不顾危险。低分者能较好地适应环境，态度温和、不粗暴、善从人意。

四、注意事项

第一，每一项目要求受测者一定要做出回答，而且只能回答"是"或"否"，不得遗漏。

第二，在问卷上印有指导语，在施测时必须让受测者读懂指导语。

第三节 心理与行为问题评估

心理与行为问题的评估就其内容来分，可以分为诊断量表、症状量表和其他量表；按其病种分为抑郁量表、焦虑量表和躁狂量表等；就其评定的方式而言，可以分为自评量表与他评量表。作为心理咨询师三级的学员，需要掌握以下几个自评量表。

第一单元　90项症状清单（SCL-90）

一、学习目标

掌握90项症状清单的实施、记分和结果解释方法。

二、工作程序

（一）测验的实施

1. 测验材料

90项症状清单（SCL-90），又名"症状自评量表"，由德若伽提斯（L. R. Derogatis）编制于1975年。本量表共有90个项目，包含有较广泛的精神症状学内容，从感觉、情感、思维、意识、行为直至生活习惯、人际关系、饮食睡眠等，均有涉及，并采用10个因子分别反映10个方面的心理症状情况。

2. 适用范围

（1）在精神科和心理咨询门诊中，作为了解就诊者或咨询者心理卫生问题的一种评定工具。

（2）在综合性医院中，常以SCL-90了解躯体疾病患者的精神症状，并认为结果满意。

（3）应用SCL-90调查不同职业群体的心理卫生问题，从不同侧面反映各种职业群体的心理卫生问题。

3. 施测步骤

（1）在开始评定前，先由工作人员把总的评分方法和要求向受测者交代清楚，然后让其做出独立的、不受任何人影响的自我评定，并用铅笔（便于改正）填写。

它的每一个项目均采取5级评分制，具体说明如下：

①没有：自觉无该项症状（问题）。

②很轻：自觉有该项症状，但对受测者并无实际影响，或影响轻微。

③中度：自觉有该项症状，对受测者有一定影响。

④偏重：自觉常有该项症状，对受测者有相当程度的影响。

⑤严重：自觉该症状的频度和强度都十分严重，对受测者的影响严重。

这里所指的"影响"，包括症状所致的痛苦和烦恼，也包括症状造成的心理社会功能损害。"轻""中""重"的具体定义，则应由自评者自己去体会，不必做硬性规定。

（2）对于文化程度低的自评者，可由工作人员逐项念给他听，并以中性的、不带任何暗示和偏向的方式把问题本身的意思告诉他。

（3）评定的时间范围是"现在"或者是"最近一个星期"的实际感觉。

（4）评定结束时，由本人或临床医生逐一查核，凡有漏评或者重复评定的，均应提醒自评者再考虑评定，以免影响分析的准确性。

（二）测验的记分

SCL-90 的统计指标主要为两项，即总分和因子分。

1. 总分

90 个项目单项分相加之和，能反映其病情严重程度。

总均分：总分/90，表示从总体情况看，该受测者的自我感觉位于 1~5 级间的哪一个分值程度上。

阳性项目数：单项分≥2 的项目数，表示受测者在多少项目上呈现有"症状"。

阴性项目数：单项分=1 的项目数，表示受测者"无症状"的项目有多少。

阳性症状均分：（总分-阴性项目数）/阳性项目数，表示受测者在"有症状"项目中的平均得分。反映该受测者自我感觉不佳的项目，其严重程度究竟介于哪个范围。

2. 因子分

共包括 10 个因子，即所有 90 项目分为 10 大类。每一因子反映受测者某一方面的情况，因而通过因子分可以了解受测者的症状分布特点，并可作廓图（Profile）分析。

（三）结果的解释

量表作者并未提出分界值，按全国常模结果，总分超过 160 分，或阳性项目数超过 43 项，或任一因子分超过 2 分，可考虑筛选阳性，需进一步检查。

三、相关知识

（一）关于 90 项症状清单

90 项症状清单（Symptom Checklist90，SCL-90），又名"症状自评量表"（Self-reporting Inventory），有时也称为"Hopkin's 症状清单"（HSCL）。现版本由 Derogatis 编制于 1973 年。

HSCL 的最早版本编于 1954 年，称为"不适感量表"（Discomfort Scale）；至 1965 年，发展为 64 项的 HSCL；70 年代初，Derogatis 编制了 58 项版本（HSCL-58），这是在 SCL-90 问世前应用和研究得最广泛的版本，至今仍有人应用。以后发现，HSCL-58 中的恐怖性焦虑、愤怒—敌对的症状项目不足，而且缺乏反映更严重的精神病理症状——偏执观念和精神病性的项目，因此诞生了 90 项症状清单（SCL-90）。近年，Derogatis 又编制了一个 51 项的文本，称为"简易症状问卷"（Brief Symptom Inventory，BSI）。但后者的应用时间尚短，还难以做出确切的评价。

SCL-90 在国外应用广泛，20 世纪 80 年代引入我国，随即广泛应用，在各种自评量表中是较受欢迎的一种。

由于本量表内容量大，反映症状丰富，较能准确刻画病人自觉症状的特点，故可广泛应用于精神科或心理咨询门诊，作为了解就诊者或来访者心理卫生问题的一种评定工具，也可评定咨询前后病情演变的疗效。

（二）各因子名称、所包含项目及简要解释

1. 躯体化（Somatization）

躯体化包括 1、4、12、27、40、42、48、49、52、53、56 和 58，共 12 项。该因子主

要反映主观的躯体不适感,包括心血管、胃肠道、呼吸等系统的主述不适以及头疼、背痛、肌肉酸痛和焦虑的其他躯体表现。

2. 强迫症状(Obsessive – Compulsive)

强迫症状包括3、9、10、28、38、45、46、51、55和65,共10项。它与临床强迫症表现的症状、定义基本相同。主要指那种明知没有必要但又无法摆脱的无意义的思想、冲动、行为等表现;还有一些比较一般的感知障碍,如"脑子变空""记忆力不好"等,也在这一因子中反映出来。

3. 人际关系敏感(Interpersonal Sensitivity)

人际关系敏感包括6、21、34、36、37、41、61、69和73,共9项。它主要指某些个人不自在感和自卑感,尤其是在与他人相比较时更突出。自卑、懊丧以及在人际关系中明显不好相处的人,往往是这一因子获高分的对象。

4. 抑郁(Depression)

抑郁包括5、14、15、20、22、26、29、30、31、32、54、71和79,共13项。它反映的是与临床上抑郁症状群相联系的广泛的概念。抑郁苦闷的感情和心境是代表性症状,还以对生活的兴趣减退、缺乏活动愿望、丧失活动力等为特征,并包括失望、悲观、与抑郁相联系的其他感知及躯体方面的问题。该因子中有几个项目包括了死亡、自杀等概念。

5. 焦虑(Anxiety)

焦虑包括2、17、23、33、39、57、72、78、80和86,共10个项目。它包括一些通常在临床上明显与焦虑症状相联系的精神症状及体验,一般指那些无法静息、神经过敏、紧张以及由此而产生的躯体征象,那种游离不定的焦虑及惊恐发作是本因子的主要内容,还包括一个反映"解体"的项目。

6. 敌对(Hostility)

敌对包括11、24、63、67、74和81,共6项。主要从思维、情感及行为三方面来反映受测者的敌对表现。其项目包括从厌烦、争论、摔物,直至争斗和不可抑制的冲动爆发等各个方面。

7. 恐怖(Phobia Anxiety)

恐怖包括13、25、47、50、70、75和82,共7项。它与传统的恐怖状态或广场恐怖所反映的内容基本一致。引起恐怖的因素包括出门旅行、空旷场地、人群、公共场合及交通工具等。此外,还有反映社交恐怖的项目。

8. 偏执(Paranoid Ideation)

偏执包括8、18、43、68、76和83,共6项。偏执是一个十分复杂的概念。本因子只是包括了一些基本内容,主要指思维方面,如投射性思维、敌对、猜疑、关系妄想、被动体验与夸大等。

9. 精神病性(Psychoticism)

精神病性包括7、16、35、62、77、84、85、87、88和90,共10项。其中有幻听、思维播散、被控制感、思维被插入等反映精神分裂样症状的项目。

10. 其他

其他包括19、44、59、60、64、66及89共7个项目,主要反映睡眠及饮食情况。

四、注意事项

第一，量表项目全面性不够，缺乏"情绪高涨""思维飘忽"等项目，使其在躁狂症或精神分裂症患者组中的应用受到了一定限制。

第二，筛选阳性只能说病人可能患有心理疾病，并不是说他/她一定患有心理疾病。要做出心理疾病的诊断，必须进行面谈并参照相应疾病的诊断标准。

第二单元　抑郁自评量表（SDS）

一、学习目标

掌握抑郁自评量表的实施、记分与结果解释方法。

二、工作程序

（一）测验的实施

1. 测验材料

抑郁自评量表（SDS）由 W. K. Zung 编制于 1965 年。本量表含有 20 个反映抑郁主观感受的项目，每个项目按症状出现的频度分为四级评分，其中 10 个为正向评分，10 个为反向评分。

2. 适用范围

本量表可以评定抑郁症状的轻重程度及其在治疗中的变化，特别适用于发现抑郁症病人。其评定对象为具有抑郁症状的成年人。

3. 施测步骤

（1）在自评者评定以前，一定要让受测者把整个量表的填写方法及每条问题的含义都弄明白，然后做出独立的、不受任何人影响的自我评定。

对 20 个项目评定时依据的等级标准为：

①没有或很少时间。

②少部分时间。

③相当多时间。

④绝大部分或全部时间。

填写时，要求受测者仔细阅读每一条，把意思弄明白，然后根据最近一周的实际感觉，在适当的数字上划"√"表示。

（2）如果评定者的文化程度太低，不能理解或看不懂 SDS 问题的内容，可由工作人员逐条念给他听，让评定者独自做出评定。

（3）评定时，应让自评者理解反向评分的各题，SDS 有 10 项反向项目，如不能理解会直接影响统计结果。

（4）评定结束时，工作人员应仔细检查一下评定结果，应提醒自评者不要漏评某一项目，也不要在相同一个项目上重复评定。

（二）测验的记分

若为正向评分题，依次评为粗分1、2、3、4分；反向评分题（下文中有＊号者），则评为4、3、2、1分。

待评定结束以后，把20个项目中的各项分数相加，即得到总粗分（X），然后将粗分乘以1.25以后取整数部分，就得到标准分（Y）。

（三）结果的解释

按照中国常模结果，SDS标准分的分界值为53分，其中53～62分为轻度抑郁，63～72分为中度抑郁，72分以上为重度抑郁。

三、相关知识

（一）关于抑郁自评量表

抑郁自评量表（Self-Rating Depression Scale，SDS）由 W. K. Zung 编制于1965年，为美国教育卫生福利部推荐的用于精神药理学研究的量表之一。因使用简便，能相当直观地反映病人抑郁的主观感受及其在治疗中的变化，目前已广泛应用于门诊病人的粗筛、情绪状态评定以及调查、科研等。

SDS的优点为使用简单，不需要经专门的训练即可指导自评者进行相当有效的评定，而且它的分析相当方便。在一定程度上能了解被调查者近期心境，可应用于心理咨询门诊中。

如用于评估疗效，应在开始治疗或研究前让自评者评定一次，然后至少应在治疗后或研究结束时再自评一次，以便通过SDS总分变化来分析自评者的症状变化情况。

在治疗或研究期间评定，其时间间隔可由研究者自行安排。

（二）SDS每条文字及所希望引出的症状

1. 我觉得闷闷不乐，情绪低沉（忧郁）
＊2. 我觉得一天中早晨最好（晨重夜轻）
3. 一阵阵哭出来或觉得想哭（易哭）
4. 我晚上睡眠不好（睡眠障碍）
＊5. 我吃得跟平常一样多（食欲减退）
＊6. 我与异性密切接触时和以往一样感到愉快（性兴趣减退）
7. 我发觉我的体重在下降（体重减轻）
8. 我有便秘的苦恼（便秘）
9. 心跳比平常快（心悸）
10. 我无缘无故地感到疲乏（易倦）
＊11. 我的头脑和平常一样清楚（思考困难）
＊12. 我觉得经常做的事情并没有困难（能力减退）
13. 我觉得不安而平静不下来（不安）
＊14. 我对未来抱有希望（绝望）
15. 我比平常容易生气激动（易激惹）
＊16. 我觉得做出决定是容易的（决断困难）
＊17. 我觉得自己是个有用的人，有人需要我（无用感）

*18. 我的生活过得很有意思（生活空虚感）
19. 我认为如果我死了，别人会生活得更好（无价值感）
*20. 平常感兴趣的事我仍然感兴趣（兴趣丧失）

四、注意事项

第一，SDS 主要适用于具有抑郁症状的成年人，它对心理咨询门诊及精神科门诊或住院的精神病人均可使用。对严重阻滞症状的抑郁病人，评定有困难。

第二，关于抑郁症状的临床分级，除参考量表分值外，主要还应根据临床症状特别是要害症状的程度来划分，量表总分值仅能作为一项参考指标而非绝对标准。

第三单元 焦虑自评量表（SAS）

一、学习目标

掌握焦虑自评量表的实施、记分与结果解释方法。

二、工作程序

（一）测验的实施

1. 测验材料

焦虑自评量表（SAS）由 W. K. Zung 于 1971 年编制。本量表含有 20 个反映焦虑主观感受的项目，每个项目按症状出现的频度分为四级评分，其中 15 个为正向评分，5 个为反向评分。

2. 适用范围

本量表可以评定焦虑症状的轻重程度及其在治疗中的变化，适用于具有焦虑症状的成年人。主要用于疗效评估，不能用于诊断。

3. 施测步骤

（1）在自评者评定以前，一定要让受测者把整个量表的填写方法及每条问题的含义都弄明白，然后做出独立的、不受任何人影响的自我评定。其评分标准为："1"表示没有或很少时间有；"2"是小部分时间有；"3"是相当多时间有；"4"是绝大部分或全部时间都有。

（2）评定的时间范围是自评者过去一周的实际感觉。

（3）如果评定者的文化程度太低，不能理解或看不懂 SAS 问题的内容，可由工作人员逐条念给他听，让评定者独自做出评定。

（4）评定时，应让自评者理解反向评分的各题，SAS 有 5 项反向项目，如不能理解会直接影响统计结果。

（5）评定结束时，工作人员应仔细检查一下评定结果，应提醒自评者不要漏评某一项目，也不要在相同一个项目上重复评定。

（二）测验的记分

若为正向评分题，依次评为粗分 1、2、3、4 分；反向评分题（下文中有 * 号者），则评为4、3、2、1分。与SDS一样，20个项目得分相加即得粗分（X），经过公式换算，即用粗分乘以1.25以后取整数部分，就得标准分（Y）。

（三）结果的解释

按照中国常模结果，SAS标准分的分界值为50分，其中50~59分为轻度焦虑，60~69分为中度焦虑，69分以上为重度焦虑。

三、相关知识

（一）关于焦虑自评量表

焦虑自评量表（Self-Rating Anxiety Scale，SAS）由 W. K. Zung 于1971年编制。从量表结构的形式到具体评定方法，都与抑郁自评量表（SDS）十分相似，用于评定病人焦虑的主观感受及其在治疗中的变化。

SAS适用于具有焦虑症状的成年人，它与SDS一样具有广泛的应用性。国外研究认为，SAS能较好地反映有焦虑倾向的精神病患者的主观感受。而焦虑则是心理咨询门诊中较为常见的一种情绪障碍，因此SAS可作为咨询门诊中了解焦虑症状的自评工具。

（二）SAS的条文及所希望引出的症状

1. 我觉得比平常容易紧张和着急（焦虑）
2. 我无缘无故地感到害怕（害怕）
3. 我容易心里烦乱或觉得惊恐（惊恐）
4. 我觉得我可能将要发疯（发疯感）
*5. 我觉得一切都很好，也不会发生什么不幸（不幸预感）
6. 我手脚发抖打颤（手足颤抖）
7. 我因为头疼、头颈痛和背痛而苦恼（头疼）
8. 我感到容易衰弱和疲乏（乏力）
*9. 我觉得心平气和，并且容易安静坐着（静坐不能）
10. 我觉得心跳得很快（心悸）
11. 我因为一阵阵头晕而苦恼（头晕）
12. 我有晕倒发作或觉得要晕倒似的（晕厥感）
*13. 我呼气、吸气都感到很容易（呼吸困难）
14. 我手脚麻木和刺痛（手足刺痛）
15. 我因为胃痛和消化不良而苦恼（胃痛和消化不良）
16. 我常常要小便（尿意频数）
*17. 我的手脚常常是干燥温暖的（多汗）
18. 我脸红发热（面部潮红）
*19. 我容易入睡，并且一夜睡得很好（睡眠障碍）
20. 我做噩梦（噩梦）

四、注意事项

第一，由于焦虑是神经症的共同症状，故SAS在各类神经症鉴别中作用不大。

第二，关于焦虑症状的临床分级，除参考量表分值外，主要还应根据临床症状特别是要害症状的程度来划分，量表总分值仅能作为一项参考指标而非绝对标准。

第四节 应激及相关问题评估

第一单元 生活事件量表（LES）

一、学习目标

掌握生活事件量表的实施与记分方法。

二、工作程序

（一）测验的实施

1. 测验材料

生活事件量表（Life Event Scale，LES）有多个版本，我们这里所使用的是由杨德森、张亚林1986年编制的生活事件量表。LES共含有48条我国较常见的生活事件，包括三方面的问题。一是家庭生活方面（28条），二是工作学习方面（13条），三是社交及其他方面（7条）。

2. 适用范围

LES适用于16岁以上的正常人、神经症、心身疾病、各种躯体疾病患者以及自知力恢复的重性精神病患者，主要应用于：

（1）神经症、心身疾病、各种躯体疾病及重性精神疾病的病因学研究。
（2）指导心理治疗、危机干预，使心理治疗和医疗干预更有针对性。
（3）甄别高危人群，预防精神疾病和心身疾病，对LES高者加强预防工作。
（4）指导正常人了解自己的精神负荷，维护身心健康，提高生活质量。

3. 施测步骤

LES属自评量表，填写者须仔细阅读和领会指导语，然后逐条一一过目。根据调查者的要求，填写者首先将某一时间范围内（通常为一年内）的事件记录下来。有的事件虽然发生在该时间范围之前，如果影响深远并延续至今，可作为长期性事件记录。然后，由填写者根据自身的实际感受，而不是按常理或伦理道德观念去判断那些经历过的事件对本人来说是好事或是坏事、影响程度如何、影响持续的时间有多久，对于表上已列出但并未经历的事件应一一注明"未经历"，不留空白，以防遗漏。

（二）测验的记分

一过性的事件，如流产、失窃要记录发生次数，长期性事件如住房拥挤、夫妻分居等不到半年记为1次，超过半年记为2次。影响程度分为5级，从毫无影响到影响极重分别记0、1、2、3、4分，即无影响=0分、轻度=1分、中度=2分、重度=3分、极重=4

分。影响持续时间分三月内、半年内、一年内、一年以上共 4 个等级，分别记 1、2、3、4分。

生活事件刺激量的计算方法如下：
1. 某事件刺激量 = 该事件影响程度分 × 该事件持续时间分 × 该事件发生次数
2. 正性事件刺激量 = 全部好事刺激量之和
3. 负性事件刺激量 = 全部坏事刺激量之和
4. 生活事件总刺激量 = 正性事件刺激量 + 负性事件刺激量

另外，还可以根据研究需要，按家庭问题、工作学习问题和社交问题进行分类统计。

（三）结果的解释

LES 总分越高反映个体承受的精神压力越大。95% 的正常人一年内的 LES 总分不超过 20 分，99% 的不超过 32 分。负性生活事件的分值越高对身心健康的影响越大，正性生活事件分值的意义尚待进一步的研究。

三、相关知识

（一）LES 的目的和背景

自 20 世纪 30 年代 H. Selye 提出应激的概念以来，生活事件作为一种心理社会应激源对心身健康的影响引起广泛的关注，使用"生活事件量表"的目的是对精神刺激进行定性和定量。

在研究生活事件评定的初级阶段，人们只注重那些较重大的生活事件，因而只统计某一段时期内较大事件发生的次数。次数越多，表示遭受的精神刺激越强。这种评定方法非常简单，不足之处是显而易见的。不同的生活事件引起的精神刺激可能大小不一，丢失一件衣物与经历一场浩劫是不能等量齐观的。于是，人们相信，每种生活事件理应具有其"客观"的刺激强度。

从 60 年代起，人们对各种生活事件的"客观定量"有了较多的研究兴趣。其中最有代表性的人物是美国的 Holmes TH。他和 Rahe 于 1967 年编制了著名的"社会重新适应量表"（Social Readjustment Rating Scale，简称 SRRS）。SRRS 的理论假定是：任何形式的生活变化都需要个体动员机体的应激资源去作新的适应，因而产生紧张。SRRS 的计算方法是在累计生活事件次数的基础上进行加权计分，即对不同的生活事件给予不同的评分，然后累加得其总值。SRRS 加权的依据来自一个 5 000 人的常模。在制定常模时，Holmes 等事先规定"丧偶事件"为 1 000 分，"结婚事件"为 500 分，让被调查者以上述两事件的评分为标准，按自己直接或间接的经验去评估其他种种生活事件的分数。然后求得每种事件（5 000 人）的平均值，将均值除以 10，再取其整数作为该事件的标准化记分。SRRS 选用了调查中发生频率较高的 43 项生活事件。SRRS 在一定程度上反映了美国当时社会生活的实际情况，是科学地、客观地评定生活事件的开端。SRRS 被推广到许多国家，再研究的结果显示相关系数多在 0.85～0.99 之间，被公认为评定生活事件的有效工具，甚至有人认为可以作为金标准以检测其他生活事件量表的效度。

我国于 80 年代初引进 SRRS，使用者们根据我国的实际情况对生活事件的某些条目进行了修订或增删，其中包括张明园等于 1987 年编制的"生活事件量表"，张瑶等于 1989

年编制的"生活事件量表",刘贤臣等于1987年编制的"青少年生活事件量表",以及我们这里介绍的由杨德森等于1986编制的"生活事件量表"。这些量表有的将百分制改为十分制,有的则沿用Holmes的记分方法,而杨德森教授提出的按事件的影响程度、持续时间和发生次数的记分最有特色。主要是强调根据受测者的主观感受对生活事件作定性和定量评定,又对正性、负性生活事件作了区分。具体项目见表3—10。

表3—10　　　　　　　　　生活事件量表结构与内容

家庭中的有关问题	
(1) 恋爱或订婚	(26) 家庭成员死亡
(2) 恋爱失败、破裂	(27) 本人重病或重伤
(3) 结婚	(28) 住房紧张工作学习中的问题
(4) 自己(爱人)怀孕	(29) 待业、无业
(5) 自己(爱人)流产	(30) 开始就业
(6) 家庭增添新成员	(31) 局考失败
(7) 与爱人、父母不和	(32) 扣发奖金或罚款
(8) 夫妻感情不和	(33) 突出的个人成就
(9) 夫妻分居(因不和)	(34) 晋升、提级
(10) 夫妻两地分居(工作需要)	(35) 对现职工作不满意
(11) 性生活不满意或独身	(36) 工作学习中压力大(如成绩不好)
(12) 配偶一方有外遇	(37) 与上级关系紧张
(13) 夫妻重归于好	(38) 与同事、邻居不和
(14) 超指标生育	(39) 第一次远走异国他乡
(15) 本人(爱人)做绝育手术	(40) 生活规律有重大变动(饮食睡眠规律改变)
(16) 配偶死亡	(41) 本人退休、离休或未安排具体工作社交及其他问题
(17) 离婚	
(18) 子女升学(就业)失败	(42) 好友重病或重伤
(19) 子女管教困难	(43) 好友死亡
(20) 子女长期离家	(44) 被人误会、错怪、诬告、议论
(21) 父母不和	(45) 介民事法律纠纷
(22) 家庭经济困难	(46) 被拘留、受审
(23) 欠债500元以上	(47) 失窃、财产损失
(24) 经济情况显著改善	(48) 意外惊吓、发生事故、自然灾害
(25) 家庭成员重病、重伤	

注:若受测者认为有表中未列生活事件对其造成较大影响,可以自己填入所留的空栏中,并也做出相应评价。

(二) LES的信度与效度

1. 信度

对153名正常人、107名神经症患者、165名慢性疼痛患者、44名缓解期的精神分裂症患者在间隔2~3周后重测,相关系数在0.742~0.611之间,P值均小于0.01。

2. 效度

(1) 100名离婚诉讼者的精神紧张总值、负性事件值高于按年龄、性别、民族、学历、职业及婚龄配对的五好家庭成员($P<0.01$),而正性事件评分两组无差异。

(2) 十二指肠溃疡者精神紧张总值、负性事件值均高于无症状的乙肝病毒携带者

（P<0.01），而正性事件差异不显著。

（3）恶性肿瘤患者生活事件的发生频度、强度及总值高于结核病患者，差异具有显著性。

（4）72 名癌症患者生活事件总值与反映其社会功能状况的大体评定量表分（Global Assessment Scale）呈负相关（r = -0.300 3、P<0.05）。

（三）对生活事件量表的评价

由于该类量表能够对正性和负性生活事件分别进行定量、定性评定，从而为客观分析影响人们心身健康的心理社会刺激的性质和强度提供了有价值的评估手段，在心理健康领域广泛运用。但是，从心理评估技术角度看，该类量表并非十分完善。

一方面，大多数量表内容只适用于一般人群的一般性生活事件评估，而对于特殊人群如不同年龄、不同职业人群等和特殊情境下的人群如某病种人群、战争状态等针对性较差，因此研究针对不同人群、不同特殊情境的生活事件量表已成为该领域研究的重点；另一方面，目前的生活事件量表主要是对既往某段时间发生的事件进行回忆和评定，难免不受被评定者当时的认知状态和情绪状态的影响，如遗忘所致的对事件的严重程度评分过高或过低等，使结果的可靠性受到影响。

近年来，有研究者采用即时记录发生的生活事件及身心状态的方法，作为生活事件量表评定的补充，使生活事件评定结果更为可靠。

四、注意事项

第一，注意调查的时间范围，只计研究所规定的时限内发生的生活事件。在指导语中，加以说明。如过去 3 个月，或半年，或 1 年内，即某年某月某日至某年某月某日间，曾否发生相关事件。

第二，为了保证该生活事件确在评定要求的时限内，对每项作肯定回答（即曾发生）的事件，还要让受测者说明具体的发生时间，以便核查。这样做的另一优点在于还可将一次收集的资料（如一年内），作多种时限的处理（如 3 个月内、6 个月内和 1 年内）。但调查时间不宜过长，以免因记忆不可靠，影响资料的准确性。

第三，一般应向受测者本人进行调查，如果从知情者那里获得资料，应说明资料来源、知情者和受测者的关系。评定中应采取询问法，如果是让受测者自行填写，也在备注中说明。

第二单元 社会支持评定量表（SSRS）

一、学习目标

掌握社会支持评定量表的记分与统计指标。

二、工作程序

（一）测验的实施

1. 测验材料

这里选用的社会支持评定量表由肖水源于 1986 年编制，该量表共有 10 个条目，包括客观支持（3条）、主观支持（4条）和对社会支持的利用度（3条）三个维度。

  2. 适用范围

  了解受测者社会支持的特点及其与心理健康水平、精神疾病和各种躯体疾病的关系。

  3. 施测步骤

  实施测验时，请受测者按各个问题的具体要求，根据实际情况填写，并要求其合作。

  （二）测验的记分

  1. 条目记分方法

  （1）第1~4，8~10条：每条只选一项，选择1、2、3、4项分别记1、2、3、4分。

  （2）第5条分A、B、C、D、E五项记总分，每项从"无"到"全力支持"分别记1~4分，即"无"记1分，"极少"记2分，"一般"记3分，"全力支持"记4分。

  （3）第6、7条如回答"无任何来源"则记0分，回答"下列来源"者，有几个来源就记几分。

  2. 量表的统计指标

  （1）总分：即10个条目评分之和。

  （2）维度分

  ①客观支持分：2、6、7条评分之和。

  ②主观支持分：1、3、4、5条评分之和。

  ③对支持的利用度：8、9、10条评分之和。

三、相关知识

（一）量表设计的理论基础

  一般认为，社会支持从性质上可以分为两类：一类为客观的、可见的或实际的支持，包括物质上的直接援助、社会网络、团体关系的存在和参与，如家庭、婚姻、朋友、同事等；另一类是主观的、体验到的情感上的支持，指的是个体在社会中受尊重、被支持、理解的情感体验和满意程度，与个体的主观感受密切相关。

  除实际的客观支持和对支持的主观体验外，量表的编制者（1987）还提出，社会支持的研究还应包括个体对支持的利用情况。个体对社会支持的利用存在着差异，有些人虽可获得支持，却拒绝别人的帮助，并且，人与人的支持是两个相互作用的过程，一个人在支持别人的同时，也为获得别人的支持打下了基础。因此，对社会支持的评定有必要把对支持的利用情况作为社会支持的第三个维度。

  国外较有影响的社会支持问卷一般仍采用多轴评价的方法。例如，Sarason等（1981）的社会支持问卷（SSQ）共有27个条目，分为两个维度：社会支持的数量，即在需要的时候能够依靠别人的程度，主要涉及客观支持；对所获得的支持的满意程度，评定的是对支持的主观体验。Hendeson等（1981）的社会交往调查表（ISSI）分为社会支持的可利用度和自我感觉到的社会关系的适合程度两个维度。

  由于SSQ和ISSI等国外流行的问卷条目繁多，且其中相当一部分条目不太符合中国国情。考虑到我国受测者的文化素质一般较西方国家低，且对问卷调查不习惯，量表编制者本着有效和简洁的原则，在参考国外有关资料的基础上，自行设计了只有10个条目的

《社会支持评定量表》。

该量表采用客观支持和主观支持二分类的社会支持理论，结合作者自己提出的支持利用度来构建量表框架，具体项目见表3—11。

表3—11　　　　　　　　　　　社会支持评定量表项目举例

1. 近一年来您（只选一项）：
(1) 远离家人，且独居一室。
(2) 住处经常变动，多数时间和陌生人住在一起。
(3) 和同学、同事或朋友住在一起。
(4) 和家人住在一起。
2. 您与邻居（只选一项）：
(1) 相互之间从不关心，只是点头之交。
(2) 遇到困难可能稍微关心。
(3) 有些邻居都很关心您。
(4) 大多数邻居都很关心您。
3. 您与同事（只选一项）：
(1) 相互之间从不关心，只是点头之交。
(2) 遇到困难可能稍微关心。
(3) 有些同事很关心您。
(4) 大多数同事都很关心您。

注：社会支持评定量表的条目摘自肖水源"社会支持评定量表"，见汪向东、王希林、马弘等编：《心理卫生评定量表手册》（增订版），130页，北京：中国心理卫生杂志，1999。

（二）量表的信度与效度

据不完全统计，自1986年以来，《社会支持评定量表》已在国内二十多项研究中应用，并被译为日文用于一项国际协作研究。从反馈回来的意见看，该问卷的设计基本合理，条目易于理解无歧义，具有较好的信度和效度。

作者试用该量表对128名二年级大学生进行测试，量表总分为 34.56 ± 3.73，两个月重测总分一致性 $R = 0.92$，各条目一致性 $R1 \sim 10$ 在 $0.89 \sim 0.94$ 之间，表明该量表具有较好的重测信度。

汪向东等（1988）将该量表应用于对深圳移民的心理健康研究，发现本地组社会支持总分高于迁居组。解亚宁等（1993）分析社会及心理因素与少数民族大学生心理健康水平的关系，发现《社会支持评定量表》的三个维度都与 SCL-90 症状呈负相关，其中主观支持和对支持的利用度与症状的相关显著。肖水源等（1991，1992）应用病例配对方法研究应激、社会支持等社会与心理因素对消化性溃疡的影响，证实社会支持水平与消化性溃疡的发生与复发可能有一定的关系。从以上这些研究结果来看，社会支持的多少确实可以预测个体身心的健康水平，表明该量表具有较好的预测效度。

四、注意事项

评定的时间范围应考虑每个条目的具体要求，一般应根据受测者本人惯用的方式和情况进行评定。

第三单元　应对方式问卷（CSQ）

一、学习目标

掌握应对方式问卷的记分与统计指标

二、工作程序

（一）测验的实施

1. 测验材料

这里选用的应对方式问卷由肖计划等参照国内外应对研究的问卷内容以及有关"应对"的理论，根据我国文化背景编制而成。该量表包括62个条目，共分为6个分量表，分别为解决问题、自责、求助、幻想、退避、合理化。

2. 适用范围

（1）文化程度在初中和初中以上。

（2）年龄在14岁以上的人。

（3）除痴呆和重性精神病之外的各类心理障碍患者。

它可解释个体或群体的应对方式类型和应对行为特点，比较不同个体或群体的应对行为差异，并且不同类型的应对方式还可以反映人的心理发展成熟的程度。

3. 施测步骤

"应对方式问卷"为自陈式个体应对行为评定量表。检查者将该问卷发给受测者后，要求受测者首先认真阅读指导语，然后根据自己的实际情况，逐条回答问卷每个项目提及的问题。答完问题后，当场收回。

每个条目有两个答案，"是""否"，如果选择"是"，则请继续对后面的"有效""比较有效""无效"做出评估；如果选择"否"，则请继续下一个条目。

（二）测验的记分

1. 量表分记分方法

"应对方式问卷"有六个分量表，每个分量表由若干个条目组成，每个条目只有两个答案，"是"和"否"。计分分两种情况：

（1）在"解决问题"分量表中的条目19，在"求助"分量表中的条目36、39和42，均为选择"否"得1分，选择"是"得0分。

（2）除了（1）所列举的情况外，各个分量表的计分均为选择"是"得1分，选择"否"得0分。将每个项目得分相加，即得该分量表的量表分。

2. 计算各分量表的因子分

因子分计算方法如下：

$$\text{分量表因子分} = \frac{\text{分量表单项条目分之和}}{\text{分量表条目数}}$$

各分量表条目构成具体见表3—12。

表 3—12　　　　　　　　应对方式问卷（第三版）分量表条目构成

分量表	分量表条目构成编号
1. 解决问题	1, 2, 3, 5, 8, -19, 29, 31, 40, 46, 51, 55
2. 自责	15, 23, 25, 37, 39, 48, 50, 56, 57, 59
3. 求助	10, 11, 14, -36, -39, -42, 43, 53, 60, 62
4. 幻想	4, 12, 17, 21, 22, 26, 28, 41, 45, 49
5. 退避	7, 13, 16, 19, 24, 27, 32, 34, 35, 44, 47
6. 合理化	6, 9, 18, 20, 30, 33, 38, 52, 54, 58, 61

注：各分量表项目没有"-"者，选"是"得1分，有"-"者，选"否"得1分。

三、相关知识

（一）量表的编制及各分量表的意义

1. 量表的编制

当个体面对应激环境时，哪一类或哪一种应对方式是良好的？如何测量或评估个体的应对方式？这些问题的解决是一项比较困难的工作。一般认为应对是一种包含多种策略的、复杂的、多维度的过程。目前，应对方式的评定主要采取两种方法，一是让受测者自己描述，可视作非结构式的评定方法；二是依据理论分析事先编出问卷或量表，由受测者回答。后者如 Lazarus 和 Folkman 等（1986）的"应对方式检核表"（the Waysof Coping Checklist），国内有姜乾金、梁宝勇、解亚宁等分别编制的简易量表，这里选用的是肖计划（1996）编制的应对方式问卷。

具体项目见表 3—13。

表 3—13　　　　　　　　　应对方式问卷项目举例

1. 能理智地应对困境
2. 善于从失败中吸取经验
3. 制订一些克服困难的计划并按计划去做
4. 常希望自己已经解决了面临的困难
5. 对自己取得成功的能力充满信心
6. 认为"人生经历就是磨难"
7. 常感叹生活的艰难
8. 专心于工作或学习以忘却不快
9. 常认为"生死有命，富贵在天"
10. 常常喜欢找人聊天以减轻烦恼
11. 请求别人帮助自己克服困难
12. 常只按自己想的做，且不考虑后果
13. 不愿过多思考影响自己的情绪的问题

注：应对方式问卷的条目摘自肖计划"应对方式问卷"，见汪向东、王希林、马弘等编：《心理卫生评定量表手册》（增订版），113页，北京：中国心理卫生杂志，1999。

2. 各分量表的意义

应对因子间的相关分析发现"解决问题"与"退避"两应对因子的负相关程度最高。

以此作为六个应对因子关系序列的两极，然后根据各因子与"解决问题"应对因子相关系数的大小排序，可将六个应对因子排出下列关系序列图：

退避→幻想→自责→求助→合理化→解决问题

研究结果还发现，个体应对方式的使用一般都在一种以上，有些人甚至在同一应激事件上所使用的应对方式也是多种多样。但每个人的应对行为类型仍具有一定的倾向性，这种倾向性构成了六种应对方式在个体身上的不同组合形式。这些不同形式的组合与解释为：

（1）"解决问题—求助"，成熟型。这类受测者在面对应激事件或环境时，常能采取"解决问题"和"求助"等成熟的应对方式，而较少使用"退避""自责"和"幻想"等不成熟的应对方式，在生活中表现出一种成熟稳定的人格特征和行为方式。

（2）"退避—自责"，不成熟型。这类受测者在生活中常以"退避""自责"和"幻想"等应对方式应对困难和挫折，而较少使用"解决问题"这类积极的应对方式，表现出一种神经症性的人格特点，其情绪和行为均缺乏稳定性。

（3）"合理化"，混合型。"合理化"应对因子既与"解决问题""求助"等成熟应对因子呈正相关，也与"退避""幻想"等不成熟应对因子呈正相关，反映出这类受测者的应对行为集成熟与不成熟的应对方式于一体，在应对行为上表现出一种矛盾的心态和两面性的人格特点。

（二）量表的应用价值

第一，可以作为不同群体的应对行为研究的标准化工具之一。

第二，由于良好的应对方式有助于缓解精神紧张，帮助个体最终成功地解决问题，从而起到调节心理平衡、保护精神健康的作用，因此，评估个体或某个群体的应对行为，有助于为心理健康保健工作提供依据。

第三，用于不同群体应对行为类型和特点研究，为不同专业领域选拔人才提供帮助。

第四，用于不同群体应对行为类型和特点研究，为培养人才提供帮助。

第五，用于各种心理障碍的行为研究，为心理治疗和康复治疗提供指导。

第六，用于各种有心理问题者的行为研究，为提高和改善人的应对水平提供帮助。

（三）量表的信度与效度

量表编制者曾在青少年学生组和神经症对照组这两个特定群体中进行信度与效度研究。效度评估采用因子分析，两样本组构成各因子条目的因素负荷量取值均在 0.35 或以上。信度研究采用重测法，青少年学生组各分量表重测信度为 0.62～0.72，神经症对照组各分量表重测信度为 0.63～0.73。

此外，量表编制者还比较了两组受测者应对因子的组成和因子内部应对条目的一致性，以检验该问卷在不同群体中其应对因子和因子内应对条目的稳定性，结果见表3—14。

表3—14　青少年学生组与神经症对照组应对因子条目构成一致率比较

青少年学生组	解决问题	自责	求助	幻想	退避/合理化	总体
神经症对照组	解决问题	自责	求助	幻想	退避/合理化	总体
一致率	94%	57%	91%	73%	67%	76.5%

四、注意事项

本量表的评定时间范围是指受测者近两年来的应对行为状况。

（姜长青、武国城、伊丽）

主要参考文献

［1］龚耀先主修．中国修订韦氏成人智力量表手册．长沙：湖南医学院，1982．

［2］龚耀先主修．艾森克个性问卷手册（第2版）．长沙：湖南地图出版社，1984．

［3］张明园主编．精神科评定量表手册（第2版）．长沙：湖南科学技术出版社，1998．

［4］宋维真主修．明尼苏达多相人格调查表手册．北京：中国科学院心理研究所，1989．

［5］李丹，王栋主修．瑞文测验联合型（CRT）中国修订手册．上海：华东师范大学出版社，1989．

［6］汪向东，王希林，马弘等编．心理卫生评定量表手册（增订版）．北京：中国心理卫生杂志，1999．

［7］戴忠恒，祝蓓里主修．修订卡氏十六种人格因素量表手册．上海：华东师范大学出版社，1988．

［8］吴天敏主修．第三次订正中国比内测验指导书．北京：北京大学出版社，1982．

附录：
心理咨询师的职业理念与原则要求

自从 2001 年国家劳动和社会保障部正式颁布《心理咨询师·国家职业资格标准》以来，数十万人员参加了心理咨询师国家职业资格考试，取得了国家职业资格证书，其中许多人正在或即将从事心理咨询工作。他们中的一些人在心理咨询工作实践中遇到了各种各样的问题，有些人出现了各种偏差，甚至严重失误，其中既有理论和技能方面的问题，也有理念原则方面的问题。

为进一步提高从业人员的水平，对于那些参加心理咨询师国家职业资格认证考试、准备从事心理咨询职业的人员，在学习理论知识和职业技能之前，首先必须理解和掌握心理咨询师的职业理念、原则和要求、心理咨询的框架结构等重要内容，在理解和掌握上述内容的基础上，再去学习掌握心理咨询的定义、对象、任务、过程、方法与技术等技能方面的具体内容。

一、心理咨询师职业的理念

（一）学习目标

理解并掌握心理咨询师职业理念的内容及其重要意义。

（二）工作程序与相关知识

对于一名合格的心理咨询师来说，要做好心理咨询工作，首先是理解掌握心理咨询的理念与原则问题，其次才是心理咨询的相关理论知识与技能。心理咨询师只有正确理解和把握心理咨询师的职业理念，才能把心理咨询工作做好，否则很难做好心理咨询，也容易出现偏差和失误，严重的还可能伤害到求助者或心理咨询师本人。

心理咨询师的职业理念可以概括为下面的三句话，这也可以称为心理咨询师的职业生命线：

心理咨询职业理念 { 求助者的身心健康是否得到最大的维护？
求助者的心理问题是否得到科学有效的解决？
心理咨询师的身心健康是否得到最大的维护？

在心理咨询师的职业理念中有几个关键点,其中包括,怎样理解心理咨询师这个职业?求助者是什么样的人?心理咨询师能帮助求助者解决哪些问题?怎样帮求助者解决问题?怎样达到心理咨询的目标?怎样取得咨询的效果?怎样最大限度地维护求助者和咨询师的身心健康等,这些内容都属于心理咨询师职业要解决的问题。

1. 对心理咨询师的职业理解

作为心理咨询师,首先必须明确心理咨询师的定义。在已有文献中,对心理咨询师有诸多的职业定义,按照科学的方法,心理咨询师可定义为:用心理学的理论知识和方法技巧,帮助求助者解决心理问题的专业人员。这里需指出:

第一,心理咨询师必须是经过正规的职业培训,具有正确的职业理念,掌握了心理学及相关理论知识和专业技能的专业人员。只是对心理学感兴趣,并愿意帮助他人的非专业人员不能称作心理咨询师。

第二,心理咨询师帮助求助者解决问题的范畴非常明确,是心理学方面的问题。

第三,心理咨询师帮助求助者解决心理方面的问题时,使用心理学的理论和方法,在掌握本职业所需理论和方法的前提下,遵循相关的法律、政策、法规,同时要考虑我国传统道德习俗,充分结合历史、现状,进行科学的帮助,而不是用其他方法,如金钱、人际关系的便利等去解决问题。

实际上对于心理咨询这一职业来说,也可以借用心理学家艾宾浩斯那句著名的话来表述:心理学有一个长期的过去,但只有一个短暂的历史。历史上利用心理学的思想解决心理问题的大有人在,但包括目前实际从事心理咨询工作的一些人,并未建立起职业理念,因而不能回答他们所做事情的定义是什么、他们到底在做什么、怎样去做、依据的理论是什么、使用的方法技术是什么等基本问题。国家职业标准的出台为心理咨询职业科学化、正规化的发展奠定了基础,使以上这些问题可能得到彻底地解决。

2. 对心理咨询师工作对象的理解

作为从业人员,心理咨询师的主要任务是帮助人们解决心理方面的问题,因此首先必须明确咨询师的工作对象到底是谁?也许有人不解,心理咨询师当然是帮助那些在心理方面出了问题的人,这难道还会有问题吗?这个问题看似简单,但如果没有明确咨询师到底帮助谁解决问题,在咨询中就会出现迷茫或偏差。现在看如下案例:

【案例1】

A女士前来求助,她今年43岁,本科毕业,某公司副总经理,事业有成,但丈夫B出现婚外情,她想保住这段婚姻,没有同意丈夫提出的离婚要求,同时也尽量表现出理智,但深为丈夫的婚外情所痛苦。丈夫离婚不成,不想耽误女孩C的前程,也想回归家庭,但很苦恼的是女孩深深地爱着他,不肯离他而去,因此丈夫也很痛苦。女孩C也为自己恋人的态度和事情本身一直没有结果而感到痛苦。A女士自述很清楚问题所在,很明白三个人都痛苦,根源在那个女孩,如果她能回心转意,放弃自己的丈夫,寻找到合适的恋爱对象,女孩的痛苦就会消失。自己丈夫就能顺利回归家庭,丈夫的痛苦也会消除。而自己也会因丈夫问题的解决,摆脱烦恼和痛苦。为此她明确提出,心理咨询师只需去劝说那个女孩,让她放弃就行了。

【分析】 对这样一个案例，心理咨询师到底要帮助谁？帮助妻子 A 吗？妻子已经提出，问题不出在自己身上。帮助丈夫 B 吗？丈夫坐在家里，根本没寻求帮助，怎么去帮助他呢？帮助女孩 C 吗？她不认为自己有心理问题，也不主动寻求帮助。如果心理咨询师在没有明确谁是求助者的情况下，面对这样的案例将会很困惑，很容易去和这位女士探讨如何解决其丈夫和那个女孩的问题，而这根本不能解决这三个人的任何问题，导致心理咨询出现偏差，也是无效的咨询。如果心理咨询师在咨询中不能明确谁是求助者，不知道需要帮助的对象是谁，又怎么能帮助他人解决心理学问题呢？

心理咨询师在心理咨询中必须首先明确自己的工作对象，这个问题非常重要。可以根据心理咨询工作的性质，给心理咨询师的工作对象下一个科学的定义。国内外已有的称谓，包括来访者、咨客、咨询者等，但上述称谓存在各种各样的问题。"求助者"的称谓也许是恰当的，按照科学定义的方法，心理咨询师的工作对象，即求助者的定义可以是：求助者是指存在（含不存在）心理方面的问题，主动前来求助，解决自身心理问题的那些人。

第一，存在心理问题前来咨询容易理解，不存在心理问题的求助者是指某些人不存在心理问题，但可前来求助。如某人人际关系一般，他可以就如何更好地处理人际关系前来咨询。他并不存在心理问题，但他显然是求助者。

第二，只有前来求助的人，才可能是求助者，现实生活中有些人明显地存在着心理问题，但是他们不愿意求助，因此他们不是求助者，不是心理咨询的对象。

第三，心理咨询只能解决求助者自身的心理问题，想解决他人心理问题的人不是求助者。如家长要求心理咨询师改掉其儿子玩游戏机的毛病，妻子要求心理咨询师帮助其丈夫与第三者断绝关系，这些虽然都是要解决他人的心理问题，但他们并不是求助者。

第四，求助者求助的内容应该是心理方面的，若求助解决其他方面的问题，则不应视为求助者。例如，某学生连续三年没有考上理想的大学，他主动来求助，请求心理咨询师帮助他考上自己理想的大学，显然能否考上大学已不属于心理方面的内容，这位学生不能算作求助者。

按照对求助者定义的理解，从以上案例可明显地看出，A 女士来求助的内容是解决女孩 C 的问题，因此她不是求助者；丈夫 B 坐在自己家里，没有前来求助，他也不是求助者；而女孩 C 同样没有求助，因此 C 也不是求助者。三个人都不是求助者，因此都不是心理咨询的工作对象，没有必要进行心理咨询。当然对此案例，心理咨询师也可以启发这位女士，激发她解决自身心理问题的愿望，一旦她有了求助的动机，想解决自身的心理问题，那么她就成了求助者，心理咨询师就可以帮助她解决心理问题。

3．对心理咨询工作内容的理解

尽管在心理咨询的定义中已非常明确地指出：心理咨询师在心理咨询中要帮助求助者解决的是心理问题，但是咨询师在心理咨询工作中到底应该做些什么，看似是一个简单的问题，实际上并不容易掌握。前来心理咨询的求助者很可能不具备心理学方面的知识，一般情况下他们可能弄不清自己的心理问题，也不会把具体问题与心理问题做明确区分，他们往往不会直接告诉咨询师："我没有结婚，原因在于我认知上对自己评价过高，因此择偶条件很高。在行为上不会处理人际关系，也不会调整控制自己的负性情绪。所以我来求助解决认知、行为和情绪等心理问题。"相反，求助者会直接提出具体问题："我下岗了，很不愉快""我缺钱，我烦恼""我今天来就是想让你告诉我该不该离婚"。

针对上述问题，在咨询理念上存在问题，或没有受过正规培训的心理咨询师可能因为并不知道要去帮助求助者解决心理问题，或是搞不清楚什么是心理问题，因而不去解决求助者的心理问题，而是致力于解决求助者的具体问题，这就使心理咨询出现了方向性的根本错误。更严重的是，这种错误不容易被这些心理咨询师所察觉，也无法得到自我校正。例如，某男性求助者三十多岁了没有女朋友，结不了婚，内心很苦闷，前来求助。某位心理咨询师如果不知道帮求助者解决心理问题，则很可能将心理咨询的重点放在指导求助者怎样找、找什么样的女朋友上面。甚至直接为其介绍女朋友，而忽略了求助者心理方面的问题。这位心理咨询师所做的工作明显偏离了心理咨询。

其实，这位求助者是否找女朋友，找什么样的女朋友，甚至结不结婚等都是具体问题，都不属于心理咨询的内容。在这例三十多岁的求助者没有女朋友的案例中，心理咨询师应致力于帮助求助者解决心理问题，即帮助求助者深化自我认识，寻找到没有女朋友的原因，明确自我的需求，调整自己的择偶标准，通过积极、合理、有效的行为模式，进行人际交往，最终通过心理成长，自己找到女朋友，自己解决自身的问题。

区分何为心理问题，何为具体问题，不是求助者的工作，而是心理咨询师的任务。心理咨询所要解决的就是帮助求助者解决心理问题，在普通心理学中已非常明确地指出包含在心理现象中的内容属于心理学的范畴。

```
              ┌ 心理过程 ┌ 认识过程  感知觉、记忆、想象、思维等
              │         │ 情感过程  爱、恨、喜、怒、乐、悲、恐、惊等
              │         └ 意志过程  毅力、意志力等
心理现象 ─────┤ 心理状态（注意、意识等）
              │         ┌ 个性倾向性  需要、动机、兴趣、理想、信念、世界观等
              └ 个性心理 │            ┌ 能力
                        └ 个性特征 ─┤ 气质
                                    └ 性格
```

心理咨询的内容应该是属于心理学范畴的，不属于心理学范畴的不应该成为心理咨询的内容。例如，某学生连续两年没有考上理想的大学，他来求助，争取来年以高分考上某重点大学。因上不上大学或上哪所大学，都不是心理学的内容，所以这样的咨询不是心理咨询。若求助者求助如何解决因考不上大学产生的情绪问题，或如何强化学习动机、提高学习兴趣等则属于心理咨询的范畴。同样道理，某求助者离不离婚，下岗后是否再就业，买什么样的车好等问题，都是属于具体问题，都不属于心理咨询的范畴，心理咨询师无须帮助求助者解决具体问题。

有些心理咨询师对上述观点提出质疑，如果咨询师帮助求助者解决完心理问题，还帮助其解决具体问题，该是多么好的事情啊！这种说法理论上就不可能成立，在心理咨询的实践中更不成立。例如，某位心理咨询师某天遇到的第一位求助者因下岗痛苦，他就给自己任劳动局局长的舅舅打电话请求帮助，结果求助者工作的问题解决了。第二位求助者因缺钱而苦恼，心理咨询师给了求助者1 000元钱，结果缺钱的问题也解决了。第三位求助者为没有男朋友发愁，心理咨询师直接将自己邻居的儿子介绍给求助者，半年后他们结婚了，显然没

有男朋友的问题解决了。心理咨询师也许很有成就感，但问题立即产生，这位咨询师所做的工作到底是什么呢？而且因下岗痛苦的人很多，心理咨询师有多少个岗位可以介绍给他们？缺钱的人又何止一两个，心理咨询师有多少钱可以给他们？社会上的大龄男女青年都很苦恼，心理咨询师有多少个单身的朋友、邻居的子女可以介绍给他们？如果没有，恐怕痛苦的就是心理咨询师自己了。因此应该非常明确的一点是，心理咨询师不是万能的，其职责是有限的，心理咨询师只需帮助求助者解决心理问题，而无须帮助求助者解决具体问题。当然，在危机干预、灾难救援等特殊时期的心理咨询属于特例，另当别论。

4. 科学地帮助求助者解决心理问题

心理咨询师在心理咨询与治疗中要帮助求助者解决心理方面的问题，但如何解决心理问题非常重要，因为心理咨询是科学的职业，有科学的理论和方法，心理咨询师需要用科学的理论和方法去帮助求助者解决心理问题。

没有经过专业培训，或对心理咨询的理念掌握不正确的心理咨询师可能会产生错误。例如，某男性求助者32岁了，还没有女朋友，结不了婚，为此很烦恼。科学的解决方法是促进其心理成长，使其自己解决自身的问题，如促进对自我的认识，认识自己的优点、缺点、特点等，明确自己的需求，知道自己到底要找什么样的女朋友，改变自己以往恋爱中的行为模式等，从而使求助者获得心理成长，自己找到满意的女朋友，最终自己解决自身的问题，这就是科学的方法。居委会的大爷大妈等热心人士看到这个小伙子的烦恼，会有另外的做法，如积极地穿针引线，为他找来女朋友。一旦结婚，因为没有女朋友而结不了婚的烦恼就会消失，他们确实解决了这个小伙子的心理问题，但采用的是热情的方法而不是心理学的方法，而热情是好事但不是科学的方法。心理咨询师不能依靠热情等非心理学的方法来帮助求助者解决心理问题。

5. 有效地帮助求助者解决心理问题

心理咨询师要注重有效地帮助求助者解决心理问题，各个不同流派的心理咨询理论尽管理论观点不同，但是都非常强调心理咨询目标的重要作用，一般认为心理咨询要有明确的目标，按照行为主义的理论，目标越具体可行，越容易实现，越容易评估咨询效果。但心理咨询目标这样一个重要的问题，往往被心理咨询的初学者或咨询理念不正确的心理咨询师所忽视，或没有真正被重视起来。现在看如下案例：

【案例2】

某日，心理咨询室来了一位中年男性求助者，陈述他的一位同事向他借了200元钱，说好发工资后就还。但一个月过去了，没还；两个月过去了，没还；三个月过去了，还没还；现在半年过去了，一直没有还钱。求助者想去要钱，却又担心别人说自己小气；有心不要钱了，又觉得自己很亏，到底要还是不要？求助者为此举棋不定，受此困扰常常睡不着觉，内心很苦恼，因此前来求助。

某心理咨询师了解情况后，不去和求助者商定咨询目标，而是按照自己的理解，立即对求助者实施教育。指出"你的问题是冲突，又想要钱，又怕被别人说小气。要想解决冲突，就必须知道自己的需求，根据自己的需求，做出选择，一旦做出选择，你的问题将迎刃而解。"求助者似乎获得了帮助，但仔细想想，就会发现自己两个都想要，就是因为做不出选择才来做心理咨询的，要是能做出选择，还来做什么咨询，求助者明显地感到自己上当了，他会觉得心理咨询师没有帮助自己，心理咨询没有什么用。

【分析】以上案例中求助者认为心理咨询没有用处，其实这种情况错在这位咨询师没有和求助者商定咨询目标，就进行咨询，他所做的咨询既没有咨询目标，也没有咨询目标的评估体系，自然无法体现咨询效果。因此，心理咨询师的一项非常重要的基本功就是与求助者商定咨询目标，可以这样说，职业的心理咨询反对没有咨询目标的咨询。

6. 维护求助者的身心健康

心理咨询过程中，心理咨询师要主动地维护求助者的身心健康，避免在心理咨询中可能对求助者身心健康产生的影响，更不能以损害求助者的身心健康为前提和代价来帮助求助者解决心理问题。有些心理咨询师不能理解，心理咨询就是帮求助者解决心理问题，怎么会损害其健康？众所周知，心理咨询有各种理论与流派，心理咨询师的理念与特征也不尽相同，在操作上也没有固定的程序与模式，对某一求助者的某一问题，不同的心理咨询师可能会表现出不同的做法，这时如果不加注意，就有可能对求助者的身心健康产生影响。现在看如下案例：

【案例3】

一位40岁的女性求助者因下岗后收入减少，生活困难，情绪低落前来咨询。某位心理咨询师不与求助者商定咨询方案，不去鼓励求助者探索自己的问题，不去启发求助者思考下岗的原因，不去促成求助者寻找解决办法，而是直接给求助者指导："你因为下岗收入减少，生活困难，情绪低落，我给你算一笔账，你再看感觉如何，你原来上班收入1 000元，下岗后收入400元，下岗造成收入减少600元，你为此苦恼。但你看，你下岗了不用每天从东城到西城，从南城到北城的奔波，值不值100元？你下岗了就有时间照顾自己年迈的父母，他们要是多活一两年，值不值100元？你下岗了有时间干些自己喜欢的事，值不值100元？你下岗了就有时间多照顾孩子，孩子一旦有出息将来考上大学，得值几个100元？你下岗了，就用不着每天面对你们单位那几个缺德鬼了，值不值100元？你算算看，你还难受吗？"求助者听了心理咨询师的话认为很有道理，自己感觉好像心里不那么难受了，她认为心理咨询师帮助她摆脱了痛苦。

某日，该求助者再次前来做咨询，指名道姓请上次的那位心理咨询师来做，这次发生的问题是，求助者听从了咨询师的建议，去干自己喜欢的事情，就是逛街。商店内人多拥挤，有人踩了求助者的脚，那个人没有道歉，还发生了争吵，甚至要动手打人，求助者非常生气。这时该心理咨询师再次使用上次的方法帮助她，说"那个人事实上没有打你，你想想他要是把你打得鼻青脸肿，你又能怎样？现在社会上什么人都有，你要是遇到歹徒，拔出刀来就扎，扎到哪里都要受皮肉之苦，万一扎到心脏，你的小命就没了，现在那个人没有打你，没有扎你，你就算万幸了。你是正常人，就当他是一个疯子，你能跟疯子计较吗？"求助者听了该心理咨询师的话，依然觉得有道理，自己的气消了很多。

【分析】以上案例中的两次咨询，该心理咨询师确实帮助求助者解决了情绪问题，也确实体现出心理咨询的效果。但需要注意的是，如果继续咨询，求助者将被这位心理咨询师教得遇事就消极、退缩、忍让、回避，这实质上是对求助者身心健康的损害。

也许这个案例不足以说明求助者的身心健康可能受到伤害。前面关于对心理咨询师工作对象的理解部分所涉及的案例1则更能说明问题。A女士因丈夫的婚外情而感到痛苦，心理咨询师启发A女士说："你问题的实质就是你和那个女孩在'拔河'，你也不想想，你年老体弱，能拔得过那个女孩吗？"A女士回答："正是由于拔不过，我才痛苦。"心理咨询师指导并启发该女士说："你别傻使劲了，你想想如果你能减少那个女孩的力量，你不就赢了吗？"A女士觉得有理，立即找来自己的亲朋好友商量，在人多主意多的情况下，有人提出可以利用网络散布谣言，造谣中伤女孩；有人提出可以利用电话、短信等方式吓唬女孩；有人提出不如雇人直接杀掉女孩。A女士无论采用哪一条都可能触犯法律，若买凶杀人，必将受到法律的严惩，身心必然受到更大的伤害。从这样的咨询案例不难看出，心理咨询师如果处置不当，确实有可能在心理咨询中伤害求助者的身心健康。因此，心理咨询师应注意维护求助者的身心健康，最大限度地避免在咨询中对求助者的身心健康造成伤害。

7. 维护心理咨询师的身心健康

心理咨询中，求助者的身心健康要维护，心理咨询师的身心健康也同样需要维护，甚至可以认为心理咨询师的身心健康比求助者的身心健康更加重要。这句话可以这样理解，在帮助求助者时，心理咨询师应首先保证自身的安全，不能牺牲在前进的过程中，心理咨询师有责任维护自身的身心健康。心理咨询师的心理健康水平、心理成熟度等对咨询效果有至关重要的影响，咨询师的身心健康是求助者身心健康的重要保证，因此，心理咨询师如何维护自身的身心健康是一个非常重要的问题，以至于应该单列题目来陈述，那就是心理咨询师的工作模式与原则的问题。

二、心理咨询师的工作模式和原则

心理咨询中，心理咨询师的职业理念如何将直接对心理咨询工作产生重要的影响。为使心理咨询正规化，为维护心理咨询师的身心健康，心理咨询师必须具有正确的职业理念，包括对与心理咨询相关的一些重要原则的理解。

（一）学习目标

理解并掌握心理咨询的工作模式和原则，严格遵循这些重要原则，并灵活地运用于咨询实践中。

（二）工作程序与相关知识

1. 心理咨询的工作模式是求助者主动的模式

心理咨询师在心理咨询中，如何理解心理咨询的工作模式，对心理咨询师的工作有着至关重要的影响。心理咨询的定义已明确规定了心理咨询的任务就是帮助求助者解决心理问题，但现实生活中却有相当多的人存在心理方面的问题，但他们不来求助解决。在心理咨询中经常遇到家长前来求助，称自己的孩子不愿意学习，天天上网玩游戏，就是不想改变怎么办？妻子来求助，丈夫有婚外情且不知悔改怎么办？丈夫前来求助，妻子每天总是唠叨，总怀疑自己和其他女性有问题，但不愿意来咨询怎么办？对这些明显存在心理问题，但拒绝心理咨询的人，心理咨询师该如何处理，这是让没有经验的心理咨询师感到非常困惑和头痛的问题。

对上述问题必须给出明确的回答,才能解除心理咨询师的困惑。心理咨询师务必理解:心理咨询师不是万能的,心理咨询师的作用是有限的,心理咨询只能帮助那些想得到帮助的人,而对于那些存在心理问题而不想求助或明确地拒绝求助的人,心理咨询师很难起到作用。因此,心理咨询应该建立在求助者主动而不是建立在咨询师主动的基础上。心理咨询师具有心理学的知识,在现实生活中很容易发现:张三存在错误认知,李四行为有些异常,王五个性偏执,那该怎么办?必须指出,若他们前来求助,心理咨询师应该帮助他们。若他们不来求助,他们就不是求助者,与心理咨询师没有关系,也可以不帮助他们。明确这一工作模式无疑是维护了心理咨询师的身心健康,若理解了这一点,心理咨询师就不再会为这些人存在心理问题却不来求助而痛苦,也不会再有心理咨询师主动地上门去帮助他人解决心理问题,更不会再有心理咨询师因主动地帮助他人,却被拒绝而对心理咨询产生怀疑,以至于最终放弃这一职业。

当然,这里所讲的是职业心理咨询师的职业理念,对学校的心理辅导老师或军队中兼职的心理咨询师来说,则另当别论。在心理咨询工作中,职业的心理咨询师实际上也可以主动地工作,而不是在心理咨询室坐等求助者上门。心理咨询师可以主动地普及心理知识,激发民众维护心理健康的意识,使不主动求助的人转化成求助者,从而对其进行心理帮助。

2. 心理咨询师的工作模式是通过启发引导求助者,提高其心理能力,促进其心理成长,自己解决自身的心理问题

心理咨询的过程是帮助求助者解决心理问题的过程,但心理咨询通过何种机制和怎样帮助求助者解决心理问题,这不是易于回答的问题。现在看如下案例:

【案例4】

一位30多岁的未婚女性求助者认为"男人都不是好东西",因此不会主动地接近男性,并拒绝男性靠近,无法与男性建立起友谊或爱情。心理咨询师明显看出求助者的问题是由于错误认知所引起的,如何改变求助者的错误认知呢?有些心理咨询师可能对求助者进行教育,直接告诉求助者错在哪里,要求求助者改正。其实这是典型的教育,古人曰:"师者,传道授业解惑者也。"教育者的理念就是要对他人实施教育,受这种理念的影响,教育者一定要把正确的东西灌输给受教育者。但这不应该是职业的心理咨询师的正确做法,职业的心理咨询师会去启发引导求助者,致力于帮助求助者心理成长。下面是一位心理咨询师与求助者的咨询谈话,可以形象地说明什么是启发引导求助者。

心理咨询师:你认为自己没有男朋友,结不了婚是由于男人都不是好东西?

求助者:是的,男人都不是好东西。

心理咨询师:那你看看这个人,雷锋。

求助者:雷锋,我听说过,一个英雄。

心理咨询师:你说雷锋是什么人?

求助者:当然是男人了。

心理咨询师:他是什么东西?

求助者:雷锋当然不是坏东西了。

心理咨询师：你刚刚讲过，男人都不是好东西，你承认雷锋是男人，而你认为雷锋不是坏东西，这前后存在着矛盾，你能解释一下吗？

求助者：啊……我可能概括得有些过分了，我想想，话应该这样说：男人除雷锋外都不是好东西。

心理咨询师：你周围有女性的亲朋好友吗？

求助者：有啊。

心理咨询师：她们有结婚的吗？

求助者：有啊。

心理咨询师：她们中嫁给女人的是哪位啊？

求助者：嫁给女人？没有啊。

心理咨询师：那她们都嫁给了谁？

求助者：当然是男人了。

心理咨询师：你说过，男人都不是好东西，可你周围就有这么多人嫁给了男人，你该怎样解释呢？

求助者：嗯……她们嫁的那些男人都不是坏东西。

心理咨询师：你说过，男人除雷锋外都不是好东西，但你认为他们所嫁的那些男人不是坏东西，这前后还存在着矛盾，你能再解释解释吗？

求助者：这？我可能没有说清楚，男人（雷锋除外）（她们所嫁的人除外）都不是好东西。

心理咨询师：除了这些人，你具体所指的是什么人？

求助者：我爸爸、我哥哥，还有我前男友，他们真的不是好东西。

心理咨询师：你前面说过男人都不是好东西，你现在说你爸爸、你哥哥、你前男友他们几个不是好东西，这在表述上还有些不一致，你能重新表述一下吗？

求助者：啊，我明白了，你是说我原来太概括了，不是全部的男人都是坏东西，而只是我爸爸，我哥哥，还有我前男友几个男人不是好东西。

心理咨询师：你说呢？

求助者：（沉默）我明白了，现在我终于知道我的问题在哪里了，谢谢您。

【分析】通过以上谈话，可以明显地看出，心理咨询师没有直接告诉求助者错了，但求助者承认了错误，并最终意识到了自己的问题所在，这是心理咨询师启发引导的结果。在正规的心理咨询中，心理咨询师应通过启发引导求助者，提高其心理能力，促进其心理成长，自己解决自身的心理问题，这是职业的心理咨询师正确的做法。心理咨询不是进行教育、说教，不是替求助者解决心理问题。

3. 咨询理念中需要解决的几个问题

（1）心理咨询与心理治疗的区别与联系。心理咨询与心理治疗是两个不同的概念，两者既有区别，又有联系。

①心理咨询与心理治疗的区别表现在：

a. 心理咨询的对象主要是正常人，咨询中更多的是采用发展模式，双方是平等的、非权威的咨询关系。而心理治疗的对象主要是存在心理障碍的人，基本上采取病理模式，双方是医患关系。

b. 心理咨询着重解决正常人所遇到的各种问题，例如，日常生活中经常出现的失业、下岗、人际关系问题、青少年学习问题、教育问题、成年人的婚姻问题等，心理咨询一般不使用药物治疗。而心理治疗的适用范围主要是神经症、心理障碍或身心疾病等，往往需要使用药物治疗。

c. 一般来说，心理咨询时间较短，不需要住院治疗。而心理治疗往往所费时间较长，而且要在专业的医院进行。

d. 心理咨询是非标准化、非程序化的，而心理治疗是标准化、程序化的。

②心理咨询与心理治疗的联系表现在：

a. 心理咨询与心理治疗在理论上没有明确的界定，所采用的理论方法也常常是一致的，例如，在心理治疗中常常使用的行为疗法、强化疗法、满灌疗法等在心理咨询中也常常使用。

b. 心理咨询与心理治疗没有严格的区分，甚至心理咨询与心理治疗可以由同一个人完成，既可以由他做心理咨询，也可以由他做心理治疗，但其所做的工作还是有区分的。

（2）心理咨询与其他咨询的关系。心理咨询与其他咨询不同，心理咨询是专门的职业，有理论基础，有方法技术，要通过建立一种特殊人际关系，按照咨询目标，采用平等协商的方式，帮助求助者解决心理问题。而其他的咨询往往按照咨询者的意愿，采用规劝式、说教式的方法，企图让被咨询者接受。

（3）心理咨询不是社交谈话。对心理咨询理解的误区之一，就是将心理咨询视为朋友之间的谈话，其实远非如此。心理咨询确实是通过谈话来帮助求助者解决心理问题，谈话也确实是主要的交流方式之一，但心理咨询师与求助者之间的谈话是一种专业的会谈，它一定要在正式的心理咨询室进行。咨询谈话有着非常明确的目的，以咨询目标为线索，把握各种原则，采用各种技术，最终帮助求助者解决心理问题。心理咨询的谈话是言语交流和非言语交流的融合，而朋友之间的社交谈话是随意的，可以是漫无目的的，也不必遵循什么原则。

（4）心理咨询不是逻辑分析。有些求助者前来进行心理咨询，目的就是请懂得心理学知识的咨询师帮助分析自己或他人，有些求助者直截了当地说："我脑子很乱，你帮我分析分析。"有的女性求助者说："你帮我分析分析，我丈夫到底是怎么想的？"咨询师对此的理解应该是通过心理咨询，促使其心理成长，自己帮助自己解决自身的心理问题，而不是仅仅靠咨询师的逻辑分析。

（5）心理咨询不是交朋觅友。心理咨询师具有良好的职业理念，善于与求助者建立良好的咨询关系，咨询师本人可能具有良好的品质，因此常常吸引求助者，有些求助者主动地要求与咨询师建立朋友关系。有些求助者身居要职，可能使咨询师产生与之建立某种联系的愿望。但心理咨询正确的理念是避免与求助者建立双重关系。一旦求助者主动地要求，咨询师应讲明心理咨询的职业规范，婉言谢绝。咨询师自己应该自觉、严格地遵循职业的要求，不与求助者建立咨询以外的关系。心理咨询也需要有"距离美"，咨询师应该区别心理咨询与友谊的关系。

（6）心理咨询不是开导、安慰。咨询中，求助者可能存在许多让人伤感的负性情绪，面对这些情绪，有些咨询师总有前去安慰的冲动。其实咨询师务必理解，安慰求助者不是心理咨询的目标，而是通过促进求助者的心理成长，促使求助者有意识地调整、控制、改变自己的情绪，实施自我安慰才是其目标。或许可以准确地说，安慰求助者只是咨询过程的一部分，而不是咨询的目标。

（7）心理咨询不是替求助者消灾解难。有些求助者认为，我既然交了咨询费，你作为咨询师就应该帮助我解决困难。某些咨询师也认为，求助者的困难是明摆着的，咨询师既然有能力，就应该帮助其解决。心理咨询的最高境界是助人自助、是"授之以渔"，帮助求助者获得成长，提高其认识问题、解决问题和调整控制自己情绪的能力，建立健全人格，提高心理素质，最终自己帮助自己解决心理问题和具体问题，获得健康、快乐的人生，这才是心理咨询的最终目标。心理咨询不是"授之以鱼"，即简单地直接给求助者鱼吃，更不是帮求助者消灾解难，心理咨询应是"有所为，有所不为"。

（8）心理咨询不是教育。咨询中，有些求助者抱着接受教育的想法前来咨询，迫切地想接受一些教育，就像参加某些技能培训班，总想学点东西。有些咨询师也认为求助者应该得到教育。实际上，咨询师可以提供一些求助者缺乏的心理学知识，但咨询绝不应该是教育，咨询师不应该像老师教育学生、教练训导运动员那样做咨询，而是要在平等的咨询关系的前提下，鼓励求助者自我探索，自己解决问题，或者促使求助者实施自我教育。

（9）心理咨询师需要具备的职业素养

①爱心。咨询师应该热爱自己的职业，从人性的高度去理解、爱护求助者，对求助者的人格表现出充分的尊重与爱护，对其认知、行为、情绪等表达出真诚的理解。

②热心。咨询师应该具有强烈的助人为乐的价值倾向，对求助者非常热心，有帮助求助者的热切愿望，并关注求助者的问题与表现，使心理咨询充满感情色彩。

③关心。咨询师应该关心求助者的情感体验，尤其是内心困惑、痛苦等感受，并关心求助者的心理成长。

④耐心。咨询师应该耐心地帮助求助者，对心理咨询的效果有长期的思想准备，不急躁，不急于求成，正确地处理求助者的阻抗，不轻易放弃。

⑤诚心。咨询师应该真诚地表现自我，不矫揉造作，不装腔作势，不摆架子，不讲空话。

⑥虚心。咨询师应该充分尊重、接纳求助者，不把个人的价值观、生活方式或生活态度强加给求助者，不以个人好恶对求助者的思想或行为做是非判断或影响其决策。

⑦细心。咨询师应该在心理咨询过程中对求助者的言行举止、情绪、情感等做细致的观察，察觉出求助者在言语、非言语特征的变化。咨询师对自我也应有良好的觉察。

⑧戒心。咨询师在咨询中应时刻地提醒自己是否遵循了正确的职业理念，是否遵守了应该遵守的重要原则，是否出现了失误和偏差，对此应保持适当的警觉。

（10）心理咨询师在职业理念上应注意避免出现的误区。在心理咨询过程中，咨询师促进求助者的心理成长，帮助其解决心理问题，但在心理咨询效果的机制中，咨询师只起辅佐作用，而不是起主导作用。咨询师在职业理念上还应注意避免出现以下几个误区：

①批评指责。咨询师务必理解，相对而言，咨询师可能比求助者拥有更多的心理学知识，可能比求助者心理健康，可能比求助者具有更多的优势，但不能因此批评、指责求助者，而是应该对求助者无条件地绝对尊重、无条件地接纳。

②主观武断。咨询师应始终遵循实事求是的态度，避免主观地臆断求助者的心理问题、原因及程度等，既不盲目乐观，也不悲观失望。

③好为人师。咨询师和求助者应保持平等的咨询关系，在价值、尊严、人格等方面平等，不把自己当作求助者的榜样，不做求助者的人生导师。

④宣扬自己。咨询师个人无论怎样成功，有何骄人的成就，都不应在求助者面前炫耀，不能过多地讲述自己的生活经历和体验。

⑤随随便便。咨询师应以认真负责的态度对待求助者，全神贯注地关注求助者，认真倾听，努力体验其内心感受，按照咨询目标，使用科学的方法，真诚而有效地帮助求助者，而不是对求助者漠不关心、放任自流。

⑥同情怜悯。咨询师应该与求助者共情，需要感同身受的理解，面对求助者的具体问题和心理问题，尤其面对其情绪困扰，不是同情、怜悯，而是鼓励求助者自己解决问题，主动摆脱情绪困扰。

⑦大惊小怪。咨询师应该客观地看待求助者存在的问题和严重程度，不能大惊小怪，肆意渲染或夸大。

⑧大事化小，小事化了。切忌高高在上，轻视、淡化求助者面临的各种心理问题、情感体验与实际困难等。

4. 心理咨询师需遵循的重要原则

在心理咨询中，不是每一位心理咨询师都能非常清楚地意识到要主动维护自己的身心健康，没有经历正规的职业化培训的心理咨询师很可能在工作中受到各种各样的伤害，产生负性情绪，对心理咨询产生厌烦、敌对情绪，以至于最终职业枯竭而不能再从事该职业。这样的心理咨询师不仅不能帮助求助者解决心理问题，反而会影响到自己的身心健康。所以要维护自己的身心健康，就必须要遵守心理咨询的原则。

从另一个角度看，心理咨询是科学的职业，有科学的理论和方法，能否把心理咨询正规化、职业化，能否真正地帮助求助者解决心理问题，只靠知识和技能、热情和耐心是不行的。心理咨询师在心理咨询中应遵循什么原则，对心理咨询师来说是非常重要的。显然，在掌握知识和技能之前，心理咨询师必须首先掌握心理咨询中应遵循的原则。

（1）价值中立原则。价值中立原则也可以称为价值中立态度，或非评判性观点、非指导性原则等，就内容上讲以上几者是相同的，是指求助者和心理咨询师可能是两个完全不同的人，他们的价值观、生活态度、生活方式等很可能是不一样的，心理咨询师应保持价值中立，接纳求助者，不把自己的这些东西强加给求助者，不用自己的价值观改造求助者，不对求助者进行批评指责。心理咨询师能否遵循价值中立原则，对心理咨询至关重要，甚至是心理咨询存在的前提条件。

在心理咨询中，求助者的某些问题明显地涉及价值观、道德、法律等问题，心理咨询师对此应如何处理，将直接对心理咨询产生影响。例如，某男性求助者与他人有婚外情，他自己清楚这不符合社会道德规范，但又难以割舍感情，因内心发生冲突前来求助。如果某位咨询师自己非常痛恨婚外情，且不知道价值中立原则，或虽然知道但不去遵守，则可能立即将心理咨询室变为道德法庭，直接对求助者展开批判，说："你这是缺德，你在害人害己，我给你一个期限，你必须改正，否则，我就通知你的妻子。"显然，心理咨询师在用自己的价值观改造求助者，试图让求助者接受自己的价值观，这是进行道德教育而不是心理咨询。在这个案例中，价值中立体现在心理咨询师将自己的价值观抛开，对求助者的婚外感情既不赞赏，也不批评，而是帮助其解决内心冲突等心理问题。

价值中立原则之所以重要，不仅体现在咨询中大是大非的原则问题，而且也体现在一些一般性问题上。某位新婚不久的女士前来求助，她和丈夫经历了几年的恋爱后结婚，感情基础好，但在一件小事上总是发生矛盾。她有吃臭豆腐的嗜好，每天要吃一块臭豆腐，其丈夫嫌臭，不让她在家里吃，为此产生矛盾，求助者很烦恼，希望得到心理咨询师的帮助。这是生活中的琐碎事，但同样涉及价值中立原则。如果心理咨询师不遵循价值中立原则，会产生两种情况，一是心理咨询师自己吃臭豆腐，他可能会用自己的方法支持求助者吃，他也许会教求助者："你因为吃臭豆腐的事与丈夫有矛盾，关键是你没有方法、技术，我刚结婚时，我的妻子也反对我吃，但我会哄、会劝，一星期后，她也吃臭豆腐了，你回去后就用我的方法教你丈夫吃。"若他自己不吃臭豆腐，就有可能对求助者批评指责，甚至会说："你丈夫反对你吃臭豆腐，不是他的错，是你的错，你人长得漂亮，新家收拾得不错，怎么能忍心把臭豆腐带回家来吃？小两口想亲热亲热，你满嘴臭味，有谁会喜欢？以后再不要吃了。"显然，吃还是不吃臭豆腐，是具体问题，根本不属于心理咨询的范畴，也无须心理咨询师评价、指导，心理咨询师无论是支持还是反对求助者吃臭豆腐都是不恰当的。心理咨询师不能将自己的价值观、生活方式等强加给求助者，这就是价值中立原则的具体体现。

价值中立是心理咨询师必须遵守的重要原则，但它并不是绝对的。应该非常明确地指出，尽管强调价值中立原则，强调不把心理咨询师自己的价值观、生活方式等强加给求助者，但是在许多重大原则问题上，心理咨询师不应机械地理解和执行价值中立原则，而是应该对求助者进行恰当的引导。一个因妻子与他人有婚外情，想要报复，甚至想杀人的求助者前来求助，心理咨询师不应机械地执行价值中立原则，说杀不杀人是你的事，任其自由发展，而是应给予正确引导，引导其采用积极、合理、有效的行为模式去解决问题。在这里心理咨询师没有遵循价值中立原则的做法反而是恰当的。同样道理，一个高中学生，因厌学问题与家长产生矛盾，为此烦恼前来咨询，心理咨询师也不应该绝对地遵守价值中立原则，而是应给予正确引导。

(2) 保密原则与保密例外。保密是心理咨询师应遵循的一条重要原则，对保密的理解其实不难，保密指的一是对求助者在心理咨询中所陈述的任何内容，包括求助者的认知、行为、个性、事件、经历、体验、感受等，无论内容是否涉及求助者的隐私，心理咨询师都应进行保密，不将上述内容透露给无关人员。二是在心理咨询中因工作需要，代教学生和进行录音、录像等，必须征得求助者的同意。三是在教学、科研、学术交流等职业活动中，要对求助者的个人身份信息进行保密，需使用案例时应征得求助者的同意。四是不在非职业场所向无关人员透露某些案例，而无论是否隐去了求助者的个人身份信息。

保密原则在理解上不难，但真正做好却是不容易的。有些没有经过正规化培训，或不能自觉地遵守保密原则的心理咨询师可能出现违反保密原则的情况，因此对求助者造成损害，并损害到心理咨询师自己。甚至有些心理咨询师不能理解，如果违反了保密原则，可能会伤害求助者，怎么会伤害心理咨询师呢？例如，一位母亲在女儿的请求下，陪她前来咨询，咨询中了解到该女孩初中三年级，上学期成绩在班里排前五名，这学期排倒数五名，原因是因为恋爱分心。她自己知道这样不好，但意志力差，没能控制住，为此前来咨询。心理咨询师对该女孩进行了心理帮助。咨询结束后，女孩的母亲进来问心理咨询师，

"我女儿和你说什么了？"如果心理咨询师知道并遵循保密原则，只需回答："你女儿和我谈了很多，但非常抱歉，我需要遵循保密原则，请你理解。"从而就可以解决问题。但如果心理咨询师不知道保密原则，或知道而不遵守，回答："你女儿和她们班的某某谈恋爱了，但只是有拥抱、亲吻等行为，没有实质性性关系。"这位母亲可能会冲出去教训女儿，女儿就受到了身心的伤害。心理咨询师也可能因此不舒服，若该女孩或那个男孩子受到严重的伤害，势必使心理咨询师自责、内疚，从而损害了心理咨询师的身心健康。

对保密原则正确的理解还应体现在保密例外上，心理咨询师对保密的理解不应该是绝对的，而是存在保密例外。一般在以下几种情况下有例外：第一，当求助者的行为即将发生对自身的重大伤害时，如经心理咨询师判定求助者企图自杀，则不需要保密，反而要通知相关人员，采取适当的措施，进行保护。求助者在咨询过程中自杀了，对求助者和心理咨询师都不是一件好事。第二，当求助者的行为即将对他人他物产生重大影响时，如某求助者准备采取杀人、爆炸等方式报复他人时，也不需要保密，而是要通知相关人员，采取适当的措施进行保护。第三，当公检法机关出于工作的需要，前来了解某求助者的情况时，也可以例外。第四，某些特殊情况也可能会存在保密例外。

（3）避免双重关系原则。心理咨询师为维护自身的身心健康，必须注意避免建立双重关系。双重关系是指既存在求助者与心理咨询师的关系，同时又存在一种或一种以上其他的关系。双重关系可能会对心理咨询师的身心健康产生影响，如果某位心理咨询师的女同学领其丈夫前来咨询，这位男士与他人有婚外情，而其妻子即求助者的同学并不知晓。咨询结束后，心理咨询师可能会为告诉或不告诉自己的同学实情而苦恼。因为违反了双重关系原则，已经伤害了心理咨询师的身心健康。

对双重关系的理解应注意，若原本心理咨询师与求助者存在某种关系，则不应再建立咨询关系。若原来心理咨询师与求助者无任何关系，通过心理咨询相识了，则不应再建立起其他关系。心理咨询师与求助者存在任何咨询室以外的联系都应视为建立了双重关系，在心理咨询室以外产生联系，哪怕是进行心理咨询，都是应该禁止的，更不应出现心理咨询师与求助者一起吃饭、喝茶等非咨询性活动。心理咨询师更不应该利用某些求助者的特殊身份、地位、金钱等为自己谋利。

心理咨询中应避免双重关系，但并不是绝对的，在某些特定地点、人群中，如学校的心理辅导老师、监狱中的警察兼职心理咨询师可能避免不开双重关系，需进行特殊处理。妥当的做法是通过角色转换来解决，在校园范围内有老师和学生，在监狱范围内有警察和犯人，一旦进入心理咨询室，则只有心理咨询师和求助者，咨询结束后又回归到各自特定的身份。

（4）自我保护原则。为维护心理咨询师的身心健康，心理咨询师还应学会和遵循自我保护原则，自我保护原则可能体现在各个方面。心理咨询中，咨询室的门怎样处理都能反映出心理咨询师是否进行自我保护。心理咨询时不应有无关人员打搅，心理咨询室的门是关闭的，但不应该被插死、锁死，这样会给心理咨询师带来不必要的麻烦。心理咨询师自己的家庭住址、电话等也应对求助者保密，以避免不必要的打扰。

需要明确指出的是：个人或机构从业，不应以各种理由，将心理咨询室开设在个人家中或私人场所，这样可能潜藏着风险，例如，某心理咨询师在家中进行咨询，有位女求助者为婚姻问题前来求助，在心理咨询师的帮助下，她获得了心理成长，最终通过离婚解决问题。但他的丈夫可能会找上门来，指责心理咨询师破坏他的家庭，引起不必要的麻烦。他人的议论也可能加速心理咨询师职业生涯的结束。一位不懂心理咨询是怎么回事的好心大妈，可能会对某位心理咨询师的妻子说："你得注意了，我观察很多天了，你前脚上班走，后脚就有女孩去你们家，我很奇怪怎么还换着不同的女孩来，我怕出事，曾经跟上去过，但大铁门关着，我什么都听不见。"这样的话足以使妻子反对丈夫再从事心理咨询职业，心理咨询师的职业生涯就此结束了，从而对心理咨询师的身心健康造成了伤害。因此，心理咨询师务必学会进行自我保护。

三、心理咨询师的任务

（一）学习目标

理解并掌握心理咨询师的任务，针对求助者心理问题的原因，实施对求助者的心理帮助。

（二）工作程序与相关知识

尽管心理咨询师的工作是帮助求助者解决心理方面的问题，但是对从业人员来说，首先要明确自己的工作任务，这样才能保证心理咨询的科学性、规范性，才能保证心理咨询师所从事的确实是心理咨询工作。心理咨询师的主要任务是：

1. 帮助求助者建立良好的人际关系

求助者在现实中生活中不是独立生存的，而是与他人之间存在着人际关系，例如，同学、战友、同事、上下级等，其中恋人、夫妻、母子（女）、父子（女）等关系是人际关系的特例。建立或维持良好的人际关系在求助者的社会支持系统中发挥着重要作用，它带给求助者信息与情感的交流、精神的抚慰、物质和精神的支持等，使求助者在遇到负性生活事件或困难时得到帮助，可避免或减轻心理问题。良好的人际关系使求助者获益多多，不良的人际关系使求助者产生心理问题。某些求助者在人际交往中使用反黄金规则，认为：我怎样对你，你就怎样对我。失恋中的男女、婚姻出现危机的夫妻往往都在使用反黄金规则。这是不合理的信念，既破坏了良好的人际关系，也产生了自身的情绪等心理问题。不良的人际关系是求助者心理问题的根源，而不良的人际关系本身就是心理问题。心理咨询师的任务之一是通过心理咨询，帮助求助者化解人际关系中的矛盾与冲突，建立起良好的人际关系，如亲密的恋爱关系，稳定的夫妻关系，融洽的同事关系等。

2. 帮助求助者深化自我认识

求助者在心理方面出现了问题，原因之一是求助者认知能力有限，对自己缺乏全面、客观、准确的认识。有些求助者对自我评价很高，自我感觉良好，因此制定的择偶条件很高，结果难以找到合适的恋爱对象，不仅自己苦恼，甚至不知道产生问题的原因。有些求助者不了解自己的能力、财力，盲目炒股并造成经济损失，使家庭出现危机，自己也因此非常痛苦。众多的求助者因为缺乏对自我深刻的认识，引发了心理问题。心理咨询师的一项非常重要的任务，就是帮助求助者深化自我认识，认清自我，探索自己的内心世界，明确自己的需求，正确认识自己的特点、优点、缺点、才能、身体状况、智力水平等。心理咨询师需启发求助者，使之明确上述内容，形成对自我全面、客观、准确的认识。

3. 帮助求助者纠正错误认知

求助者由于认知能力的限制，会存在许多错误认知，例如，一位女士可能会认为"男人都不是好东西",正是由于她认为男人都不是好东西,才与异性交流困难,也没办法与异性建立起友谊,更不可能与异性产生感情。一位个子矮小的小伙子可能会认为"别人都看不起我",因而没有自信。一位妻子可能对丈夫正常的人际交往产生错误认知,认为丈夫出现了婚外情。丈夫也会把妻子的仔细叮嘱理解为婆婆妈妈。以上情况其实都是认知方面的错误,因为求助者存在认知上的错误,导致其出现了心理问题,心理咨询师的任务之一就是帮助求助者纠正错误认知。

4. 帮助求助者学会接纳现实

心理咨询师的另一项重要任务就是帮助求助者学会接纳现实。现实是指天文地理、国家的政策、法规和已经发生的摆在求助者面前的事情,但求助者往往不愿意去接纳它。因为接纳现实意味着痛苦,因此,求助者拒绝接纳现实,幻想通过努力改变现实,使已经发生的事情不发生。一位婚姻出现危机的妻子不愿意接纳丈夫的所作所为,后悔当初没有采取一些办法,如果早知道会出现问题,还不如早点把丈夫的钱收过来,男人没钱就不会变坏;如果早知道会出现问题,还不如早点辞职,到丈夫单位把他看死,男人没机会就不会变坏;如果早知道会出现问题,还不如早点装个卫星定位仪,丈夫到哪里自己都知道,男人有人管就不会变坏。明明丈夫已经出现了婚外情,妻子不去讨论怎样解决,却在后悔怎样才能避免已经发生的问题,这是典型的不接纳现实的表现。求助者企图改变现实,但因为无法改变,只能深陷痛苦。因不接纳现实给求助者带来了伤害,也产生了心理问题。接纳现实是积极的,也是摆脱痛苦的前提。接纳现实只是一个痛苦,而不接纳产生多个痛苦。心理咨询师的一项重要任务就是帮助求助者尽快学会接纳现实。

5. 帮助求助者增加心理自由度

心理咨询师的任务之一是帮助求助者增加心理自由度,争取与自己的某些缺陷、不足共存。求助者自身可能存在某些无法改变的缺陷与不足,如某位男士,身高只有 1.58 米,他很为自己的身高自卑。某些求助者不能接纳自身的不足与缺陷,不能与自身的不足与缺陷共存,而是坚决地与之斗争,不仅不能解决任何问题,还由此产生烦恼、痛苦,最终产生心理问题。心理咨询师需要鼓励求助者接纳自己的不足与缺陷,与之共存。在现有的条件下,人的身高无法得到根本性的改变,要摆脱因身高产生的烦恼、痛苦,需要增加心理自由度,而不是与之为敌,以至于终生斗争,终生痛苦。共存是心理自由度高的表现,心理自由度高就不容易产生心理问题,心理咨询师应帮助求助者增加心理自由度。

6. 帮助求助者认识解决内部冲突

某些求助者的心理出现了问题,是由于内部冲突所引起的,但求助者并不能认识并解决冲突,因此需由心理咨询师帮助。一个恋爱中的男子钟情于两位女子,一个漂亮,一个贤惠,但只能娶一个,到底娶哪个?一个恋爱中的女子钟情于两位男子,一个有才,一个有财,只能嫁一个,到底嫁哪个?有些求助者的婚姻出现了危机,离婚还是不离婚?这些问题看似具体问题,实际上都属于内部冲突,只有当内部冲突解决了,这些具体问题才能从根本上解决。心理咨询师的一项重要任务就是帮助求助者认识并解决内部冲突。

7. 帮助求助者构建新行为和新的行为模式

某些求助者的心理问题源于行为或行为模式。一位 17 岁的中学生因自己的自慰行为苦恼,产生了焦虑情绪。一位准备参加考试的求助者,不是采取积极地学习知识、认真准备的方式，而是准备抄袭，到处打听何人出考题，企图通过拉关系、请客送礼套取考试的内容。求助者采用这些行为模式解决问题，不积极，不合理，最终无效。这样做的结局只能是徒劳的，也容易因此产生心理问题。心理咨询师的任务之一就是帮助求助者构建新的行为，采用积极、合理、有效的行为模式解决自身的各种问题。

8. 帮助求助者塑造良好的个性特征

在求助者产生心理问题的众多原因中，求助者的个性特征是非常重要的因素，有些求助者内向不善交流，不容易得到社会支持系统的帮助；有些心胸狭隘；被生活中琐事困扰；有些消极悲观，抑郁厌世，体验不到生活的幸福快乐；有些自私自利，斤斤计较，难以建立良好的人际关系；有些唯我独尊，以自我为中心；有些追求完美，患得患失，使自己深陷各种冲突而痛苦。心理咨询师的一项重要任务就是帮助求助者塑造积极、乐观、豁达、开朗的个性特征。

9. 帮助求助者强化维护心理健康的意识，掌握心理学的知识与技巧

求助者在现实生活中产生心理问题，一方面的原因是缺乏维护自身心理健康的意识，另一方面是缺乏人际交流、为人处世等方面的技巧。一位不善于表达自己的人常常因别人的误解而苦恼，一位母亲因为不知道怎样与处在青春期有逆反心理的子女进行交流，往往也会很迷茫。心理咨询师的任务之一就是帮助求助者强化维护自身心理健康的意识，掌握心理学的知识与技巧，从而维护、促进自身的心理健康。

以上是心理咨询师需要对求助者所做工作的重点。在心理咨询中，心理咨询师可能会对不同的求助者进行不同的帮助，但其工作任务不是无限多的，对某一求助者，心理咨询师应根据其产生心理问题的原因，进行以上某一项或某几项工作。明确了心理咨询师的任务，就能保证心理咨询师咨询工作的方向性，同时也明确了工作思路。至于如何完成上述任务，则属于具体的心理咨询技能的范畴。

四、心理咨询师与求助者双方的责任、权利与义务

（一）学习目标

理解并掌握心理咨询师与求助者双方的责任、权利与义务，并在心理咨询中贯彻执行。

（二）工作程序与相关知识

咨询中，咨询师与求助者双方应明确各自特定的责任、权利与义务，这项内容不需要双方协商，但需要在咨询开始前的简介中，向求助者明确说明，双方在咨询中遵守执行。

1. 求助者的责任、权利和义务

（1）责任

①向咨询师提供与心理问题有关的真实资料。

②积极主动地与咨询师一起探索解决问题的方法。

③通过自我探索和实践，解决自己的问题。

④完成双方商定的作业。

（2）权利

①有权利了解咨询师的受训背景和执业资格。

②有权利了解咨询的具体方法、原理和过程。

③有权利选择或更换合适的咨询师。
④有权利提出转介或中止咨询。
⑤对咨询方案的内容有知情权、协商权和选择权。
（3）义务
①遵守咨询机构的相关规定。
②遵守和执行商定好的咨询方案各方面的内容。
③尊重咨询师，遵守预约时间，如有特殊情况要提前告知咨询师。
④按照规定缴纳咨询的相关费用。

2. 咨询师的责任、权利和义务
（1）责任
①遵守国家有关的法律法规，遵守职业道德。
②帮助求助者解决心理问题。
③严格遵守保密原则，并说明保密例外的情况。
（2）权利
①有权利了解与求助者心理问题有关的个人资料，包括个人隐私等。
②有权利选择合适的求助者。
③本着对求助者负责的态度，有权利提出转介或中止咨询。
④有收取咨询相关费用的权利。
（3）义务
①向求助者介绍自己的受训背景，出示营业执照和执业资格等相关证件。
②遵守咨询机构的有关规定。
③遵守和执行商定好的咨询方案各方面的内容。
④尊重求助者，遵守预约时间，如有特殊情况要提前告知求助者。

五、心理咨询职业活动的框架结构

（一）学习目标

理解并掌握心理咨询师职业活动的框架结构，明确心理咨询的过程，科学有序地开展咨询工作。

（二）工作程序与相关知识

心理咨询职业活动的过程是怎样的？由哪些主要的部分组成？各部分之间的逻辑关系是怎样的？这些内容对于心理咨询师的初学者可能是模糊的，也是阻碍某些没有经验的心理咨询师尽快地开展心理咨询工作的制约因素。虽然各心理咨询流派之间可能对上述问题存在一定的差异，但是根据心理咨询职业活动的特点，可将其过程和主要组成部分划分如下：

从上述框架图可清晰看出，心理咨询职业活动可分为心理诊断和心理咨询两大部分，心理诊断部分可分为明确问题、明确原因、明确程度和明确诊断四大过程，心理咨询可分为制定咨询方案、实施咨询方案和咨询效果评估三大过程，而每个过程又分别包含其各自的具体内容。如在明确问题的过程中，涉及初诊接待、摄入性谈话、选择心理测验项目、资料验证、明确求助者心理问题的关键点等相关内容、知识和技能。

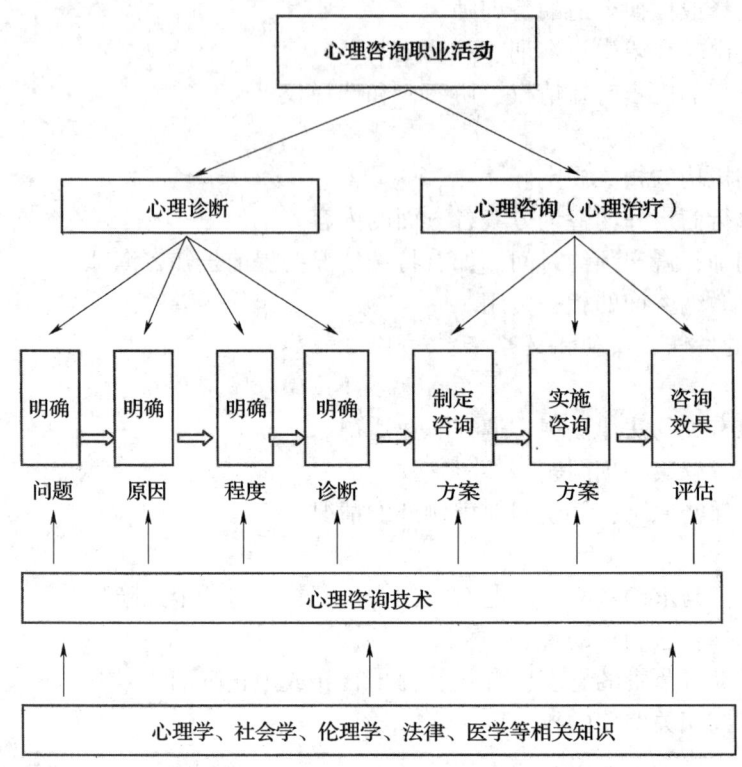

上述心理咨询的各个部分是存在前后逻辑关系的，一般前一阶段的工作没有结束，不应进行后续的相关工作。但其中特例的是，也可先明确求助者心理问题的严重程度，后明确求助者心理问题的原因。

在心理咨询职业活动的框架结构中，建立良好的咨询关系不应作为一个单独的部分。正确的理解是，在整个心理咨询职业活动中，心理咨询师都要与求助者建立良好的咨询关系，不应该理解为在心理诊断阶段无须与求助者建立良好的咨询关系，而在心理咨询阶段必须与求助者建立良好的咨询关系。

还需指出的是，心理测验作为技术可能体现在心理咨询的各个部分，不应该作为独立的过程出现在心理咨询的框架结构中。

求助者心理问题的性质、原因、诊断等各不相同，心理咨询师的思路、擅长使用的理论方法也各不相同，但相对来说心理咨询的过程大致是相同的，都需从明确求助者的问题入手，明确原因、程度，做出诊断，然后制定、实施咨询方案，进行咨询效果评估，这就是心理咨询的过程。支撑起咨询过程的是心理咨询技术，支撑起技术的是心理学、社会学、伦理学、法律、医学等相关知识。

上述框架图清晰地展示了心理咨询的过程，也深化了心理咨询师对心理咨询的理解，在此基础之上，可将心理咨询理解为：在心理咨询师职业理念原则的指引下，以知识和技能做支撑，从明确求助者的问题入手，到确立咨询方案，实施咨询方案、效果评估的过程，就是心理咨询。

（郭勇）